Dr. med. Friedrich Douwes

Dr. Douwes informiert:

Was Sie schon immer als Patient
(etwas genauer)
wissen wollten

Inhalt

Vorwort

Dr. Friedrich Douwes ist ein international renommierter Facharzt für Innere Medizin. Nach seinem Medizinstudium an den Universitäten Marburg, Zürich und Heidelberg assistierte er in verschiedenen Kliniken der USA und schloss 1975 mit dem Facharzt für Innere Medizin an der Medizinischen Universitätsklinik in Göttingen ab. Bereits fünf Jahre später avancierte Dr. Douwes zum Ärztlichen Direktor einer onkologischen Fachklinik.

Sein Interesse gehörte von Anfang an der Ganzheitsmedizin, Präventiv-Medizin sowie dem Anti-Aging. Besonderes Augenmerk hat er auf die Entwicklung und Förderung von sanften Krebsbehandlungsmethoden wie Ernährungstherapie, Hyperthermie, Immunologie und Elektrotherapie gelegt und diese Methoden in das Therapiekonzept seiner Klinik integriert. Er veröffentlichte zahlreiche Bücher und wissenschaftliche Texte. Gleichzeitig ist er Mitglied verschiedener Fachgesellschaften, z.B. Präsident der deutschen Gesellschaft für Onkologie e.V. Als ärztlicher Direktor leitet er die onkologische Fachklinik „St. Georg" in Bad Aibling.

Das Ihnen vorliegende Buch ist eine Sammlung verschiedener Informationsblätter, die Dr. Friedrich Douwes im Laufe seiner über 40 Berufsjahre für seine Patienten erstellte. Er wusste aus der Praxis, was seine Patienten interessierte und wollte zudem keine Fragen zu seinen Therapievorschlägen offen lassen. So schrieb Dr. Douwes im Laufe der Jahre über 150 Artikel zu den unterschiedlichsten Themengebieten und legte sie als Informationsblätter sowohl in seiner Praxis als auch in seiner Klinik aus.

Dieses Buch fasst die wichtigsten und aktuellsten Informationen zusammen, um Patienten die Möglichkeit zu geben, auch nach einer Behandlung oder einem Klinikaufenthalt das eine oder andere nachschlagen zu können. An manchen Stellen wiederholen sich die Informationen, doch wir haben uns dazu entschlossen, diese Wiederholungen im Buch zu belassen, um nicht öfter als unbedingt nötig in einem Artikel nicht auf einen anderen verweisen zu müssen.

Sie können das Buch von Anfang bis Ende durchlesen und sich von der Themenvielfalt und Inhaltstiefe überraschen lassen. Sie können das Buch aber auch als Nachschlagewerk nutzen und immer nur die Kapitel lesen, die Sie aktuell interessieren.

Mögen Sie gesund bleiben oder stets Ihren Weg aus einer Krankheit finden.

Oktober 2018
Brigitte van Hattem (Hrsg.)

Biologische Krebstherapie in der Klinik St. Georg Bad Aibling

Unser Konzept einer ganzheitlichen und individuellen Krebstherapie verfolgt das Ziel, die konventionellen Behandlungen, die bei einer Krebserkrankung Standard sind wie Operationen, Chemotherapien und Bestrahlungen, mit weiteren, komplementären Verfahren zu ergänzen und zu optimieren. Wir nennen diese Form der Krebstherapie auch integratives Krebstherapie-Konzept, da es die Möglichkeiten der konventionellen Krebstherapie mit Maßnahmen der komplementären Therapie kombiniert.

Die Diagnose Krebs löst wie keine andere Diagnose panikartige Reaktionen bei Patienten, Angehörigen und Freunden aus. Täglich erfahren wir in unserer Klinik, mit wie vielen, manchmal auch irrationalen Ängsten und Vorstellungen die Krankheit Krebs besetzt ist. Die Diagnose ist für die Patienten oft - unabhängig von ihrer Prognose - zunächst eine Katastrophe.

Auch Ärzte helfen in dieser Situation meist wenig, da auch sie an die einfache, aber nicht stimmige Formel glauben: „Krebs ist gleich Tod." Zwar ist die Diagnostik deutlich besser und die palliativen Möglichkeiten sind effektiver geworden. Aber aufgrund struktureller Defizite im Gesundheits-system haben Ärzte oft nur wenig Zeit, die Diagnose „Krebs" psychologisch dosiert zu überbringen und sie dem Patienten ausführlich zu erklären. Im Gegenteil: Manche Ärzte drängen die Patienten, sich möglichst schnell für eine einschneidende Therapie wie Operation, Bestrahlung oder aber auch für eine Chemotherapie zu entscheiden. Wenn ein Patient nach Alternativen fragt, wird dies oft mit einer negativen und despektierlichen Bemerkung abgetan und dem Patienten vermittelt, dass er mit seinem Leben spiele, falls er die konventionelle Therapie ablehne.

Warum ist das so?

Weil die meisten Ärzte immer noch davon überzeugt sind, dass der „Tumorknoten", der gerade frisch entdeckt und durch eine Biopsie als

Krebs identifiziert wurde, die Krankheit ist, die aus dem Körper entfernt und bekämpft werden muss. Wir wissen aber heute so viel mehr über Krebs, dass eigentlich jedem klar sein sollte, dass es sich bei Krebs um eine Systemerkrankung handelt, bei der schon lange vor der klinischen Manifestation bestimmte Kontrollsysteme nicht mehr richtig funktionieren ganz oder ausgefallen sind wie beispielsweise das Immunsystem, das Hormonsystem, die Psyche etc. Auch die Ernährung, die Umwelt und genetische Probleme spielen bei der Manifestation der Erkrankung eine wichtige Rolle. Der diagnostizierbare Tumorknoten ist also nicht die Krankheit an sich, sondern nur ein Symptom einer tiefer liegenden, komplexen Krankheit. Und diese Krankheit kann man durch Operation, Strahlen- oder Chemotherapie allein nicht beseitigen und korrigieren.

Die schulmedizinischen Therapien zielen allesamt auf den Krebsknoten beziehungsweise das Krebsgewebe ab, aber nicht auf dessen Ursache. Daher haben sich auch die Heilungschancen für Krebs trotz aller Anstrengungen und großem finanziellem Aufwand in den letzten Jahrzehnten leider nur wenig verbessert. Ein Krebspatient stirbt heute auch nicht später als früher, dafür aber "teurer und manchmal elender" - das konnte man jüngst aus dem Mund eines führenden Schulonkologen hören. Denn wenn die „Maschinerie" einer Krebstherapie leitliniengestützt und evidenzbasiert erst in Gang kommt, beginnt für den Patienten heute leider vielfach ein fortgesetzter Alptraum, der zudem auch noch von Krankenkassen und deren medizinischem Dienst (MDK) gestützt wird.

Das Wechselbad der Gefühle, das dieser Mensch durchläuft, wird dann meist auch noch angereichert mit gut gemeinten Ratschlägen, mit Erfahrungen positiver oder auch negativer Art aus dem Bekanntenkreis und von übertriebener oder aber auch fehlender Zuwendung begleitet.

Suchen solche Patienten dann Betreuung außerhalb des Krankenkassensystems etwa bei biologisch tätigen Ärzten oder Psychotherapeuten, werden sie weiter verunsichert. Meist rümpft nämlich der Schulonkologe (Schulmediziner = orthodoxer Arzt) pauschal die Nase über die biologischen Therapien oder rät oft gänzlich von biologischen Methoden ab. Aufklärung und sachliche Abwägung ist daher notwendig. Vor allem aber ist ein akademisches und kultiviertes Verhalten angezeigt, denn schon zu häufig war der goldene Standard von heute der Irrtum von gestern.

Die derzeitige Situation in der konventionellen Onkologie (Schulonkologie)

Während Onkologen in den Medien vollmundig über immer bessere Therapiemöglichkeiten bei Krebs berichten, ist die epidemiologische Betrachtung der Fakten sehr viel ernüchternder, wie der Epidemiologe Hölzel vom Münchener Tumorzentrum bereits 2004 feststellte und über die auch das Magazin "Der Spiegel" ausführlich berichtete über die "Giftkur ohne Nutzen". Es ergab sich nämlich im Zeitraum von 40 Jahren keine entscheidende Veränderung der Überlebensraten beim metastasierten Mammakarzinom[1] - für Dickdarmkrebs und Lungentumoren gilt Ähnliches.

In einem krassen Missverhältnis zum mangelnden, durchschlagenden Erfolg in der Schulonkologie stehen die extrem steigenden Therapiekosten, die in den letzten 5 Jahren um 240 Prozent gestiegen sind[2]. So überzeugend die schulmedizinischen Therapieergebnisse bei bestimmten Formen von Leukämien, Hodentumoren und Ovarialkarzinomen sind, so wenig wirksam sind sie aber bei anderen soliden Karzinomen, die die überwiegende Anzahl der Krebsdiagnosen ausmachen.

2004 wurde von einer australischen Arbeitsgruppe alle zwischen 1990 bis 2004 erschienen amerikanischen und australischen Krebsstudien analysiert. Sie kam zu dem Ergebnis, dass der Anteil der Chemotherapie an der Verbesserung der 5-Jahres-Überlebensrate bei Krebserkrankungen nur bei etwas über 2 % lag[3]!

Da mutet der Druck, der von einigen Ärzten auf die Patienten ausgeübt wird, sich chemotherapeutisch behandeln zu lassen und die bekannten erheblichen Nebenwirkungen und möglichen Folgeschäden in Kauf zu nehmen, mehr als fragwürdig an. Auf keinen Fall ist aber der Zustand haltbar, dass die Patienten quasi nach dem Gießkannenprinzip (Leitlinien) behandelt werden und eine rationale Abwägung im Einzelfall ausbleibt, sondern ihnen entsprechend ihrer Tumorformel und Tumorbiologie (Hormonrezeptorstus, Ki67, EGFR, Her2) ein Therapieschema entsprechend den Leitlinien aufoktroyiert wird.

Beispielsweise wird einer 72-Jährigen Patientin mit Mammakarzinom, postmenopausal mit positiven Hormonrezeptoren und negativer Überexpression des epithelialen Wachstumsfaktor Her2 - also ein prognostisch günstiger Tumor - eine Ablatio mammae (Brustamputation) mit anschließender adjuvanter Chemotherapie und Bestrahlung empfohlen. Ob das sinnvoll ist oder nicht und ob die Patientin davon einen Vorteil hat mit entsprechender Lebensqualität und Lebenserwartung, ist mehr als fraglich.

Zweifelsohne hat die Chemotherapie ihren Stellenwert bei soliden Tumoren im palliativen Bereich, um Patienten vorübergehend von tumorbedingten Symptomen wie Schmerzen oder Atemnot zu befreien. Auch können niedrig dosierte Chemotherapien beispielsweise in Verbindung mit lokaler oder systemischer Hyperthermie und Insulinpotenzierung (die ich noch ausführlich darlegen werde) sowohl die Lebensqualität als auch die Prognose der Patienten verbessern. Dennoch sollte jede differente und in die Lebensqualität eingreifende Therapie individualisiert und auch den Wünschen und den Bedürfnissen der Patienten angepasst werden.

Der entscheidende Irrtum in der Krebsmedizin

Der entscheidende Irrtum in der Krebsmedizin ist möglicherweise die so genannte Mutationshypothese, nach der Krebszellen aus „normalen" Zellen durch mehrere Genmutationen entstehen. Auf dieser Annahme fußen viele onkologische Therapien wie Chemotherapie und Bestrahlung, aber auch die neueren Targettherapien. Stattdessen setzt sich in jüngster Zeit aber immer mehr die Hypothese durch, dass sich Tumorzellen aus so genannten Tumorstammzellen entwickeln. Diese bilden Vorläuferzellen, so genannte Progenitorzellen, aus denen dann letztendlich die eigentlichen Tumorzellen entstehen.

Während sich die Tumorzellen sehr schnell teilen und damit angreifbar für Chemotherapie und Strahlentherapie sind, ist die Teilungsrate von

Stammzellen extrem langsam. Die Folge ist, dass sie durch übliche Behandlungen nicht eliminiert werden können und dadurch Ausgangspunkte für Tumorrezidive bilden. Diese Stammzell-Hypothese könnte die trotz vielfältiger Therapieansätze relativ erfolglose onkologische Behandlungsstrategie erklären.

Ein weiterer Fehler ist die zu große Konzentration auf den Tumor, während die Betrachtung des ganzen Menschen und das ihn umgebende Milieu vernachlässigt wird. Denn wie oben bereits erwähnt, handelt es sich bei Krebs um eine komplexe Erkrankung, bei der die Krebszelle beziehungsweise das Krebsgewebe nur eine lokale Reaktion auf verschiedene Reize und Systemversagen sind.

Um es ganz deutlich zu sagen: Krebs ist keine rein körperliche Erkrankung, sondern betrifft den Menschen in seiner Ganzheit, also auch sein geistig-seelisches Wesen. Während die konventionellen Standardmethoden primär die Entfernung beziehungsweise Zerstörung des Tumorgewebes anstreben, zielen unsere komplementären Therapien auf die Aktivierung der Selbstheilungskräfte (Prinzip der Salutogenese). Daher ist unser Ansatz mit einem integrativen Krebstherapie-Konzept mit einer ganzheitlichen, individualisierten und personalisierten Krebsmedizin mehr als gerechtfertigt.

Die Biologische Krebstherapie

Unter biologischer Krebstherapie werden allgemeinen Therapien verstanden, die im weitesten Sinne des Wortes mit natürlichen Substanzen oder Methoden arbeiten, wenig
Nebenwirkungen aufweisen und die

- ✓ gesunden Anteile des Organismus stärken,
- ✓ Mangelzustände beseitigen,
- ✓ Entzündungsherde erkennen und beseitigen,
- ✓ Funktion des Immun- und Hormonsystem regulieren und die
- ✓ Homöostase wieder herstellen.

Die biologische Krebstherapie ist bisher kein klar definierter Bereich, in den oft auch alles eingruppiert wird, was wissenschaftlich nicht anerkannt ist. Bedauerlicherweise ist der Begriff „Biologische Krebstherapie" auch bisher keine ärztliche Zusatzbezeichnung oder gar Facharztrichtung und daher füllen einzelne Institutionen und Kliniken sie auch mit ganz unterschiedlichen Inhalten. Ich werde mich deshalb auf Therapiestrategien konzentrieren, die sich nach unserer Erfahrung und in unserer Klinik bewährt haben.

Zu den so genannten klassischen Naturheilverfahren in unserer Klinik, die ein hohes Potential in der Behandlung unserer Patienten haben, gehören die:

> Ordnungstherapie.
> Ernährungstherapie,
> Bewegungstherapie,
> Phytotherapie,
> Hydrotherapie
> Thermotherapie

Andere Therapieverfahren, wie Akupunktur, Homöopathie, Immunstimulation und orthomolekulare Therapie können unter dem Begriff komplementäre Therapieverfahren eingeordnet werden.

Allen gemeinsam ist, dass sie über den körperlichen und geistig-seelischen Bereich eine neue, gesündere Lebensordnung beim Patienten etablieren sollen. Sie sollen dem Patienten die Gelegenheit geben, die gesunden Anteile zu stärken, denn je gesünder der Träger eines Tumors ist, desto schwerer hat es der Tumor auf oder in ihm zu wachsen. Wenn aber die Kontrollsysteme, die ja zum Teil ausgefallen sind und ein Krebswachstum zugelassen haben, durch Chemotherapie und Strahlentherapie weiter geschwächt werden, kann man kaum mit einem positiven Langzeiterfolg oder gar mit einer Heilung rechnen.

Integratives Krebstherapie-Konzept

Um den individuellen Bedürfnissen der Patienten gerecht zu werden, führen wir ein ausführliches Erstgespräch, in das wir neben dem körperlichen Krankheitsgeschehen auch wichtige biografische und seelische Parameter einbeziehen.

Intensive und ausführliche klinische Untersuchungen sowie spezielle Laboruntersuchungen geben uns Auskunft über den aktuellen Hormonstatus, den Immunstatus sowie die relevanten Belastungen mit Umweltgiften und Mängel an Vitamin- und Spurenelementspiegel im Blut.

Entsprechend der Ergebnisse der klinischen Untersuchung und des Labors erstellen wir gemeinsam mit dem Patienten einen auf seine persönliche Situation ausgerichteten Behandlungsplan.

Folgende Behandlungsmethoden bieten wir Ihnen an:

- Lokale Tiefenhyperthermie
- Ganzkörperhyperthermie
- Misteltherapie
- Vitamin C Infusionstherapie
- Orthomolekulare Therapie (Vitamine, Mineralien, Spurenelemente)
- Enzymtherapie
- Ernährung
- Ausleitung und Entgiftung
- Darmsanierung und Symbioselenkung
- Psychoonkologische Beratung und Schulung zur Autonomie

Ein solches integratives Behandlungskonzept, das schulmedizinische und komplementäre Methoden vereinigt, führt erfahrungsgemäß zu einer:

- Milderung von Nebenwirkungen der Chemo- und Strahlentherapie
- Verzögerung beziehungsweise Vermeidung von Rezidiven und Metastasen
- Besserung des immunologischen Status
- Besserung des Allgemeinbefindens
- Verminderung tumorbedingter Schmerzen
- Aufhellung depressiver Stimmungen

- Besserung von Appetit und Schlaf

Optimale Therapieergebnisse sind erfahrungsgemäß dann zu erzielen, wenn diese Behandlungsmethoden von Anfang an die konventionellen Therapien ergänzen. Auf diese Weise werden die geschwächten Selbstheilungskräfte frühzeitig wieder aufgebaut und gestärkt. Wir möchten den Patienten von Anfang an als aktiv mitgestaltenden Partner in die Behandlung seiner Erkrankung einbinden, denn es zeigt sich immer wieder, dass jene Patienten die besseren Heilungschancen haben, die informiert, motiviert und aktiv an der Behandlung mitwirken und die in dem vorgeschlagenen Therapiekonzept genau den Weg zu Erreichung ihres gewünschten Zieles sehen.

Ernährung

Eine Erkrankung, die sich so vielfältig und unterschiedlich darstellt wie Krebs, ist schwer zu fassen und zieht daher auch verständlicherweise die unterschiedlichsten Theorien und auch ideologischen Sichtweisen an. Da sollen je nach innerer Überzeugung Rohkost, vegane oder makrobiotische Ernährung helfen. Rudolf Breuss empfahl, den Krebs durch 42-tägiges Fasten auszuhungern, die Geologin Jane Plant rät Brustkrebspatientinnen, auf Milchprodukte zu verzichten, Max Gerson riet seinen Patienten unter anderem zu frischen Kalbslebersäften, Lugolscher Lösung und Kaffeeeinläufen, für Johanna Budwig war die Quark-Leinöl-Mischung und eine vegetarische Diät der Schlüssel, Gerhardt Seeger empfahl milchsaure Produkte und über ein Kilo rote Beete am Tag. Manche schwören auf traditionell chinesische Ernährung oder ayurvedische Kost. Diese Aufzählung ist weder vollständig noch wertend. Sie zeigt aber den für Patienten verwirrenden Ernährungsdschungel.

Zu bedenken ist, dass Diäten die Lebensqualität der Patienten mehr oder weniger, manchmal sogar erheblich einschränken und man sich deswegen genau überlegen sollte, was man dem Kranken antut oder zumutet. Schreitet die Krankheit trotz einer von Verzicht und Unlust geprägten Ernährung fort, wurde dem Patienten sinnloserweise ein wichtiger Teil der Lebensfreude genommen. Wissenschaftliche Auswertungen, wenn schon nicht als prospektive Studien, dann aber zumindest als retrospektive Aufarbeitungen von Einzelfällen, wären also wichtig. Wir wissen aus eigener Erfahrung, dass viele Patienten mit einer sinnlosen Diät ihren vorzeitigen Tod herbeigeführt haben. Dies wird besonders deutlich, wenn die Patienten sich in einer Dauerkatabolie befinden, also ständig weniger Kalorien zu sich nehmen als sie bräuchten.

Erfreulicherweise wird das Thema Ernährung nicht nur als Therapie, sondern ihr Nutzen als Prävention erforscht. Seit 1992 läuft die so genannte Epic-Studie in zehn europäischen Ländern mit insgesamt 520.000 Studienteilnehmern an 23 Zentren zur Erforschung des Einflusses von Ernährung auf Krebs. Eine so groß angelegte, prospektive Studie ist wissenschaftlich sehr wichtig, da wir aus den Ergebnissen bessere Ernährungsempfehlungen gewinnen können. Aus einigen publizierten Zwischenergebnissen lässt sich folgendes ableiten. Bei höherem Verzehr von

- ✓ Obst und Gemüse findet man weniger Krebs im oberen Verdauungstrakt und der Lunge
- ✓ Fisch: Seltener Dickdarmkrebs
- ✓ Ballaststoffe mehr als 35 Gramm/Tag: Seltener Dickdarmkrebs, seltener Brustkrebs
- ✓ Alkohol: Häufiger Brust- und Dickdarmkrebs
- ✓ Rotem Fleisch / Wurst mehr als 100 Gramm/Tag: erhöhtes Risiko für Dickdarm- und Magenkrebs (49% / 70%!)
- ✓ Zwiebeln und Knoblauch: seltener Ovarialkrebs
- ✓ Vitamin C-haltige Nahrung: seltener Magenkrebs
- ✓ Hoher Fettkonsum: Häufiger Brustkrebs[4] (vor allem bei hohem Fleisch- und Wurstkonsum).

Grundsätzlich ergeben sich hieraus folgende sinnvolle und gut vertretbare Ernährungsrichtlinien bei Tumorerkrankungen:

- ✓ Reduktion schnell resorbierbarer Kohlenhydrate wie Glucose und Fruktose
- ✓ Reduktion von Arachidonsäure (Tierfette, außer Fisch)
- ✓ Reduktion von rotem Fleisch und Wurst
- ✓ Reduktion von Omega-6-Fettsäuren (Sonnenblumenöl, Maiskeimöl, Distelöl)

✓ Erhöhung von Omega-3-Fettsäuren (Rapsöl, Leinöl, Kokosöl, Meeresfisch)
✓ Hoher Anteil an Gemüse
✓ Obst und vor allem Obstsäfte zurückhaltend wegen des hohen Zuckeranteils
✓ Hoher Ballaststoffanteil (mehr als 35 Gramm/Tag)

Selbstverständlich richten sich diese allgemeinen Empfehlungen an Patienten mit einem normalen Ernährungszustand. Für kachektische (ausgezehrte) Patienten oder während Chemotherapien und nach Operationen gelten dementsprechend andere Empfehlungen. In vielen „Krebsdiäten" wird auch zur Zufuhr von Milchsäure geraten. Sie wird zu Bicarbonat verstoffwechselt, erhöht also die Pufferkapazität in Blut und Gewebe, alkalisiert den Körper und wirkt begünstigend auf die physiologische Darmflora.

Bereits 1924 entdeckte der Nobelpreisträger Otto Warburg, dass Krebszellen wesentlich mehr Kohlenhydrate verbrauchen als normale Zellen und diese Zuckerstoffe anaerob zu Milchsäure abbauen. Dieser Tatsache wurde viele Jahre kaum Aufmerksamkeit geschenkt, ist aber allen Krebsarten gemein. Erweitert wurde diese Sicht durch Johannes Coy, der 1995 entdeckte, dass in bestimmten Tumorzellen das Enzym TKTL-1 (Transketolase-like-1) aktiviert wird. Dieses Enzym zweigt von der Glykolyse Stoffwechselprodukte in den Pentosephosphatzyklus ab, der letztlich eine Schlüsselstelle für die Bildung von DNA und RNA in schnell wachsenden Tumorzellen einnimmt.

Während TKTL-1-positive Tumorzellen 25 bis 30 mal mehr Glukose verbrauchen als normale Zellen, ist die ß-Oxidation zur Fettverbrennung dort abgeschaltet. Diese Stoffwechselveränderung ist die Achillesferse dieser Tumorzelle und geben der metabolischen Tumortherapie wieder neuen Schwung. Eine kohlenhydratarme Ernährung kann beispielsweise eine solche Veränderung des Stoffwechsels bewirken. Der Körper beginnt, Ketone zu verbrennen, was den normalen Zellen nützt, den Tumor aber quasi aushungert und damit eine Wachstumshemmung der Tumorzellen bewirken kann. Das Enzym TKTL-1 lässt sich entweder über ein Biopsat oder auch über einen Bluttest nachweisen[5].

Ein weiterer Stoff, mit dem man empfindlich in den Tumorstoffwechsel eingreifen kann ohne gesunden Zellen zu schaden, ist vor allem das Antidiabetikum Metformin. Metformin senkt die Häufigkeit von Krebs, erhöht die Ansprechraten und verlängert die Überlebenszeit. Dies ist durch viele Studien belegt und kann daher als gesichert gelten.

Eine weitere Substanz, die empfindlich in den Stoffwechsel von Tumorzellen eingreifen kann, ist Dichloressigsäure (DCA), ein Stoff der zur Wasseraufbereitung eingesetzt wird und in Tumorzellen die Pyruvatdehydrogenase (PDH) reaktiviert, so dass Pyruvat wieder in die defekten beziehungsweise abgeschalteten Mitochondrien der Tumorzelle eingeschleust werden können. Dadurch wird die Hemmung der Apoptose aufgehoben und ein Tumorsterben eingeleitet. Die Therapie ist völlig untoxisch und preiswert. Sie wurde von Evangelos Mikelakis von der Universität Alberta eingeführt und wird zur Zeit sehr stark erforscht.

Weitere Stoffe, die in den Glucosestoffwechsel der Tumorzellen eingreifen, sind Bromopyruvat, DHEA und 2-Desoyglucose. Auch die Hyperthermie greift hemmend in den Tumorstoffwechsel ein. Diese Stoffe und Methode werden wir an anderer Stelle besprechen.

Stoffwechselforschung – eine neue Ära bricht an

Es ist also ein Umdenken in der Tumortherapie im Gange. Der Stoffwechsel wird mittlerweile nicht mehr als irrelevantes »Epiphänomen« bezeichnet, sondern als »Markenzeichen von Tumorzellen«[6].

Immer häufiger beschäftigen sich Onkologen wieder mit dem Warburg Effekt. Der Warburg Effekt bezeichnet den speziellen Stoffwechsel von Tumorzellen. Dieser Befund ist inzwischen anerkannt. Anders sieht es mit der Warburg Hypothese aus: Sie erklärt den veränderten Tumorstoffwechsel zur Ursache für die Krebsentstehung und besagt, dass eine gestörte Zellatmung in den Mitochondrien als »letzte Ursache« für die Krebsentstehung verantwortlich sein soll[7]. Alle anderen Ursachen – Gifte, Gene und dergleichen – lösen keinen Krebs aus, wenn Atmung und Stoffwechsel nicht gestört sind. In mehreren Labors konnte gezeigt werden, dass verschiedene Krebsformen entstehen können, wenn der Stoffwechsel in den Mitochondrien gestört ist. In diesem Zustand können in Zellen auch Stoffwechselprodukte (Metabolite) gebildet werden, die direkt in die epigenetischen Prozesse eingreifen. Eine Substanz beispielsweise, die die Abspaltung von Methylgruppen verhindert, kann dadurch zu einer verstärkten Methylierung führen[8].

Derartige Stoffe werden nun Onkometabolite genannt, analog zu den Onkogenen. Damit wird das übliche Verständnis der Abfolge von Ereignissen auf den Kopf gestellt: Onkometabolite bewirken zunächst reversible Veränderungen des Erbguts. Erst danach und sekundär entstehen die vielfältigen Mutationen, wie sie üblicherweise in den Krebszellen stattfinden, auch Mutationen in Onkogenen und Tumorsuppressor-Genen. Es ist also doch prinzipiell möglich, dass ein veränderter Zellstoffwechsel Zellen so transformieren kann, dass aus ihnen Tumorzellen entstehen[9].

Im Klartext: Veränderungen im Stoffwechsel können Krebs erzeugen. Krebs ist also eine "Krankheit des Stoffwechsels"[10]. Eine zentrale Rolle spielen dabei die Mitochondrien. Sie sind die "wahren Tumorsuppressoren"[11]. Das Krebsproblem liegt also weniger im Erbgut des Zellkerns, sondern eher im Energiestoffwechsel[12]. Das gilt aber nicht nur für Krebs, sondern auch für andere chronisch degenerative Krankheiten wie etwa Diabetes und Herz-Kreislauferkrankungen. Also weg von der isolierten Beachtung der molekularen Genetik und hin zu einem verstärkten Konzentration auf veränderte Stoffwechselprozesse - das könnte zu einem tieferen Verständnis sowohl der Ursachen für die Krebsentstehung führen als auch den Weg für ganz ganz neue Therapien eröffnen, den wir bereits seit Jahren erfolgreich beschritten haben.

Bewegung

In den letzten Jahren wurden mehrere prospektive Studien veröffentlicht, die einen deutlichen Einfluss von körperlicher

Bewegung auf die Gesunderhaltung der Menschen gezeigt haben. Eine Studie, die über 20 Jahre 300 Läufer mit 300 „Sportmuffeln" begleitete, fand in diesem Zeitraum eine um 40% erniedrigte Todesrate bei den Läufern! Schwere Krankheiten verschoben bei dieser Gruppe um 16 Jahre nach hinten[13]. Auch im Krebsbereich zeigen mehrere Studien, dass Ausdauerbewegung Brust-, Darm-, Uterus - und Prostata-Karzinomen vorbeugt.

Wurde früher Patienten während der Chemotherapiephase von Bewegung eher abgeraten, weiß man heute, dass das „Chronic fatigue-Syndrome" und andere Nebenwirkungen der zytotoxischen Therapie seltener auftreten, wenn sich Patienten regelmäßig bewegen. Selbstverständlich hängt die Art der Belastung vom körperlichen Zustand des Patienten ab. Aber auch Spazieren gehen oder walken haben positive Effekte.

Auch zur Vermeidung von Tumorrezidiven ist Bewegung geeignet. In einer Studie mit Darmkrebspatientinnen verdoppelte Sport die Überlebensrate[14]. In einer Studie mit Brustkrebs-patientinnen senkte Ausdauersport die Rezidivrate bei den aktivsten Patientinnen um 56 Prozent! Es gibt keine Therapie in der Medizin, die einen solchen Effekt auch nur annähernd erreichen könnte.

Geist und Seele

In der vom mechanistischen Denken geprägten Onkologie spielte die Psyche in Hinblick auf Krankheitsentstehung und Prognose keine wesentliche Rolle. Psychoonkologie wird glücklicherweise immer häufiger angeboten: Die Betreuung soll hauptsächlich helfen, die Krankheit und die Nebenwirkungen der Therapie zu bewältigen und leistet dabei sicher gute Unterstützung.

Patienten wollen dagegen sehr häufig über Copingstrategien hinaus aktiv die Krankheit über den geistig-seelischen Bereich beeinflussen. Kritiker halten das für bloßes Wunschdenken, aber wie sehen denn die wissenschaftlichen Fakten aus? Große epidemiologische Studien der letzten Jahre belegen einen erheblichen Einfluss der Psyche auf Krankheitsentstehung und Prognose[15].

Schon vor der Tumorerkrankung findet sich eine erhöhte Depressionsrate bei Krebspatienten[16] oder belastende Lebensereignisse, die depressiv verarbeitet werden. Auch die Prognose lässt sich durch psychische Interventionen erheblich beeinflussen. So hatte bereits der leider zu früh verstorbene Vater der Psychoonkologie Carl Simonton beobachtet, dass sich die Überlebenszeit von Krebspatienten verdoppelt, wenn sie entsprechende psychotherapeutische Therapien wahrnehmen. Der Wissenschaftler D. Spiegel wollte Simonton eigentlich widerlegen, fand aber in drei randomisierten Studien ebenfalls eine Verdoppelung der Überlebensraten von psychotherapeutisch betreuten Krebspatienten[17]. Auch die Universität Hamburg veröffentlichte eine Studie mit zehnjähriger Laufzeit nach der doppelt so viele Tumorpatienten überlebten, die psychoonkologisch betreut wurden, wie Nichtbetreute[18].

Mittlerweile gibt es, abgesehen von den bewährten Visualisierungen nach Simonton, eine Fülle von Visualisierungen, die zum Teil auch vom Patienten zu Hause durchgeführt werden können. Wir arbeiten gerne mit unterschiedlichen Techniken, eine direkte Bearbeitung dieser Konflikte wirken sich erfahrungsgemäß äußerst positiv auf die Patienten aus: Zuversicht, Lebensmut und -wille sowie neue seelische Entwicklungen sind häufig Resultat einer solchen Therapie.

Phytotherapie

Die am besten erforschte und am häufigsten eingesetzte Pflanze in der Onkologie ist mit Sicherheit die Mistel. Sie wird unter dem Thema immunologische Therapien weiter unten näher beschrieben. Neben ihr gibt es eine Fülle von Heilpflanzen, die entweder bei Nebenwirkungen oder Folgeerscheinungen herkömmlicher Tumortherapien helfen oder möglicherweise Tumorzellen im Wachstum behindern können. Bei den meisten Pflanzen liegen nicht genügend Evidenzen vor, um sie mit Sicherheit bewerten zu können. Allerdings werden größere Studien auch niemals vorliegen, da das finanzielle Interesse an nichtpatentierbaren Substanzen gering ist und somit keine oder nur kleinere Studien gefördert werden. Letztlich bleibt in der Praxis nur der Weg, mit einzelnen Substanzen, die in präklinischen oder klinischen Tests gute Hinweise auf Wirksamkeit brachten, Erfahrungen zu sammeln.

So hat beispielsweise die Heilpflanze Artemisia vulgaris (Beifuß) in Verbindung mit Eisen toxische Wirkung auf Tumorzellen. Asiatische Heilpilze können nachgewiesenermaßen das Immunsystem positiv beeinflussen. Curcuma, ein Gewürz, hat eine starke antitumorale Wirkung und wurde bereits in mehreren klinischen Studien erfolgreich eingesetzt beispielsweise bei Mamma-, Prostata-, Pankreas- und Bronchial-Ca. Enzyme aus Papaya und Ananas reduzieren die Nebenwirkungen von Medikamenten, sind entzündungshemmend und immunmodulierend.

Orthomolekulare Therapie

Mehrere Studien zeigen, dass Tumorpatienten schon bei der Diagnosestellung ein Nährstoff- und Vitamindefizit haben. Vor allem die Chemotherapie verschärft das Problem zusätzlich, da neben möglichen Nebenwirkungen wie Appetitlosigkeit, Übelkeit, Erbrechen oder Durchfälle über die geschädigte Darmschleimhaut Nahrungsbestandteile nicht im ausreichenden Maße resorbiert werden. Außerdem werden durch die starke Erhöhung von freien Radikalen Antioxidantien verbraucht. Deshalb profitieren die meisten Tumorpatienten während und nach einer Chemotherapie von Infusionen mit Mineralien und Vitaminen.

Aus Sicherheitsgründen sollte allerdings regelmäßig bei Multivitamin-Präparaten ein zwei- bis dreitägiger Abstand zu einer Chemotherapie eingehalten werden, da negative Interaktionen nicht ausgeschlossen werden können. Die Wahl der Präparate ist sehr wichtig und es muss ständig ärztlicherseits überprüft werden, was die Nahrungsergänzungsmittel bewirken. Dass diese Stoffe quasi natürlich sind, bedeutet nicht, sie hätten automatisch nur positive Effekte.

So senkt beispielsweise eine Beta-karotinoidreiche Nahrung das Risiko, an Krebs zu erkranken. Die Gabe von 20 mg Beta-Karotin bei Rauchern erhöhte hingegen das Lungenkrebsrisiko in einer Studie[19].

Auch ist zwar das Risiko, an Prostatakrebs zu erkranken niedriger, wenn der Folsäurespiegel im Blut hoch ist, bei synthetischer Supplementierung steigt aber offensichtlich das Risiko wieder an[20]. Daher sind beispielsweise Extrakte, die weitere Begleitstoffe enthalten, sehr wichtig. Einige orthomolekulare Substanzen haben allerdings einen hohen Stellenwert in der biologischen Krebsmedizin:

Selen
In mehreren großen Studien konnte gezeigt werden, dass Selen sowohl das Risiko senkt, an Krebs zu erkranken, als auch Chemotherapie und Bestrahlung wirksamer und verträglicher macht. Während der Chemo- und Strahlentherapie sollte auf jeden Fall mit mindestens 300 µg Natriumselenit supplementiert werden. Nach dieser Phase ist es nur sinnvoll, Selen zu geben, wenn der Selenspiegel im Serum unter 120µg/dl liegt.

In letzter Zeit wurde aufgrund der so genannten Select-Studie von der Einnahme von Selen abgeraten. In dieser Studie sollte untersucht werden, ob die präventive Gabe von Selen und Vitamin E vor Krebserkrankungen schützt. Obwohl es zu keiner signifikanten Erhöhung der Krebserkrankungen kam, wurde die Studie vorzeitig abgebrochen. Zudem wurden US-amerikanische Patienten supplementiert, deren Ausgangs-Selenwerte - im Gegensatz zu denen der deutschen Bevölkerung - im hochnormalen Bereich waren. Zudem bekamen die Probanden Selenmethionin, das sich im Unterschied zu Natriumselenit im Körpereiweiß anreichert und nicht als Radikalfänger wirkt. Auch wurde zur Vitamin-E-Supplementierung D-/L-α-Tocopherolacetat eingesetzt, das das eigentlich präventiv wirkende Vitamin E reduziert. Die Frage bleibt, ob die Studie aus Unkenntnis so geplant wurde oder ob hier Vitamine und Mineralstoffe gezielt in Misskredit gebracht werden sollten.

Vitamin C
Das bekannteste Vitamin erfüllt mannigfaltige Aufgaben im Körper – unter anderem ist es ein wichtiges Antioxidans, hemmt NF-kappa-B, stimuliert Leukozyten und wird im

Phagozytose Prozess verbraucht. In hohen Dosierungen wirkt Ascorbinsäure allerdings als Prooxydanz und führt im Organismus zur Bildung von Wasserstoffsuperoxid. Dieses kann Tumorzellen im Gegensatz zu gesunden Zellen gezielt schädigen, da sie in der Regel einen stark erniedrigten Gehalt an Katalase und Superoxid-Dismutase aufweisen und deshalb Wasserstoffsuperoxid schlecht entgiften können[21]. Um diesen onkolytischen Effekt mit Vitamin C zu erreichen, müssen allerdings Infusionen mit deutlich über 10 Gramm gegeben werden. In der Praxis haben sich Dosierungen von 25-50 Gramm bewährt. Selbstverständlich sollten die Patienten nicht unter einem Glukose-6-Phosphat-Dehydrogenasemangel oder einer Hämosiderose, Hämochromatose oder Niereninsuffizienz leiden.

Eine Studie an Brustkrebspatientinnen konnte zeigen, dass Vitamin-C-Infusionen (über 7 Monate, 7,5 Gramm 2-3 mal pro Woche) nach erfolgter schulmedizinischer Therapie das Rezidivrisiko über einen Zeitraum von 10 Jahren um 20% senken[22]. Eine Vitamin-C-Therapie in zeitlicher Nähe zur Chemotherapie muss aber auch sorgfältig abgewogen werden. In präklinischen Studien zeigt Vitamin C zwar eine synergistische Wirkung zu Doxorubicin, Cisplatin, Paclitaxel, Dicarbazin, Bleomycin, Cyclophosphamid, Vinblastin, 5- FU, Procarbazin, BCNU, aus Sicherheitsgründen sollte aber ansonsten ein zweitägiger Abstand zu einer zytostatischen Therapie eingehalten werden.

Eine neuere Studie, die die angebliche Abschwächung von Chemotherapie durch Vitamin C zeigen sollte, wurde gar nicht mit aktivem Vitamin-C, sondern mit Dehydroascorbat, also einem quasi verbrauchten Vitamin-C, durchgeführt[23]. Auch hier stellt sich die Frage nach gezielter Diskredition einer billigen Substanz, die mit anderen Mitteln, die Nebenwirkungen reduzieren, konkurriert.

Glutathion
Dieses Tripeptid ist eine Substanz, die natürlicherweise im Körper vorkommt und dort den stärksten Radikalfänger

darstellt. Mehrere Studien zeigen zudem eine Apoptose fördernde Wirkung. In der Praxis ist diese Substanz geeignet, die Verträglichkeit bestimmter Chemotherapien deutlich zu erhöhen. Mit einigen Substanzen, wie Cyclophosphamid, Methotrexat, 5-FU und anderen Purinanaloga liegt ein Synergismus vor, ansonsten ist auch hier ein zweitägiger Abstand zur Chemotherapie sinnvoll.

Auch während einer Bestrahlungsphase hilft Glutathion die Nebenwirkungen zu reduzieren, die durch freie Radikale entstehen. Da Magensäure Glutathion reduziert, muss es parenteral, also durch Infusion oder intramuskuläre Applikation, verabreicht werden. Mit Hilfe von NAC (N-Acetyl-Cystein), einem schleimlösenden Mittel, kann der intrazelluläre Glutathionspiegel angehoben werden.

Generell sollte immer nachgeprüft werden, ob die Blutspiegel von Selen, Zink und Vitamin-D im Normbereich sind und gegebenenfalls substituiert werden müssen.

Metastasenprophylaxe

Als Begleittherapie bei Krebserkrankungen sowohl zur Chemo- oder Strahlentherapie, als auch zur Nachbehandlung und Remissionserhaltung kann Ginseng empfohlen werden, es wirkt Apoptose fördernd und roborierend (kräftigend). Deshalb kann er ähnlich wie die Rhodiola auch beim Fatigue Syndrom und bei Erschöpfung Verwendung finden. Empfehlenswert ist auch Granatapfel, er wirkt ebenfalls antitumoral - besonders bei Prostata-krebs.

Grüner Tee ist ein sehr starkes Antioxidans und kann gemeinsam mit L-Lysin und Vitamin C die Ausbreitung von Krebs signifikant hemmen. Indol-3-Cabinol, eine Substanz aus dem Brokkoli, ist besonders wertvoll beim Mammakarzinom, da es hilft, den karzinogenen 16-Hydroxy-Östron-Spiegel zu senken. Auch Ingwer wirkt antientzündlich, antitumoral und antiemetisch und kann als Tee begleitend zur Chemotherapie eingesetzt werden. Leinöl ist entzündungshemmend. Eine Östrogenrezeptorhemmung wird durch geschroteten Leinsamen bei Rezeptor positivem Mammakarzinom und bei Prostatakarzinom erreicht.

Leinöl ist generell zur Gesundheitsförderung empfehlenswert. Die Mariendistel wirkt antioxidativ und schützt die Leber. Quercetin, ein Stoff aus Apfel und Zwiebelschalen, erhöht die Radio- und Chemosensitivität von Tumorzellen und kann begleitend zur Bestrahlung eingesetzt werden. Quercetin wirkt synergistisch mit Cisplatin, Busulfan, Topotecan.

Traubensilberkerze ist ein selektiver Östrogen-Rezeptor-Modulator und gut bei einem östrogenrezeptor-positivem Mamma-Karzinom. Weihrauch wirkt entzündungshemmend, apoptosefördernd und antitumoral und wird gerne bei Hirntumoren eingesetzt, da es vor allem die Ödembildung reduziert.

Immunstimulierende und immunmodulierende Therapien

Das Immunsystem steht im Fokus der Biologischen Krebsmedizin. Man konzentriere sich auf die Verbesserung der Immunwerte, vernachlässige aber dabei nicht andere wesentliche Dinge, wie die Korrektur der Hormone und die geistig-seelischen Aspekte sowie die Lebensführung des Patienten. Die Erfahrung zeigt aber, dass Patienten insgesamt profitieren, wenn Immuntherapien in Kombination mit anderen Therapien durchgeführt werden. Viele Immunzellen können erst dann richtig funktionieren, wenn entsprechende Hormone vorhanden sind. Nach der üblichen schulmedizinischen Standardbehandlung finden sich bei den Patienten meist deutliche Immundefizite, aber auch Hormondefizite.

Um zu wissen, wir lange, wie stark und mit welcher Substanz stimuliert werden soll, sind diverse Tests im Umlauf, deren Stellenwert nicht immer hinreichend geklärt ist.

1. Lymphozytensubpopulation
Stellt eine eher kostspielige, umfassende Untersuchung dar, die quantitativ misst. In der Hand des erfahrenen Therapeuten ist

sie eine wichtige Methode. In letzter Zeit wird auch besser verstanden, welche Rolle Entzündungsprozesse für das Wachstum eines Tumors und die Suppression des Immunsystems spielen. Aus der Befundinterpretation ergeben sich dann häufig in Kombination mit einem Entzündungsprofil (CRP, sIL2-Rezeptor, Il-6,a-TNF, Neopterin etc. im Serum). Dann können antientzündliche Therapien beispielsweise mit Enzymen, NSAR, Weihrauch, grünem Tee oder pflanzlichen Salicylaten nützlich sein.

2. NK-Zellfunktionstest beziehungsweise NK-Zytotoxizitätstest

Dabei handelt es sich um eine qualitative Untersuchung. Natürliche Killerzellen werden aus einer Blutprobe des Patienten separiert und mit oder ohne Stimulation mit Interleukin 2 mit einer standardisierten Tumorzellmasse konfrontiert. Aus der Menge des abgetöteten Tumorzellen (Tumor-Killing-Rate) wird auf die Aktivierungsmöglichkeiten der Killerzellen geschlossen. Dieser Test wird häufig auch zur Testung von Immunmodulatoren verwendet. Dabei ist unklar, ob man von der In-Vitro- auf die In-Vivo-Situation schließen kann.

3. LTT-Immunfunktion

Ersetzt den früher beliebten Multitest-Merieux, bei dem die Hautreaktion auf verschiedene Krankheitskeime gemessen wurde. Aus Patientenblut werden Lymphozyten getrennt und ein Teil mit Antigenen (beispielsweise Tetanus, Staphylokokken, Streptokokken, Borrelien) versetzt, der andere Teil dient als Kontrolle. Aus den unterschiedlichen Lymphozyten-Reaktionen wird auf die Immunkompetenz des Patienten geschlossen.

Als Immunmodulatoren werden in der Biologischen Krebstherapie unter anderem folgende Substanzen eingesetzt:

- Phytotherapeutika (beispielsweise Mistel, Echinacea, Ginseng, Weihrauch, Beifuß)
- Organotherapeutika (Thymus-, Milz- und Leberpeptide

beziehungsweise Gesamtextrakte)
- Bakterienlysate (Aktive Fiebertherapie, Heterovakzine)
- Viren (beispielsweise Parapoxvirus)
- Mikrobiologische Präparate Prä- und Probiotika

An dieser Stelle muss darauf hingewiesen werden, dass selbstverständlich Lifestyle, körperliche Bewegung, Hormonbalancing und psychoonkolgische Techniken einen starken Einfluss auf unser Immunsystem haben.

Die Misteltherapie ist das am häufigsten eingesetzte und am besten untersuchte Phytopharmakon in der Biologischen Krebsmedizin. Zahlreiche Studien und Untersuchungen mit annähernd 1200 Publikationen zeigen das Potential dieser Pflanze. Als gesichert können folgende Wirkungen der Misteltherapie betrachtet werden:

- ✓ Steigerung der Lebensqualität mit Schmerzlinderung,
- ✓ Stimmungsverbesserung,
- ✓ roborierende und immunstimulierende Effekte. Vermutlich hat die Mistel auch
- ✓ tumorhemmende oder -schädigende Wirkung. Eine
- ✓ Verlängerung der Überlebenszeit oder langanhaltende Remissionen werden immer wieder beobachtet. Warnungen vor der tumorfördernden Wirkung der Mistel haben keine wissenschaftliche Grundlage, sondern sind Ausdruck ideologischer Ignoranz.

Einen wichtigen Stellenwert hat ebenfalls die Organotherapie: Peptide oder Gesamtextrakte von Säugetierorganen werden zur Regeneration und Immunmodulation eingesetzt. Seit Jahrzehnten hat sich dabei die Thymustherapie außerordentlich bewährt. Bedauerlicherweise wurden den im deutschen Handel verfügbaren Präparaten die Zulassung entzogen. Für die Praxis bedeutet das entweder den Verzicht auf eine wertvolle Therapie oder die Möglichkeit, selbst als Hersteller eines Gesamtextraktes zu fungieren.

Gerade die Gesamtextrakte haben erfahrungsgemäß eine außerordentlich positive Wirkung auf Tumorpatienten. Häufig berichten Patienten von vermehrter Energie, Aktivität und Stimmungsaufhellung und es bessern sich die immunologischen Blutparameter wesentlich. Wir stellen für unsere Patienten in einem GMP Labor nach den gesetzlich vorgegebenen Richtlinien Thymuspeptide und andere Organpeptide her, so dass diese wichtige Therapie unseren Patienten auch in vollem Umfang weiterhin zur Verfügung steht.

Das aufwändigste Verfahren mit dem möglicherweise größten Potential stellt die Aktive Fiebertherapie dar, die der amerikanische Chirurg William Coley (1862-1936) zu Beginn des letzten Jahrhunderts entwickelte. Durch intravenöse Injektion eines Bakterienlysates aus Streptokokkus pyogenes und Serratia marscescens wird ein mehrstündiges, selbst limitiertes Fieber erzeugt. Coley selbst beobachtete und dokumentierte über 700 Krebsfälle mit zum Teil überraschenden und lang anhaltenden Remissionen, die auch streng-wissenschaftlichen Überprüfungen standhalten. Da das Fiebervakzin nicht patentierbar und damit wirtschaftlich uninteressant ist und zudem die mehrstündige Betreuung der Patienten voraussetzt, führt diese wertvolle Therapie ein Nischendasein. Wir haben außerordentlich gute Ergebnisse bei Sarkomen erzielen können sowie Remissionserhaltung bei Mamma- und Ovarialkarzinomen.

Hyperthermie - Tiefenhyperthermie, Ganzkörperhyperthermie: Heilsame Hitze

Die regionale Tiefenhyperthermie wird generell zusammen mit Chemo- oder Strahlentherapien eingesetzt. Hier geht es um eine örtliche Überwärmung um mindestens vier bis sechs Grad. Nach genauer Lokalisation via Bildgebung erwärmen wir den Tumor gezielt mit hochfrequenten, elektromagnetischen Wellen auf 41,5 bis 44 Grad Celsius über sogenannte Applikatoren. Das Protokoll sieht eine halbstündige Aufwärmphase vor, dann wird die Temperatur 60 Minuten lang gehalten. Je nach Krebserkrankung bekommen Patienten 10 bis 16 Behandlungen.

Etwas Physik: Im Körper regen elektromagnetische Wellen Wasserdipole an. Eine schnellere Schwingung entspricht physikalisch höheren Temperaturen. Je nach Gewebe und Tiefe einer Geschwulst sind dabei verschiedene Schwingungszahlen erforderlich. Radiowellen hoher Frequenz (Mikrowellen 70-22 MHz) haben viel Energie, dringen aber nicht sehr tief ein. Niedrigere Frequenzen (Kurzwellen13,5 MHz) erreichen auch tiefere Schichten. Damit lassen sich deutlich mehr Krebsarten behandeln, wie beispielsweise Tumoren im Mediastinum (Brusthöhle) und im kleinen Becken. Hinzu kommen fortgeschrittene gynäkologische Karzinome wie Gebärmutterhalskrebs, aber auch Mammakarzinome, Blasenkarzinome, Weichteilsarkome, Tumoren im Kopf-Hals-Bereich sowie maligne Melanome. Bei Weichteilsarkomen bewies eine randomisierte Phase-III-Studie mit 340 Patienten den Mehrwert der Hyperthermie.

Was passiert bei der Hyperthermie?

Bei hohen Temperaturen werden Tumoren empfindlicher für die Strahlen- und Chemotherapie. Ansonsten kommt es zu einer besseren Perfusion des Gewebes, und Zytostatika – allen voran Alkylantien – wirken stärker. Tumorgewebe führt Wärme nur schlecht ab, schuld sind Anomalien im Stoffwechsel und in der Gefäßversorgung. Ein Hitzestau hemmt wichtige Enzyme, die ansonsten Reparaturaufgaben übernehmen. Bei Chemotherapie-resistenten Krebszellen kommt es auch zur Inaktivierung molekularer Pumpen, welche normalerweise Zytostatika nach außen befördern. Das heißt, mit der Hyperthermie kann eine Chemotherapie-Resistenz überwunden werden. Außerdem werden Hitzschockproteine (HSP) freigesetzt, die dann im ganzen Körper zu Immunreaktionen führen. HSP70 bewirkt als molekulares Signal, dass Krebszellen von natürlichen Killerzellen erkannt und abgetötet werden können. Nicht nur der lokale Befund bessert sich, die Patienten leben auch länger mit besserer Lebensqualität.

Leider wird weder die lokale noch die Ganzkörperhyperthermie von den gesetzlichen Krankenkassen bezahlt, denn vor einigen Jahren hat der Gemeinsame Bundesausschuss die Hyperthermie als Methode eingestuft, die nicht als Leistungen zu Lasten der Krankenkassen abgerechnet werden kann. Es ist also eine Privatleistung. Holländische Leistungsträger haben die Methode in ihren Katalog aufgenommen, etwa beim fortgeschrittenen Mammakarzinom oder Zervixkarzinom. Auch das US-amerikanische National Comprehensive Cancer Network (NCCN) und die European Society for Medical Oncology (ESMO) empfehlen die Hyperthermie als Ergänzung zur Chemo- und Strahlentherapie.

Neue Impulse kommen aus der Wissenschaft. Um die regionale Tiefenhyperthermien beispielsweise noch selektiver zu machen, entwickelten Physiker magnetische Nanopartikel aus Eisenoxid. Aufgrund spezieller Beschichtungen reichern sich die Teilchen im Tumor an. Durch elektromagnetische Felder angeregt, heizen sie Tumoren auf.

Eine andere Strategie setzt auf hoch toxische Zytostatika, verpackt in thermosensitive Liposomen. Diese setzen ihre giftige Fracht erst bei höheren Temperaturen frei, sprich direkt am erhitzten Tumor.

Ganzkörperhyperthermie

Die heilende Wirkung des Fiebers ist seit vielen Jahrhunderten bekannt. Die systemische Ganzkörperhyperthermie (SGHT) ist ein modernes Therapieverfahren, das die altbekannten Wirkprinzipien des Fiebers sowie die Wärme therapeutisch nutzt.

Hierbei wird der ganze Körper mit einer wassergefilterten Infrarotstrahlung schonend erwärmt. Bei der moderaten SGHT werden Temperaturen von maximal 38,5°C erzeugt. Diese Form der Hyperthermie ist indiziert zur Behandlung generalisierter Schmerzen wie der Fibromyalgie, chronischen Rückenschmerzen und Muskelverspannungen sowie degenerativen Gelenkveränderungen (Arthrosen). Weitere Indikationen sind rheumatische Erkrankungen, Allergien (Asthma bronchiale, Neurodermitis), Borreliose und chronisch entzündliche Darmerkrankungen (Morbus Crohn, Colitis ulcerosa).

In der Onkologie wird bei Krebspatienten in fortgeschrittenen Stadien aber überwiegend die extreme SGHT angewendet mit Temperaturen bis 41,6°C. Der Grund: Weil bei dieser Temperatur der Tumor beziehungsweise seine Metastasen zunächst vermehrt durchblutet werden und die gleichzeitig verabreichten Zytostatika das Krebsgewebe besser erreichen. Je höher die Temperatur klettert, desto mehr konzentriert sich das Zytostatikum in den Krebszellen, da diese jetzt ihre Membranpumpen abstellen, die normalerweise die Medikamente aus der Zelle schleusen. Wegen der hohen Stoffwechselanforderung während der SGHT wird auch die Funktion der Tumorkapillaren überfordert, es kommt zu Mikrothrombosen und schließlich zur Hypoxie im Krebsgewebe. Der Stoffwechsel der Tumorzellen bricht zusammen, es kommt zur metabolischen Erschöpfung der Tumorzellen.

Die Temperatur hat außerdem noch einen positiven Effekt auf die Medikamente, weil die meisten von ihnen bei höheren Temperaturen zu einer Wirkungsverstärkung führt. Auch werden „Heatshock"-Proteine freigesetzt, die zur Aktivierung des Immunsystems führen. Die SGHT in Kombination ist daher die effektivste Form der Krebstherapie. Sie kann Krebsgewebe akut und nachhaltig zerstören, ohne die Toxizität zu erhöhen, denn die Zytostatika, die während der SGHT zum Einsatz kommen, werden dermaßen in ihrer Wirkung verstärkt, dass im Allgemeinen viel geringere Dosen zu Einsatz kommen. So werden die Nebenwirkungen der Chemotherapie gesenkt, aber die Wirksamkeit am Tumor erhöht und vor allem werden Immunsystem und Knochenmark geschont. Aber die SGHT hat noch weitere Vorzüge, die ich hier nur kurz erwähne und die an anderer Stelle intensiver besprochen werden.

Die Wirkungen der SGHT, die über den direkten und indirekten Antikrebseffekt hinausgehen sind vielfältig:

- Anregung des Immunsystems
- Anregung des Hormonsystems
- Steigerung der Durchblutung in Organen und Gewebe
- Beschleunigung von Stoffwechsel- und Ausscheidungsprozessen
- Detoxifikation, erhöhte Ausscheidung von organischen Umweltgiften und Schwermetallen
- Chronische Entzündungen können „demaskiert" werden

- Abtöten von intrazellulär liegenden thermolabilen Bakterien wie Borrelien
- Verringerung des Muskeltonus

Die für diese extreme SGHT benötigte Temperatur bis 41,6°C kann nur unter Sedierung erreicht werden. Zur Vorbereitung einer SGHT ist selbst verständlich eine intensive Untersuchung von Herz und Kreislauf sowie der Lungenfunktion nötig. Wir legen hier enge Kriterien an, so dass die Therapie, die wir seit 25 Jahren und bei mehr als 20.000 (zwanzigtausend!) Patienten durchgeführt haben, als sehr sicher gelten kann, denn wir hatten bisher keine ernsthaften Komplikationen. Bei akuten und schweren Entzündungen, einer fortgeschrittenen Herzinsuffizienz, schweren Herzrhythmusstörungen darf selbst die moderate SGHT beispielsweise nicht durchgeführt werden.

In einem intensiven Aufklärungsgespräch und Vorbereitungsphase wird der Patient sorgfältig vorbereitet. Der Patient soll am Tag vor der SGHT fasten, wenig trinken und gut abführen. Während der Therapie liegt er unbekleidet auf einer von allen Seiten geschlossenen Liege und ist mit einem Tuch zugedeckt. Die Wärmestrahlung wird von oben und den Seiten zugeführt; die verzögerungsfreie Wahl der Wärmestrahlungsleistung erlaubt eine gute Temperatursteuerung und somit eine sichere Temperaturführung. Während der ganzen Behandlung wird der Patient von einer Intensivschwester oder einem - pfleger überwacht. Es werden regelmäßig Körpertemperatur, Blutdruck, Herzfrequenz, Elektrolyte und Sauerstoffgehalt des Blutes gemessen sowie der Flüssigkeitsverlust registriert und ersetzt.

Es dauert im Allgemeinen zwei Stunden, bis der Patient die gewünschte Temperatur von 41,6 °C erreicht hat. Diese Temperatur wird dann zwei Stunden gehalten, und dann dauert es noch einmal zwei Stunden, bis die Normaltemperatur erreicht wird. Jetzt kann der Patient für eine Nacht auf die Überwachungsstation gelegt werden.

Gleichzeitig erhält der Patient Infusionen, die gegebenenfalls mit Mikronährstoffen beziehungsweise Heilmitteln angereichert sind, um einerseits den Flüssigkeitsverlust auszugleichen und andererseits die Wirkung der Hyperthermie zu steigern und die Nebenwirkung zu minimieren.

Letztendlich wird aber immer im Einzelfall entschieden, ob und in welcher Form die Hyperthermie angewandt wird. Die SGHT ist, wie ich noch einmal betonen möchte, bei fachgerechter Durchführung ein sicheres und effizientes Behandlungsverfahren.

Chemotherapie

Die Chemotherapie ist eine medikamentöse Therapie von Krebserkrankungen. Neben der Operation und Strahlentherapie ist die Chemotherapie eine wichtige Säule der Krebstherapie. Sie umfasst die Behandlung bösartiger Tumoren mit chemischen Substanzen, den sogenannten Chemotherapeutika oder Zytostatika, die in den Wachstumszyklus der Krebszellen eingreifen. Die Wirkstoffe der Chemotherapie werden in Form von Infusionen, Spritzen oder Tabletten verabreicht.

Die Wirkstoffe richten sich vornehmlich gegen die Erbsubstanz von Zellen, die sich in der Wachstumsphase befinden und teilungsaktiv sind. Auch gesunde Zellen teilen und vermehren sich und können deshalb auch durch Zytostatika angegriffen werden. Allerdings ist die Wirkung besonders intensiv auf sich häufig und sehr schnell teilende Zellen, wie wir sie im Krebsgewebe finden.

Systemische Wirkung

Im Unterschied zu Operation und Bestrahlung ermöglicht die Chemotherapie mit Medikamenten eine „systemische", also den ganzen Körper betreffende Behandlung. Die als Tabletten, Spritzen oder Infusion verabreichten Wirkstoffe verteilen sich in den verschiedenen Organen und können dadurch eventuell auch verstreute Tumorzellen erreichen und zerstören. Eine Ausnahme ist das Gehirn, in das aufgrund der so genannten „Blut-Hirn-Schranke" nur bestimmte Zytostatika vordringen können.

Die systemische Chemotherapie ermöglicht es – anders als die nur lokal wirkenden Methoden Operation und Strahlentherapie -, fortgeschrittene Krebsstadien, in denen sich bereits Tochtergeschwülste, sogenannte Metastasen, gebildet haben, zu behandeln. Doch auch im Frühstadium von Krebserkrankungen wird die Chemotherapie unterstützend zu anderen Verfahren eingesetzt, als sogenannte adjuvante Chemotherapie. Viele Tumoren bilden nämlich schon früh winzige Tochtergeschwülste, sogenannte Mikrometastasen, die wir auch mit den empfindlichsten bildgebenden Verfahren (CT, MRT, PET/CT) noch nicht erkennen können. Sie können aber mit einer Chemotherapie „aufgespürt" und zerstört werden.

Möglich ist auch eine lokale Chemotherapie, bei der die Zytostatika ihre Wirkung unmittelbar am Tumorgewebe entfalten. Ein Beispiel hierfür ist die sogenannte transarterielle Chemoembolisation (TACE). Hierbei werden die Wirkstoffe über die Leberarterie in die Leber geleitet und können dort beispielsweise gegen Leberkrebs oder Metastasen anderer Organe wirken. Diese Therapie wird auch bei uns in Kooperation mit der interventionellen Radiologie durchgeführt. Ein anderes Beispiel ist die direkte Einbringung von Zytostatika in Körperhöhlen wie beispielsweise die Bauchhöhle oder Pleura (Brustfell) bei entsprechendem Krebsbefall.

Ob eine Chemotherapie anspricht, hängt von verschiedenen Faktoren ab. Erstens wird ein Chemotherapeutikum unterschiedlich schnell im Menschen abgebaut und je kürzer das Medikament im Körper wirksam beziehungsweise präsent ist, desto kürzer kann es auch nur wirken. Zweitens ist die Erreichbarkeit der krankheitsverursachenden Zellen oder Mikroorganismen ein wichtiger Faktor. So kann ein Tumor sehr kompakt geformt sein und über wenig Blutversorgung verfügen. Daraus resultiert, dass das Medikament nicht an den eigentlichen Wirkort – nämlich die Tumorzellen – kommen kann. Drittens können die Krebszellen auch bei guter Erreichbarkeit durch das Zytostatikum resistent gegen das Medikament sein. Diese Eigenschaft wird als Chemoresistenz bezeichnet.

Wie erfolgt eine Chemotherapie?

Wie und mit welchen Mitteln eine Chemotherapie durchgeführt wird, hängt von verschiedenen Faktoren ab und muss für jeden Patienten individuell festgelegt werden. Hierzu gibt es zwischenzeitlich Chemosensitivitäts-Tests, die das Ansprechen mit hoher Wahrscheinlichkeit vorhersagen können.

Oft wird nicht nur ein einzelnes Mittel eingesetzt, sondern eine Kombination mehrerer Zytostatika mit unterschiedlichen Wirkprinzipien. Dadurch soll der Behandlungserfolg bei gleichzeitig möglichst wenigen Nebenwirkungen optimiert werden.

Eine Chemotherapie wird in Intervallen (Zyklen) durchgeführt, wobei Behandlungsphasen mit Behandlungspausen abwechseln. In einem Zyklus werden die Zytostatika an einem oder an mehreren Tagen nacheinander verabreicht. Es schließt sich eine Behandlungspause von mehreren Tagen, Wochen oder Monaten an. In der Behandlungspause soll der Körper die Möglichkeit bekommen, angegriffenes normales Gewebe zu regenerieren, das sich meist schneller von einer Chemotherapie erholt als Tumorgewebe, insbesondere dann, wenn es entsprechend durch komplementäre Therapien unterstützt wird. Durchgeführt werden durchschnittlich vier bis sechs Zyklen. Dadurch werden auch solche Tumorzellen erfasst, die sich während vorangegangener Zyklen gerade in einer Ruhephase befanden und deshalb eventuell durch die Medikamente nicht abgetötet werden konnten.

Was man bedenken sollte ...

Die Wirkung der Chemotherapie kann nicht genau vorhergesagt werden, da heißt, man kann nicht sagen, ob sie wirkt oder nicht. Man kann nur aufgrund von Studien und Studienergebnissen eine gewisse Einschätzung abgeben, ob sie aber im Individualfall zutrifft, bleibt offen und kann nur im Verlauf der Therapie abgeschätzt beziehungsweise belegt werden.

Sicher ist jedoch, dass jede Chemotherapie, die nach den S3-Leitlinien erfolgt, Nebenwirkungen hat. Diese treten leider zu hundert Prozent (100%!) auf. Da viele Patienten schlechte Erfahrungen mit der Chemotherapie gemacht haben, entweder bei sich selbst oder im Freundes- und Bekanntenkreis, suchen sie nach Alternativen, insbesondere auch deshalb, weil sie die Integrität ihres Körpers gewahrt sehen möchten und diese nicht noch durch eine eventuell unwirksame, aber giftige und nebenwirkungsreiche Therapie gefährdet sehen möchten.

Die Klinik St. Georg in Bad Aibling hat sich daher seit vielen Jahren bemüht, Wege zu finden, die die Chemotherapie weniger toxisch machen und deren Effektivität steigern. Durch eine Insulinpotenzierung der Chemotherapie und eine gleichzeitig eingesetzte Hyperthermie, entweder lokal oder systemisch, konnten wir dieses Ziel erreichen. Sowohl die Insulinpotenzierung als auch die Hyperthermie machen es möglich, die Chemotherapie-Dosen deutlich zu reduzieren und gleichzeitig deren Effektivität zu steigern, bei signifikant weniger Nebenwirkungen.

Die Wirksamkeit unserer Therapie kann noch weiter dadurch gesteigert werden, dass wir vor Beginn der Therapie eine Chemosensitivitäts-Testung durchführen. Es werden dann nur solche Zytostatika zum Einsatz gebracht, die eine Wirkung auf die Tumorzellen versprechen. Durch die Insulinpotenzierung und die synchrone Hyperthermie wird die Wirkung der einzelnen Zytostatika dann noch signifikant gesteigert.

Für den Patienten kann es daher wichtig sein, sich vor jedem Therapieantritt eine zweite Meinung einzuholen, denn in den Tumor-Zentren erhält man mittlerweile eine ziemlich einheitliche Empfehlung, die sich an den Leitlinien orientiert. Diese werden häufig wie ein Dogma ausgelegt und geben dem Patienten wenig Freiheit für eine individuelle Entscheidung. Leitlinien sind aber kein Dogma, sondern Empfehlungen, an die man sich halten kann aber nicht muss. Dem Patienten muss aber die Freiheit gelassen werden sich für seinen Weg zu entscheiden. Hierbei kann das Einholen einer Zweitmeinung hilfreich sein.

Die Insulinpotenzierte Chemotherapie

Die Insulinpotenzierte Therapie (IPT) kann sicher und gezielt in der Krebstherapie eingesetzt werden. Wir haben seit vielen Jahren gute

Erfahrungen mit ihr gesammelt. Da es sich um eine individuelle Gesundheitsleistung handelt, entscheidet der Patient gemeinsam mit den Ärzten, ob sie durchgeführt werden soll oder nicht. Umfassende Informationen über Vor- und Nachteile sind dazu notwendig.

Grundlage der insulinpotenzierten Chemotherapie ist die Tatsache, dass Krebszellen mehr Zucker brauchen als gesunde Zellen, weil sie einen anderen Stoffwechsel haben. Krebszellen sind Zuckerfresser! Um das Ziel der besseren Zuckerversorgung zu erreichen, haben sie beispielsweise wesentlich mehr Insulinrezeptoren als gesunde Zellen. Isst der Patient eine zuckerreiche Mahlzeit, holen sich zuerst das Gehirn und die Tumorzellen den Zucker. Man macht sich nun die Eigenschaft der Krebszellen, Zucker stärker aufzunehmen als gesunde Zellen, bei der Positronen-Emissions-Tomographie (PET) zunutze, indem man radioaktiven Zucker gibt, der begierig von den Tumorzellen beziehungsweise dem Tumorgewebe aufgenommen wird und dabei sichtbar gemacht werden kann. Der Radiologe kann dann etwas über Lage und Aktivität des Tumors aussagen. Diese Untersuchung ist für den Verlauf und die Therapiebeurteilung häufig sehr wichtig.

So wie der unterschiedliche Zuckerstoffwechsel des Tumorgewebes im Vergleich zum gesunden Gewebe für diagnostische Zwecke ausgenutzt wird, kann er aber auch für therapeutische Zwecke eingesetzt werden. Bei der IPT nutzt man auch den extremen Bedarf der Krebszellen für Zucker therapeutisch aus. Normalerweise wird Insulin, das körpereigene Hormon, für die Regulation des Zuckerhaushaltes gebraucht. Steigt beispielsweise der Blutzucker nach einer kohlenhydrathaltigen Mahlzeit an, wird Insulin aus den Inselzellen der Bauchspeicheldrüse ausgeworfen, um den Zucker in die normalen Zellen, aber auch und zwar bevorzugt in die Krebszellen zu transportieren. Gibt man den nüchternen Patienten eine definierte Menge an Insulin, führt dies zu einer Absenkung des Blutzuckers und damit zu einer Senkung des Blutzuckerspiegels und zur erhöhten Aufnahme von Zucker in die Krebszellen. Insulin macht die Krebszellen sehr gierig auf Zucker, sie öffnen ihre „Tore", um genügend Zucker aufnehmen zu können. In dem Augenblick, wenn der Blutzucker auf etwa 40-50 mg% abgesunken ist, geben wir etwas Zucker vermischt mit einer kleinen Menge Zytostatika. Man nennt diesen Zustand auch gern das therapeutische Fenster, weil die gierigen oder heißhungrigen Krebszellen den angebotenen Zucker mit samt dem Zytostatikum aufnehmen.

Aus diesem Grund benötigen wir nur ca. 20-30 Prozent der normalen Zytostatika-Dosis. Weil die zellulären „Tore" weit offen sind, können die Zytostatika selektiv in den Tumor eingeschleust werden, dadurch wird die Wirkung am Tumor höher, die systemischen Nebenwirkungen aber deutlich geringer. Wir erreichen mit der IPT also einen Effekt, den sich nicht nur die Patienten wünschen.

Nach der Therapie geben wir unseren Patienten Medikamente, um den Körper zu entgiften, und Naturstoffe, um die Leber und das Immunsystem zu unterstützen. Wir kombinieren die Insulin potenzierte Chemotherapie fast immer mit einer lokalen oder systemischen Hyperthermie.

Hoch dosierte Vitamin C-Therapie bei Krebs

Die hochdosierte Vitamin C-Therapie ist etwas ganz anderes als die orale Einnahme von einem bis zwei Gramm täglich. Bei einer hochdosierten Vitamin C-Therapie wird Vitamin C intravenös in einer Dosierung von mehr als 0,5 Gramm Ascorbinsäure pro Kilogramm Körpergewicht appliziert. Im Zusammenhang mit Tumorerkrankungen werden der hochdosierten Gabe von Vitamin C verschiedene Wirkungen zugeschrieben:

- ✓ Zytotoxizität für maligne Zellen, nicht aber für gesundes Gewebe,
- ✓ Verbesserung der Lebensqualität von Tumorpatienten,
- ✓ Schutz gesunder Zellen vor Chemotherapie-induzierter Zytotoxizität (Zell-Vergiftung) und
- ✓ Wirkungsverstärkung der Strahlen- und in bestimmten Fällen der Chemotherapie.

Die Applikation von mehr als 0,5 Gramm Ascorbinsäure pro Kilogramm Körpergewicht ist nebenwirkungsarm möglich, wenn keine Funktionseinschränkung der Niere vorliegt und ein

Enzymmangel der Glukose-6-Phosphat-Dehydrogenase ausgeschlossen ist. Studien zeigen, dass die Lebensqualität durch eine hochdosierte Vitamin C-Therapie verbessert werden kann. Aus pharmakologischer Sicht kann hochdosiertes Vitamin C die Wirkung von Zytostatika auf Tumorzellen sowohl vermindern, als auch synergistisch wirken, das heißt verbessern. Der richtige Einsatz und der richtige Zeitpunkt der Hochdosis Vitamin C-Therapie sind daher sehr wichtig.

Vitamin C gehört zu den wasserlöslichen Vitaminen. Der Tagesbedarf eines gesunden Erwachsenen wird von der Gesellschaft für Ernährung mit 100 mg angegeben, das ist nach heutiger Sicht viel zu niedrig. Vitamin C wird auch als L-Ascorbinsäure oder Natrium-L-Ascorbat bezeichnet.

Wir empfehlen die Vitamin C-Hochdosistherapie bei Tumorpatienten drei- bis viermal pro Woche und geben 0,5–2 Gramm Vitamin C intravenös (i.v.) pro kg Körpergewicht[24, 25]. Wir beginnen die Behandlung meist mit einer geringeren Dosis und, sofern keine unerwünschten Ereignisse zu beobachten sind, steigern die Dosis allmählich auf die endgültige Höhe[24, 26]. Die Ascorbinsäure-Plasmakonzentrationen sollten über 10 mmol/l erreichen[24]. Vitamin C-Infusionen werden bei uns sowohl zur Tumorbehandlung als auch zur Unterstützung in der Supportivtherapie angeboten.

Wirkmechanismen

In niedriger, physiologischer Konzentration (0,1 mmol/l) ist Vitamin C ein Antioxidans, das reaktive Sauerstoffverbindungen inaktiviert [27]. In hohen, pharmakologischen Konzentrationen (bis zu 20 mmol/l) kann es aber auch pro-oxidative Wirkungen entfalten, durch die beispielsweise Peroxide entstehen, die zytotoxisch wirken[28,29].Die in Zellkulturen erreichten positiven Ergebnisse wurden auch in Studien an Ratten und Mäusen bestätigt, wo nach der intravenösen Gabe von hochdosiertem Vitamin C in der extrazellulären Flüssigkeit, nicht aber im Blut, weitgehend die gleichen tumorzelltötenden Konzentrationen von Wasserstoffperoxid festgestellt wurden. Die orale Gabe führte nicht zur Bildung von Wasserstoffperoxid[30,31,32], der in die

Tumorzellen diffundiert und dort seine toxische Wirkung über einen ATP-Mangel entfaltet. ATP Mangel führt zum Zelltod.

Darüber hinaus schädigt hoch dosiertes Vitamin C die Zellmembranen sowie die DNA und beeinträchtigt den Glukosestoffwechsel der Krebszellen. In normalen Zellen wird Wasserstoffperoxid rasch durch antioxidative Enzyme wie Katalase, Glutathionperoxidase und Superoxiddismutase abgebaut beziehungsweise neutralisiert, während diese Enzyme bei den meisten menschlichen Krebsformen nur in geringen oder nicht ausreichender Konzentrationen vorliegen[32]. Das bedeutet, sie können Peroxid nicht genügend abbauen, wodurch die schädigende Wirkung erhalten bleibt.

Die gute klinische Wirkung konnte auch experimentell immer wieder bestätigt werden. So führte die tägliche intravenöse Gabe von hochdosiertem Vitamin C bei tumortragenden Mäusen zu einer signifikanten Verringerung des Tumorvolumens um 41–53 Prozent[28]. In anderen Mausmodellen für humane Tumoren und in humanen Karzinomzelllinien wurde ebenfalls eine Hemmung des Tumorwachstums festgestellt[33-35].

Wir haben mehrere eindrucksvolle Fallberichte fortgeschrittener Tumoren, die wir mit hochdosiertem intravenösem Vitamin C behandelt haben und die wir auf auf Fachkongressen vorgestellt haben. Auch wurden positive Fallberichte an anderer Stelle publiziert[36-41]. Die Vitamin-C-Infusionen wurden entweder als alleinige Therapie oder in Kombination mit einer konventionellen Therapie eingesetzt. In mehreren unserer Fälle konnten wir sowohl eine Rückbildung des Tumors und/oder sogar komplette Remission beobachten. Sehr wesentlich aber ist, dass es fast immer zu einer deutlichen Verbesserung der Lebensqualität führte.

Klinische Studien

In einer Phase-I-Studie zur Dosisfindung und Pharmakokinetik mit 24 Patienten mit fortgeschrittenen Karzinomen oder hämatologischen Malignomen, die auf die Standardtherapie nicht mehr ansprachen, erwies sich hochdosiertes intravenöses Vitamin C als sicher und frei von wesentlicher Toxizität. Die Patienten, die mindestens 0,6 Gramm Vitamin C pro kg Körpergewicht erhielten, konnten ihre körperliche Lebensqualität während der gesamten Studie beibehalten[24].

In einer randomisierten, kontrollierten Phase I/IIa-Studie von Ma et al. wurden 27 Patientinnen mit neu diagnostiziertem Ovarialkarzinom im Stadium III/IV zur konventionellen Paclitaxel/Carboplatin-Therapie entweder alleine (Kontrollgruppe) oder in Kombination mit Vitamin C intravenös (i.v. = Behandlungsgruppe) randomisiert[42]. Es zeigte sich, dass die zusätzliche intravenöse Gabe von hochdosiertem Vitamin C die mit der Chemotherapie zusammenhängenden Toxizität reduzierte.

Die Kombination von intravenösem Vitamin C mit einer Gemcitabin/ Erlotinib-Standardtherapie wurde in einer offenen Phase-I-Studie mit Dosiseskalation bei 14 Patienten mit metastasierendem Pankreas- karzinom untersucht[43]. Neun Patienten schlossen die Studie ab, von welchen 7 Progressionsfreiheit erreichten.

In einer klinischen Phase-I-Studie mit neun Patienten mit bioptisch gesichertem Pankreaskarzinom im Stadium IV wurde die gleichzeitige Gabe von hochdosiertem intravenösem Vitamin C und Gemcitabin gut vertragen, wobei sich auch hier eine Wirkungsverbesserung durch den Zusatz von Vitamin C abzeichnete[44].

Vollbracht et al. untersuchten im Rahmen einer epidemiologischen retrospektiven Kohortenstudie die intravenöse Gabe von Vitamin C im ersten postoperativen Jahr bei Frauen mit Mammakarzinom und stellten fest, dass Vitamin C zu einer signifikanten Reduzierung der Beschwerden infolge der Krankheit selbst sowie der Chemo- beziehungsweise Strahlentherapie führte. Vitamin C wurde gut vertragen und hatte keine Auswirkungen auf den Tumorstatus nach 6 oder 12 Monaten[47].

In einer anderen Studie mit hochdosiertem intravenösem Vitamin C kam es bei 39 terminalen Tumorpatienten bei verschiedenen Aspekten der gesundheitsbezogenen Lebensqualität zu einer Verbesserung: So fanden sich signifikant höhere Scores für körperliche, emotionale, kognitive und Rollenfunktion sowie signifikant niedrigere Scores für Fatigue, Übelkeit/Erbrechen, Schmerzen und Appetitverlust[46]. Das deckt sich mit den Erfahrungen, die wir bei unseren Patienten immer wieder sammeln können und die die hochdosierte Vitamin C Infusionsbehandlung zu einer wertvollen Therapie in der komplementären Onkologie machen.

Die Analyse der Daten von 45 Patienten mit unterschiedlichen Tumorentitäten, die mit hochdosiertem intravenösen Vitamin C von Mikirova et al. behandelt wurden, zeigte Auswirkungen dieser Therapie auf die CRP- und pro-inflammatorischen Zytokinspiegel, was wiederum die Hypothese stützt, dass hochdosiertes intravenöses Vitamin C bei Tumorpatienten das Entzündungsgeschehen reduzieren kann[45].

Zusammenfassung

Hoch dosiertes, intravenöses Vitamin C ist eine wertvolle Therapiemöglichkeit in der komplementären Onkologie und ist ausgezeichnet durch:

- ✓ Zytotoxizität für maligne Zellen, nicht aber für gesundes Gewebe,
- ✓ Verbesserung der Lebensqualität von Tumorpatienten,
- ✓ Schutz gesunder Zellen vor Chemotherapie-induzierter Zytotoxizität (Zell-Vergiftung) und
- ✓ Wirkungsverstärkung der Strahlen- und in bestimmten Fällen der Chemotherapie.

Fazit und Ausblick

Die biologische Krebsmedizin stellt eine sinnvolle und wichtige Maßnahme in der Behandlung von Tumorpatienten dar. Wünschenswert wäre die Integration von schulmedizinischen Therapien und komplementären Behandlungen, welche die Nebenwirkungen reduzieren, sowie die Lebensqualität und die Prognose der kranken Patienten verbessern können. Auf allen Seiten müssen dazu ideologische Scheuklappen entfernt und auch therapeutische Erfahrungen entsprechend gewürdigt werden. Forschung sollte unabhängig und ohne Einflussnahme von der entsprechenden Industrie stattfinden, um die ständige Verzerrung in der so genannten evidenzbasierten Medizin zu beseitigen.

Im Paragraph 1 des Grundgesetzes wird die Würde des Menschen als unantastbar bezeichnet. Das gilt erst recht für die Würde des erkrankten Menschen. Unmenschliche, nebenwirkungsreiche und manchmal nutzlose Therapien müssen deshalb ohne Ansehen des Profits aus der Onkologie entfernt werden. Empathie, Herzlichkeit und professionelle Gesprächsführung muss dagegen die Grundlage des Umgangs mit dem Patienten darstellen.

Therapien sollten in erster Linie in der Lage sein, die Lebensqualität und das Gesamtüberleben zu verbessern. Dem Patienten sollte selbstverständlich das Recht zugestanden werden, sich nach sachlicher Aufklärung für oder gegen Therapiemaßnahmen entscheiden zu können - ohne Druck durch die behandelnden Ärzte.

Literatur:

1. Schlesinger-Raab, Anne; Eckel, Renate; Engel, Jutta; Sauer, Hansjörg; Löhrs, Udo; Molls, Michael; Hölzel, Dieter: Metastasiertes Mammakarzinom: Keine Lebensverlängerung seit 20 Jahren (Deutsches Ärzteblatt Jg.102,Heft 40,Oktober 2005),
2. (Report Mainz, 12.1. 2008).
3. Morgan, Ward, Barton: The Contribution of Cytotoxic Chemotherapy to 5-year Survival in Adult Malignancies, 2004)
4. Epic-Studie, DIfE 2008, International Journal of Epidemiology (2007)
5. J.F. Coy und M. Franz „Die neue Antikrebs-Ernährung", Gräfe und Unzer-Verlag.
6. Hanahan, D, Weinberg, RA (2011): Hallmarks of cancer: the next generation. Cell 144:646-74)
7. Warburg, O (1956): On respiratory impairment in cancer cells. Science 124:269-70 Warburg, O (1966): Über die letzte Ursache und die entfernten Ursachen des Krebses: Vortrag, gehalten am 30. Juni 1966 bei der Tagung der Nobelpreisträger in Lindau, Bodensee. Würzburg, Triltsch.)
8. Lu, C et al (2012): IDH mutation impairs histone demethylation and results in a block to cell differentiation. Nature. Epub ahead of print Feb 15. Und: Turcan, S et al (2012): IDH1 mutation is sufficient to establish the glioma hypermethylator phenotype. Nature. Epub ahead of print Feb 15.
9. Koivunen, P et al (2012) Transformation by the (R)-enantiomer of 2-hydroxyglutarate linked to EGLN activation. Nature. Epub ahead of print Feb 15.
10. Seyfried, TN, Shelton, LM (2010) Cancer as a metabolic disease. Nutr Metab (Lond) 7:7
11. Seyfried, T (2012) Cancer as a Metabolic Disease: On the Origin, Management, and Prevention of Cancer. John Wiley und Sons, Incorporated
12. Wallace, DC (2010) Colloquium paper: bioenergetics, the origins of complexity, and the ascent of man. Proc Natl Acad Sci U S A 107 Suppl 2:8947-53
13. Arch. Int. Med 168, 2008
14. Nurses Health Study: J. Clin oncol 24, 2006
15. Tjemsland et al., Psycho-Oncology 6: 311, 1997; und Sachs et al., J. Neuroimmunol. 59: 83, 1995.
16. Aragona et al., J. Exp. Clin. Cancer 16:111,1997
17. Spiegel, Br. J. Psychiatry Suppl 30:109, 1996
18. Uni-Klinik Hamburg, Journal of Clinical Oncology 2007
19. (Heinonen et al: 1994)
20. JAMA, 2007; 297(21): 2351-2359
21. Qi Chen et al.: PNAS, Bd. 102, S. 13604

22. Beuth et. al. 2004

23. Heaney / Cancer Research 2008

24. Hoffer LJ, Levine M, Assouline S et al.: Phase I clinical trial of i.v. ascorbic acid in advanced malignancy. Ann. Oncol 19:1969-1974, 2008. DOI:10.1093/annonc/mdn377

25. Stephenson CM, Levin RD, Spector T, Lis CG: Phase I clinical trial to evaluate the safety, tolerability, and pharmacokinetics of high-dose intravenous ascorbic acid in patients with advanced cancer. Cancer Chemother Pharmacol 72:139-146, 2013. DOI:10.1007/s00280-013-2179-9

26. Riordan HD, Hunninghake RB, Riordan NH et al.: Intravenous ascorbic acid: protocol for its application and use. P R Health Sci J 22:287-290, 2003. PMID:14619456

27. Carr A, Frei B: Does vitamin C act as a pro-oxidant under physiological conditions? FASEB J 13:1007-1024, 1999. PMID:10336883

28. Chen Q, Espey MG, Krishna MC et al.: Pharmacologic ascorbic acid concentrations selectively kill cancer cells: action as a pro-drug to deliver hydrogen peroxide to tissues. Proc Natl Acad Sci USA 102:13604-13609, 2005. PMID:16157892

29. Frei B, Lawson S: Vitamin C and cancer revisited. Proc Natl Acad Sci USA 105:11037-11038, 2008. DOI:10.1073/pnas.0806433105

30. Chen Q, Espey MG, Sun AY et al.: Ascorbate in pharmacologic concentrations selectively generates ascorbate radical and hydrogen peroxide in extracellular fluid in vivo. Proc Natl Acad Sci USA 104:8749-8754, 2007. PMID:17502596

31. Chen Q, Espey MG, Sun AY et al.: Pharmacologic doses of ascorbate act as a prooxidant and decrease growth of aggressive tumor xenografts in mice. Proc Natl Acad Sci USA 105:11105-11109, 2008. DOI:10.1073/pnas.0804226105

32. Oberley TD, Oberley LW: Antioxidant enzyme levels in cancer. Histol. Histopathol 12:525-535, 1997. PMID:9151141

33. Du J, Cullen JJ, Buettner GR: Ascorbic acid: chemistry, biology and the treatment of cancer. Biochim. Biophys. Acta 1826:443-457, 2012. DOI:10.1016/j.bbcan.2012.06.003

34. Verrax J, Calderon PB: Pharmacologic concentrations of ascorbate are achieved by parenteral administration and exhibit antitumoral effects. Free Radic Biol Med 47:32-40, 2009. DOI:10.1016/j.freeradbiomed.2009.02.016

35. Pollard HB, Levine MA, Eidelman O, Pollard M: Pharmacological ascorbic acid suppresses syngeneic tumor growth and metastases in hormone-refractory prostate cancer. In Vivo 24:249-255, 2010. PMID:20554995

36. Cameron E, Campbell A: The orthomolecular treatment of cancer. II. Clinical trial of high-dose ascorbic acid supplements in advanced human cancer. Chem. Biol. Interact 9:285-315, 1974. PMID:4430016

37. Riordan H, Jackson J, Schultz M. Case Study: High Dose intravenous Vitamin C in the Treatment of a Patient with Adrenocarcinoma of the Kidney. J Orthomol Med 5:5-7, 1990. http://www.orthomolecular.org/library/jom/1990/pdf/1990-v05n01-p005.pdf

38. Jackson JA, Riordan HD, Hunninghake RE, Riordan N. High dose intravenous vitamin C and long time survival of a patient with cancer of head of the pancreas. J Orthomol Med 10:87-88, 1995. http://www.orthomolecular.org/library/jom/1995/pdf/1995-v10n02-p087.pdf

39. Riordan N, Jackson J, Riordan HD. Intravenous vitamin C in a terminal cancer patient. J Orthomol Med 11:80-82, 1996. http://www.orthomolecular.org/library/jom/1996/pdf/1996-v11n02-p080.pdf

40. Riordan HD, Jackson JA, Riordan NH, Schultz M. High-dose intravenous vitamin C in the treatment of a patient with renal cell carcinoma of the kidney. J Orthomol Med 13:72-73, 1998. http://www.orthomolecular.org/library/jom/1998/pdf/1998-v13n02-p072.pdf

41. Riordan NH, Riordan HD, Casciari, JJ. Clinical and experimental experiences with intravenous vitamin C. J Orthomol Med 15:201-213, 2000. http://www.orthomolecular.org/library/jom/2000/pdf/2000-v15n04-p201.pdf

42. Ma Y, Chapman J, Levine M et al.: High-dose parenteral ascorbate enhanced chemosensitivity of ovarian cancer and reduced toxicity of chemotherapy. Sci Transl Med 6:222ra18, 2014. DOI:10.1126/scitranslmed.3007154

43. Monti DA, Mitchell E, Bazzan AJ et al.: Phase I evaluation of intravenous ascorbic acid in combination with gemcitabine and erlotinib in patients with metastatic pancreatic cancer. PLoS One 7:e29794, 2012. DOI:10.1371/journal.pone.0029794

44. Welsh JL, Wagner BA, van't Erve TJ et al.: Pharmacological ascorbate with gemcitabine for the control of metastatic and node-positive pancreatic cancer (PACMAN): results from a phase I clinical trial. Cancer Chemother Pharmacol 71:765-775, 2013. DOI:10.1007/s00280-013-2070-8

45. Mikirova N, Casciari J, Rogers A, Taylor P: Effect of high-dose intravenous vitamin C on inflammation in cancer patients. J Transl Med 10:189, 2012. DOI:10.1186/1479-5876-10-189

46. Yeom CH, Jung GC, Song KJ: Changes of terminal cancer patients' health-related quality of life after high dose vitamin C administration. J Korean Med Sci 22:7-11, 2007. PMID:17297243

Weitere Studien zum Thema:

47. Vollbracht C, Schneider B, Leendert V et al.: Intravenous vitamin C administration improves quality of life in breast cancer patients during chemo-/radiotherapy and aftercare: results of a retrospective, multicentre, epidemiological cohort study in Germany. In Vivo 25:983-990, 2011. PMID:22021693

48. Cabanillas F. Vitamin C and cancer: what can we conclude - 1,609 patients and 33 years later? P R Health Sci. J 29:215-217, 2010. PMID:20799507

49. Szent-Györgyi, A: Observations on the function of peroxidase systems and the chemistry or the adrenal cortex: description of a new carbohydrate derivative. Biochem. J 22:1387-1409, 1928. PMID:16744155

50. Cameron E, Pauling L, Leibovitz B: Ascorbic acid and cancer: a review. Cancer Research 39:663-681, 1979. PMID:371790

51. Cameron E, Pauling L: Supplemental ascorbate in the supportive treatment of cancer: prolongation of survival times in terminal human cancer. Proc Natl Acad Sci USA 73:3685-3689, 1976. PMID:1068480

52. Cameron E, Pauling L: Supplemental ascorbate in the supportive treatment of cancer: reevaluation of prolongation of survival times in terminal human cancer. Proc Natl Acad Sci USA. 75:4538-4542, 1978. PMID:27993

53. Wittes RE: Vitamin C and cancer. New Engl J Med 312:178-179, 1985. PMID:3965937

54. Golde DW: Vitamin C in cancer. Integr Cancer Ther 2:158-159, 2003. PMID:15035904

55. Levine M, Espey MG, Chen Q: Losing and finding a way at C: new promise for pharmacologic ascorbate in cancer treatment. Free Rad Biol Med 47:27-29, 2009. DOI:10.1016/j.freeradbiomed.2009.04.001

56. Padayatty SJ, Sun H, Wang Y et al.: Vitamin C pharmacokinetics: implications for oral and intravenous use. Ann Intern Med 140:533-537, 2004. PMID:15068981

57. Duconge J, Miranda-Massari JR, González MJ et al.: Vitamin C pharmacokinetics after continuous infusion in a patient with prostate cancer. Ann Pharmacother 41:1082-1083, 2007. PMID:17519294

58. Padayatty SJ, Levine M: Reevaluation of ascorbate in cancer treatment: emerging evidence, open minds and serendipity. J Am Coll Nutr 19:423-425, 2000. PMID:10963459

59. Chen P, Yu J, Chalmers B et al.: Pharmacological ascorbate induces cytotoxicity in prostate cancer cells through ATP depletion and induction of autophagy. Anticancer Drugs 23:437-444, 2012. DOI:10.1097/CAD.0b013e32834fd01f

60. Mamede AC, Pires AS, Abrantes AM et al.: Cytotoxicity of ascorbic acid in a human colorectal adenocarcinoma cell line (WiDr): in vitro and in vivo studies. Nutr Cancer 64:1049-1057, 2012. DOI:10.1080/01635581.2012.713539

61. Padayatty SJ, Sun AY, Chen Q et al.: Vitamin C: intravenous use by complementary and alternative medicine practitioners and adverse effects. PLoS One 5:e11414, 2010. DOI:10.1371/journal.pone.0011414

62. Wilson MK, Baguley BC, Wall C et al.: Review of high-dose intravenous vitamin C as an anticancer agent. Asia Pac J Clin Oncol 10:22-37, 2014. DOI:10.1111/ajco.12173

63. Riordan HD, Casciari JJ, González MJ et al.: A pilot clinical study of continuous intravenous ascorbate in terminal cancer patients. P R Health Sci J 24:269-276, 2005. PMID:16570523

64. Drisko JA, Chapman J, Hunter VJ: The use of antioxidants with first-line chemotherapy in two cases of ovarian cancer. J Am Coll Nutr 22:118-123, 2002. PMID:12672707

65. Padayatty SJ, Riordan HD, Hewitt SM et al.: Intravenously administered vitamin C as cancer therapy: three cases. CMAJ 174:937-942, 2006. PMID:16657755

66. Cameron E, Campbell A. Innovation vs. quality control: an 'unpublishable' clinical trial of supplemental ascorbate in incurable cancer. Med Hypotheses 36:185-189, 1991. PMID:1787807

67. Espey MG, Chen P, Chalmers B et al.: Pharmacologic ascorbate synergizes with gemcitabine in preclinical models of pancreatic cancer. Free Radic Biol Med 50:1610-1619, 2011. DOI:10.1016/j.freeradbiomed.2011.03.007

68. Verrax J, Calderon PB: The controversial place of vitamin C in cancer treatment. Biochem Pharmacol 76:1644-1652, 2008. DOI:10.1016/j.bcp.2008.09.024

69. Lamson DW, Brignall MS: Antioxidants and cancer therapy II: quick reference guide. Altern Med Rev

5:152-163, 2000. PMID:10767670

70. Frömberg A, Gutsch D, Schulze D et al.: Ascorbate exerts anti-proliferative effects through cell cycle inhibition and sensitizes tumor cells towards cytostatic drugs. Cancer Chemother Pharmacol 67:1157-1166, 2011. DOI:10.1007/s00280-010-1418-6

71. Shinozaki K, Hosokawa Y, Hazawa M et al.: Ascorbic acid enhances radiation-induced apoptosis in an HL60 human leukemia cell line. J Radiat Res 52:229-237, 2011. PMID:21343676

72. Herst PM, Broadley KW, Harper JL, McConnell MJ: Pharmacological concentrations of ascorbate radiosensitize glioblastoma multiforme primary cells by increasing oxidative DNA damage and inhibiting G2/M arrest. Free Radic. Biol. Med 52:1486-1493, 2012. DOI:10.1016/j.freeradbiomed.2012.01.021

73. Park JH, Davis KR, Lee G et al.: Ascorbic acid alleviates toxicity of paclitaxel without interfering with the anticancer efficacy in mice. Nutr Res 32:873-883, 2012. DOI:10.1016/j.nutres.2012.09.011

74. Vuyyuri SB, Rinkinen J, Worden E et al.: Ascorbic acid and a cytostatic inhibitor of glycolysis synergistically induce apoptosis in non-small cell lung cancer cells. PLoS One 8:e67081, 2013. DOI:10.1371/journal.pone.0067081

75. Wei Y, Song J, Chen Q, Xing D: Enhancement of photodynamic antitumour effect with pro-oxidant ascorbate. Lasers Surg Med 44:69-75, 2012. DOI:10.1002/lsm.21157

Die Prozesse des biologischen Alterns

Wie kann man chronisch-degenerative Erkrankungen vermeiden oder sogar erfolgreich therapieren? Hilft hier die neue mitochondriale Medizin?

Ein neue medizinische Richtung gewinnt immer mehr an Bedeutung, die sogenannte „mitochondriale" Medizin. Das Prinzip dieser Medizin ist so einfach und logisch, dass man sich wundert, warum sie bei uns in Deutschland erst jetzt stärker an Bedeutung gewinnt. In den USA ist sie bereits seit 1988 anerkannt.

Die Grundlagen der Mitochondrienforschung wurden durch den Nobelpreisträger Warburg schon in den 1920-er Jahren erarbeitet und 1931 mit dem Nobelpreis belohnt. Seither fristet sie unverständlicherweise ein relatives Schattendasein.

Mitochondriale Medizin

Zunächst ist es notwendig, zu erklären was „Mitochondrien" sind. Es handelt sich bei den Mitochondrien um Zellorganellen, die den Energiehaushalt für unsere Zellen sicherstellen. Mitochondrien erzeugen in der Zelle Energie, und zwar mit Sauerstoff aus der Blutbahn und mit Hilfe von Zuckermoleküle aus der Nahrung. Diese Energie wird in Energieeinheiten (ATP) gespeichert. Dr. Carl Benda erkannte bereits 1897: „Das Leben einer jeden Zelle ist in den Mitochondrien verankert."

Bisher dachte man, die Mitochondrien seien der unserer Erbinformation (DNS) untergeordnet. Dies ist nach neueren Grundlagenforschungen als der folgenschwerste Irrtum in der Medizin und Biologie anzusehen. Es mehren sich immer mehr Anzeichen, dass die Mitochondrien die eigentlichen „Könige" beziehungsweise Regenten der Zelle sind. So stellte man an der Universität Jena fest, dass die Mitochondrien mit starker Zellwachstumsvermehrung reagieren, wenn man die Energiegewinnung künstlich stört.

Andersherum konnte man bei Dickdarmkrebszellen der Maus das Tumorwachstum stoppen, wenn man den Mitochondrien einen besseren Energiestoffwechsel ermöglichte. Also den Krebs quasi unter eine Zwangsbeatmung stellte[1].

Neueren Forschungen zufolge sind Mitochondrien aus Archebakterien (Archaeen) hervorgegangen. Sie haben eine eigene DNS und sind die ältesten Bewohner unseres Planeten. Mitochondrien sind mit 99 Prozent Übereinstimmung der DNS von Archebakterien identisch.

Die Archebakterien sind in die ersten Einzeller (Eukaryonten) eingewandert und haben dadurch erst leistungsfähige, komplexere, mehrzellige Organismen möglich gemacht. Nach H. Kremer und durch die Forschung der Universität Jena[1] gibt es genügend Hinweise, dass eine Zelle, auch die menschliche Zelle, auf die Funktion dieser Mitochondrien angewiesen ist. Es wirkt sich fatal aus, wenn Mitochondrien über längere Zeit gezwungen werden, unter sehr widrigen Umständen zu leben. Mitochondrien sind anfällig für Sauerstoff- und Nährstoffmangel, Schwermetallvergiftungen, Kohlenmonoxid und Stickoxid.

So soll beispielsweise die Einnahme von Antibiotika unter anderem die Mitochondrien der Bakterien zerstören. Leider zerstören sie dabei aber auch die Mitochondrien unserer Zellen. Da Mitochondrien nur etwa 80 Erneuerungszyklen besitzen, sind häufige Antibiotikagaben als sehr kritisch zu bewerten.

Wenn es den Mitochondrien nicht gut geht, dann schalten sie auf Energiegewinnung ohne Sauerstoffverwertung um. Dies wird dann als „anaerobe Glykolyse" (Gärung) bezeichnet. Fatalerweise können nun die Mitochondrien über Botenstoffe bei längerem Zellstresszustand entweder die Zelle in die Apoptose (programmierter Zelltod) oder in die Zellvermehrung umschalten. Beide Mechanismen können aktiviert werden, wenn die Mitochondrien-Aktivität auf ca. 35 Prozent absinkt. Dies funktioniert über Botenstoffe, die die Mitochondrien an den Zellkern aussenden können.

Um sich die Größenordnungen vorzustellen, muss man wissen, wie so ein Mitochondrium aussieht: Die Zellen eines Menschen können normalerweise 1500 bis 2000 Mitochondrien enthalten. Wenn die Mitochondrien die Zellvermehrung anregen, können nach den Ergebnissen aus Jena „Krebszellen" entstehen.

Warum greifen Mitochondrien zu dieser Möglichkeit?

Sie haben, wie alles Leben auf der Erde, gelernt, ihre eigene Art zu erhalten. Die Mitochondrien ordnen notfalls unsere Zellen ihrem eigenen Überlebenswillen unter. Dies ist die Strategie der Archebakterien, die vor Millionen von Jahren hier auf der Erde bereits am Meeresgrund an schwefelhaltigen Vulkankegeln ihr Leben entfaltet haben. Ihre Widerstandsfähigkeit ist enorm. Sie können dort Temperaturen von weit über 100 Grad überleben.

Doch wie konnte sich dort Leben entwickeln, in über 1000 Meter Tiefe, wo niemals je Sonnenlicht hinfällt, die ja nach allgemeiner Vorstellung der Wissenschaft doch Voraussetzung für das Leben ist? Die Archebakterien haben einen Trick benutzt: Sie produzieren ihr eigenes Licht. Die aktiven Substanzen in den Mitochondrien, die sogenannte Atmungskette, absorbiert Licht. Dies tun auch viele Elemente, die die Mitochondrien nutzen, wie beispielsweise Schwefel.

Was haben diese Erkenntnisse mit moderner Medizin zu tun?

Scheinbar unbemerkt von der konventionellen Medizin, sind inzwischen über 400 Krankheiten als Mitochondrienfehlleistung charakterisiert. Es gibt inzwischen gute Indizien, dass auch bei bösartigen Erkrankungen eine Optimierung der Mitochondrien-Aktivität durch gezielte Nährstoffergänzungen für die Mitochondrien eine drastische Ergebnisverbesserung in der Erkrankung bringt. Viele Therapien wie Frischzellanwendungen, homöopathische Mittel und Phytotherapeutika bringen eine Besserung, wenn man sie beispielsweise in hohen Dosen verabreicht. Diese „Ökonomisierung" der Zelle funktioniert über die Mitochondrien und führt zu einer Verbesserung der Gesundheit der Patienten.

Ein weiterer wichtiger Bestandteil der Leistung der Mitochondrien ist die Stickoxid (NO) Gasproduktion. Dieses Gas ist nicht nur der einfachste Stoff zur Abwehr von Bakterien, Viren und Krebszellen auf Zellebene, sondern auch ein wichtiger Botenstoff.

Diese Erkenntnisse sind noch relativ jung, denn erst 1998 gab es für diese Erkenntnisse über die Stickoxide den Nobelpreis. Als Botenstoff ist Stickoxid in der Lage Blutgefäße zu erweitern und den Blutdruck zu senken. Eine mangelnde Stickoxidproduktion kann somit nicht nur eine mangelhafte Abwehr gegen Krankheitserreger (beispielsweise bei Aids), sondern auch erhöhten Blutdruck und Erektionsstörungen beim Mann verursachen. Auf der Ebene des Immunsystems reichte diese Art der Abwehr aus, bis sich höhere Organismen bildeten, die dann auch von Parasiten, also mehrzelligen Erregern wie Würmern gefressen wurden. Hier reichte die Stickoxid Produktion dann nicht mehr aus. So „erfand" die Natur eine neue Struktur der Abwehr, die weißen Blutkörperchen und die Antikörper.

Ein Mangel an Stickoxid-Produktion bedeutet ein Überwiegen von TH 2 Immunzellen, die für die Antikörperabwehr zuständig sind und auch Autoimmunerkrankungen begünstigen. Eine Störung der Stickoxid Gase wird auch erreicht, wenn schwefelhaltige organische Verbindungen in den Zellen fehlen. Diese schwefelhaltigen Thiole erneuern das Stickoxid und sind im Stickoxid-Haushalt unabdingbar.

Die Bedeutung von Thiolen im menschlichen Körper sind bereits weitgehend bekannt. So finden wir das Thiole bildende MSM in der Zwiebel, Knoblauch, Senf, Meerrettich etc. Thiole binden Schwermetalle, das heißt, sie entgiften (siehe hierzu auch das Kapitel über MSM – Methyl-Sulfonyl-Methan).

Zusammenfassend kann gesagt werden:
- Mitochondrien sind die wichtigsten Organellen der Zellen.
- Krebs ist eine durch Mitochondrien bedingte Erkrankung (Mitochondriopathie).
- Ohne Q10 produzieren die Mitochondrien keine Energie.
- Mitochondrien beeinflussen die Körperabwehr durch Stickoxid-Gasproduktion.
- Fehlendes Stickoxid erhöht auf längere Sicht die Gefahr von Allergien und Auto-Immunkrankheiten.

- Stickoxid ist zur Regulation der Blutgefäße unbedingt notwendig. Fehlt Stickoxid über längere Zeit, kann der Blutdruck steigen.
- Mitochondrien sind gerade für den Leistungssport von zentraler Bedeutung.
- Bei Patienten mit Schlappheit und Müdigkeit (Burnout-Syndrom) muss man die Mitochondrien behandeln.
- Eine Krebsbehandlung muss sich in erster Linie daran orientieren, die Mitochondrien zu regenerieren.
- Über 50 Nährstoffe sind bekannt, welche die Mitochondrien unbedingt benötigen.
- Mitochondrien steuern auch die Proteinbiosynthese (Eiweißherstellung der Zellen).

Seit der Entdeckung, welche Bedeutung die Mitochondrien und deren DNS für unsere Zellen und damit für unsere Gesundheit haben[2], rücken sie immer mehr in den Mittelpunkt der medizinischen Forschung.

Wie bereits erwähnt, sind Mitochondrien dafür zuständig, die Zelle mit Energie zu versorgen. Da die Mitochondrien entwicklungsgeschichtlich eigenständige Lebewesen (Bakterien) waren, bevor sie mit den Zellen eine Symbiose eingegangen sind, weisen sie eine vom Zellkern unterschiedliche Erbsubstanz auf. Daher hat der Mensch zwei unabhängige Erbsubstanzen: Die menschliche DNS und die mitochondriale DNS.

Die mitochondriale DNS ist mit 16.569 Genbausteinen wesentlich kleiner als die Erbsubstanz des Zellkerns mit ihren über 3 Milliarden Genbausteinen. Die mitochondriale Erbsubstanz ist jedoch viel anfälliger gegen Sauerstoffradikale als die gut geschützte Erbsubstanz des Zellkerns. Hinzu kommt noch, dass der Gen-Reparaturapparat in den Mitochondrien schlecht ausgebildet ist. So addieren sich mitochondriale Schäden im Laufe des Lebens, was die Leistung der Mitochondrien kontinuierlich minimiert. Sinkt die Energieleistung, lässt auch die Kraft der Zellen im Organismus nach. Wir altern und erkranken somit vorrangig in den Mitochondrien. Muskelkraft, Sehkraft, Nervenleistung und Hautelastizität lassen je nach Intensität und Dauer der mitochondrialen Schädigung nach.

Oxidativer Stress (durch freie Radikale)

Bei der Produktion von ATP, also der Gewinnung von Energie in den Mitochondrien, entstehen unter anderem Sauerstoffradikale. Sie können die mitochondriale DNS selbst und alle anderen Strukturen der Zelle schädigen. Durch diese Schäden entstehen stressbedingte, chronische und degenerative Krankheiten wie Rheuma, Diabetes, Allergien, Hautkrankheiten, Krebs etc. Der Alterungsprozess und viele degenerative Erkrankungen der Nerven, der Muskeln und der Haut sind radikal induzierte Prozesse.

Wenn man also jung und gesund bleiben will, gilt es vor allem, die Mitochondrien in den Muskeln, in den Nerven, in der Haut und in den inneren Organen vor Sauerstoffradikalen zu schützen. Die gute Nachricht ist, dass uns die Natur Wege zeigt, wie wir das bewerkstelligen können.

Antioxidantien

Die Zellen haben gegen freie Radikale, die durch Strahlung oder in den Mitochondrien entstehen, ein äußerst wirksames Schutzsystem entwickelt. Das sind verschiedene, aus der Nahrung gewonnene Antioxidantien. Das Zusammenwirken dieser Antioxidantien wird auch als „Antioxidatives System" bezeichnet. Je nach Intensität und Dauer der Stressbelastung ist der Bedarf an Antioxidantien unterschiedlich.

Welche Gefahr unserem Organismus von Sauerstoffradikalen droht, kann man heute messen, indem man die Antioxidative Kapazität bestimmt. Den Hauptschutz für freie Radikale stellen Nahrungsmittel und die darin enthaltenen Vitamine, Mineralstoffe und Spurenelemente sowie sekundäre Pflanzenstoffe dar.

Leider sind die heutigen Nahrungsmittel nicht mehr das, was sie einmal waren: Durch überdüngte oder ausgelaugte Böden, durch Frühernten, lange Transportwege, Bestrahlung etc. werden sie immer minderwertiger, so dass wir gezwungen sind, viele Nährstoffe zu substituieren. Hieraus hat sich die orthomolekulare Medizin entwickelt, die heute eine immer bedeutendere Rolle spielt. Vitamin C, Jod, Calcium und Selen sind bekannte Beispiele von Stoffen, die heute regelmäßig supplementiert werden müssen.

Die Hauptinstrumente zum Schutz der Mitochondrien:

- ✓ Vermeidung einer Azidose (Übersäuerung)
- ✓ Entgiftung (Entfernung von Schwermetallen, organischen Giften etc.)
- ✓ Ubichinon beziehungsweise Coenzym Q10
- ✓ Vitamin C (oral aber auch als Hochdosis-Infusion)
- ✓ Bioflavonoide
- ✓ Selen-Methionin und Natriumselenit
- ✓ OPC (Oligomere Procyanidine oder Proanthocyanidine)
- ✓ Vitamin E (aber nur die natürliche Form gemischt mit Tocotrienolen)
- ✓ MSM (Methyl Sulfonyl Methan)
- ✓ Zink-Orotat, -Gluconat, -Methionin
- ✓ Chrom-Piccolinat
- ✓ Phenole aus Olivenblättern
- ✓ L-Carnosin
- ✓ Boswellia Serrata
- ✓ Melatonin
- ✓ DCS (Desoxicholsäure)
- ✓ Spirulina Platensis
- ✓ Bromelain
- ✓ Essentielle Fettsäuren (Omega-3 Fettsäuren, zum Beispiel Leinöl, Fischöl, etc.)
- ✓ Immunstimulantien

Die meisten der hier genannten Stoffe können von der Firma Euro Nutrador B.V. bezogen werden.

Einer der wichtigsten Stoffe ist das Coenzym Q10 beziehungsweise Ubichinon, da er im Zentrum der Energie- und der Membranbildung der Mitochondrien sowie der Zellen steht. Coenzym Q10 sorgt für den Elektronentransport. Vitamin E, Vitamin C und Ubichinon Q10 in den

61

Membranen sind für den Schutz der Mitochondrien von großer Bedeutung. Bei zu wenig Vitamin C oder Ubichinon Q10 und Vitamin E kommt es unter anderem zu einer Schwächung des Immunsystems, zu weniger Schutz für die Nervenzellen und zu einer Reduktion der Stressfähigkeit. Es kann auch zum Nachlassen der Muskelkraft, der Nervenleistung und der Hautelastizität kommen.

Die Bedeutung der Antioxidantien einerseits und die der Enzyme andererseits wurde bisher in der Medizin stark unterschätzt. So konnte durch eine vermehrte Bildung von Superoxiddismutase (SOD) bei der Tagesfliege eine Lebensverlängerung von einem Tag auf 10 Tage erzielt werden. Man stelle sich vor, was das für den Menschen bedeuten könnte! Umgekehrt wird bei Diabetikern die SOD „verzuckert" und damit wirkungslos. Die Entwicklung schwerer diabetischer Spätschäden wird hierdurch teilweise erklärt.

Mitochondrien zu schützen ist somit eminent wichtig, insbesondere auch deshalb, da sie ständig in Gefahr sind und die ersten merklichen Schädigungen bereits zwischen dem 30. und 40. Lebensjahr auftreten können. Es empfiehlt sich daher ein dauerhafter und den Belastungen angepasster Verzehr antioxidativer Nahrungsergänzungsmittel.

Wesentlich ist auch, dass Antioxidantien nicht nur Radikale abfangen, sondern weitere wichtige, vitale Funktionen haben, die natürlich auch eingeschränkt werden, wenn sie verbraucht sind. Einige der wichtigsten Antioxidantien sind unter anderem:

Ubichinon Q10
89 Prozent unserer Energie wird mit Q10 produziert, das heißt, es ist lebenswichtig. Wird Q10 verbraucht, so lässt die Energiebildung im Körper massiv nach, die Zell-zu-Zell-Kommunikation wird gestört. Das Isoprenyl im Ubichinon Q10 gehört zu den effektivsten Radikalfängern überhaupt. Mit Q10 lässt sich die Zelle am wirkungsvollsten schützen.

Vitamin C
Vitamin C in Kombination mit Bioflavonoiden ist ein hochpotentes wasserlösliches Antioxidans. Es ist wichtig für die Funktion des Hypothalamus und des Immunsystem, für die

Nerven, die Kollagenbildung, die Neurotransmitterbildung, den Cholesterinstoffwechsel, die Bildung von Hormonen und Enzymen und es schützt vor der Eiweißverzuckerung in den Blutgefässen.

Natürliches Vitamin E

Natürliches Vitamin E (Alpha- bis Gamma Tocopherol) ist ebenfalls ein hochwirksames, fettlösliches Antioxidans. Es sitzt auf der Zellmembran und schützt die Zellen vor Radikalen. Vitamin E oxidiert dabei und wird unwirksam, darum sollte es nur in Kombination mit seinen Recyclern Ubichinon Q10, Vitamin C und/oder Selen genommen werden.

OPC – das natürliche Antioxidans

Der Umstand, dass Südfranzosen eine höhere Lebenserwartung als der europäische Durchschnitt erreichen, ist nach Prof. Dr. Masquelier weniger auf eine besondere Lebensführung als vielmehr auf den hohen Konsum von Anthocyanidinen in Rotweintrauben zurückzuführen. OPC (Oligomere Procyanidine oder Proanthocyanidine) gehören zur Gruppe der Flavanole. Entdeckt wurden sie 1955 von J. Masquelier, der nachwies, dass OPC in den Kernen und Schalen der Weintrauben vorkommen.

OPC kann genauso wie das Vitamin C vom menschlichen Körper nicht selbst produziert werden, daher muss es auch mit der Nahrung von außen zugeführt werden. Es findet sich in unterschiedlicher Konzentration in nahezu allen Pflanzen, besonders jedoch in den Schalen und Kernen. Da jedoch gerade diese in technologisierten Produktionsprozessen aussortiert werden, können zusätzliche Gaben von OPC in besonderem Maße für den Menschen nützlich sein.

OPC ist ein wasserlösliches Antioxidans, das die Hirn-Blut-Schranke überwinden kann und damit auch im Gehirn aktiv wird. Es erreicht ca. 45 Minuten nach der Einnahme seine höchste Konzentration im Blut und wird innerhalb von etwa 72 Stunden verbraucht.

OPC wirkt entgiftend. Es verdoppelt die Widerstandsfähigkeit der Blutgefäße bereits nach ca. 24 Stunden, harmonisiert und regeneriert den Zellstoffwechsel und hilft damit bei vielen chronischen und degenerativen Krankheiten (Krebs, Darmentzündungen etc.).

Aber: Traubenkernextrakte sind noch lange kein OPC und Polyphenole schon gar keine Proanthocyanidine. OPC gehören zur großen Gruppe der (sekundären) Pflanzenstoffe, den Polyphenolen; sie sind jedoch ein kleinerer und spezieller Bestandteil davon. Die bloße Angabe von „Traubenkernextrakt", beziehungsweise des Polyphenolgehalts, sagt somit wenig über den tatsächlichen Gehalt an reinem OPC aus.

Wenn man sich für ein OPC-Produkt entscheidet, sollte man daher darauf achten, dass der Anteil an Traubenkernextrakt, Polyphenolen, Proanthocyanidinen und reinem OPC ausgewiesen wird. Sicherheit über die Qualität gibt der ORAC-Wert. Um ein ausreichendes antioxidatives Potenzial im Körper aufzubauen, wird von der HNRCA (Human Nutrition Research Center on Aging) eine Aufnahme von 4.000 bis 5.000 ORAC Einheiten pro Tag empfohlen.

MSM (Methyl Sulfonyl Methan)
MSM ist ein lebensnotwendiger, multifunktioneller Naturstoff. MSM erhöht die Fluidität der Zellmembranen und ist ein hochpotenter Ausleiter von Schwermetallen und Toxinen aus der Zelle. MSM ist ein hochwirksames Antioxidans, ein lebenswichtiger Bestandteil von Enzymen und Immunglobulin. MSM ist schmerz- und entzündungshemmend. Es ist wichtig für den Knorpelaufbau und die Bildung von Haaren und Nägeln. MSM besetzt die Schleimhautrezeptoren und ist damit ein wirksames Antiallergen (siehe auch das Kapitel MSM in diesem Buch).

L-Carnosin
Carnosin ist eine Substanz, die derzeit in Medien und Wissenschaft für Aufregung sorgt. Die Rede ist von einem

natürlichen Nahrungsbestandteil, welches das Potential hat, Zellalterungsprozesse durch Schutz und Regeneration von Proteinen und Lipiden zu verlangsamen.

Carnosin vermag die Lebensspanne auf der Ebene der Zelle zu verlängern und ist ein natürliches, multifunktionales Dipeptid aus den Aminosäuren Beta-Alanin und L-Histidin.

Unser Körper besteht weitestgehend aus Proteinen. Als eine der Hauptursachen für das Altern werden Veränderungen und Schädigungen der Proteine des Körpers betrachtet, weil Proteine unglücklicherweise während ihres Alterungsprozesses durch Oxidation und Wechselwirkungen mit Zuckern oder Aldehyden zu destruktiven Veränderungen neigen. Die typischen Alterungsmerkmale wie Faltenbildung der Haut, degenerative Prozesse der Augen sowie neurodegenerative Prozesse sind Ausdruck dieser Veränderungen. Dabei häufen sich die veränderten Proteine im Körper an.

Nun hat sich Carnosin in Laboruntersuchungen an der Zelle gegen all diese Formen der unerwünschten Proteinmodifikation als effektiv erwiesen. Es besitzt die Fähigkeit, Zellen in einem späten Stadium ihres Lebenszyklus zu „verjüngen" (Aussehen, Lebensspanne). Von Wissenschaftlern wird Carnosin von Natur aus als multipotent (antioxidativ, antiglycosilierend, aldehydlösend, metallchelierend) beschrieben. Das bedeutet, dass Carnosin auf unterschiedliche Weise genutzt werden kann.

Besonders hohe Werte an Carnosin finden sich in Muskelzellen (Myozyten), sowie Nervenzellen (Neuronen), die beide zu den langlebigen Zellgruppen gerechnet werden. Angesichts der vielen Nahrungsergänzungsmittel, die auf wenige und begrenzte Alterungsmechanismen gerichtet sind, zeigt sich Carnosin als die wohl vielversprechendste Entdeckung, seit das Coenzym Q10 vor nahezu zwanzig Jahren eingeführt wurde.

Carnosin kann unter anderem bei Alzheimer, Parkinson etc. eingesetzt werden. L-Carnosin erhöht zudem die Gedächtnisleistung.

Curcumin

Gelbwurz enthält das Pigment Curcumin, das sich in Untersuchungen an Tieren als wirksam gegen Darmkrebs erwies. Bhaumik Patel und Kollegen prüften den Effekt von Curcumin auf Darmkrebszellen in Kombination mit dem Chemotherapeutikum 5-Fluorouracil (5-FU) beziehungsweise 5-FU plus Oxaliplatin (FOLFOX). Die mit bis zu 73 Prozent stärkste Wachstumshemmung erreichte die Kombination Curcumin-FOLFOX. Das Pigment fördert dabei den programmierten Zelltod der Krebszellen.

Der Wirkmechanismus, so wiesen die Autoren nach, beruht darauf, dass verschiedene Wachstumfaktor-Rezeptoren, so etwa EGFR oder Her-2 und Her-3, in ihrer Aktivität zu 100 Prozent gehemmt werden. Gleichzeitig werden weitere wichtige Signalmoleküle deaktiviert. Dieser Effekt des Pigments aus der Gewürzpflanze könnte daher die Therapie von Darmkrebs verbessern.

Olivenblatt „Oleuropeosid"

Die Heilwirkungen von Olivenblättern war bereits im alten Ägypten bekannt. Der Wirkstoff ist Oleuropeosid, der den Olivenbaum besonders vor Schäden durch Insekten und Bakterien schützt.

Bei dem Wirkstoff Oleuropeosid handelt es sich um eine Cholin-ähnliche Substanz, die bei arteriellem Bluthochdruck und Herzklopfen angewendet wird. Die Blätter sind aber auch reich an Kobalt und Mangan, die helfen können, den Blutdruck zu senken. Das in den Blättern enthaltene Jod reguliert die Tätigkeit der Schilddrüse. Die Schilddrüse wiederum stimuliert den Stoffwechsel und die Dynamik des Herz-Kreislauf-Systems. Gleichzeitig können Olivenbaumblätter entwässernd wirken, weshalb ihr Extrakt auch zur schonenden Behandlung bei Wassereinlagerungen (Ödemen) eingesetzt wird. Oleuropeosid ist auch ein sehr starkes Antioxidans.

In vielen Studien zeigte sich, dass dieser Wirkstoff

verschiedene Bakterien, Giftstoffe, ja sogar Viren abtöten oder zumindest ihr Wachstum hemmen kann. So empfiehlt es sich bei einer Vielzahl von Erkrankungen, beginnend mit Erkältungen, über Grippe, das Epstein-Barr-Virus, Encephalitis, Herpes I und II, Herpesvirus 6 und 7, Herpes zoster (Gürtelrose), chronische Müdigkeit, Hepatitis B, Lungenentzündung, Tuberkulose, Gonorrhoe, Malaria, Dengue, Bakteriemie, Blutvergiftung bis zu Infektionen an Zähnen, Ohren, den Harnwegen und nach Operationen.

EGCG (Epigallocatechingallat) in Grünem Tee
EGCG ist natürlich und wirksam. Grüntee-Blätter sind reich an Polyphenolen, also natürliche Antioxidantien, die auch in Gemüsen, frischem Obst, Rotwein und dunkler Schokolade zu finden sind. Beim Aufbrühen von Grünem Tee werden die Polyphenole mit heißem Wasser aufgegossen und verleihen dem Grüntee seinen herben und bitteren Geschmack.

Epidemiologische Studien und zahlreiche Tierversuche haben gezeigt, dass Grüner Tee eine gewisse Schutzwirkung gegenüber Lungen-, Brust- und Prostatakrebs sowie anderen Tumoren hat. Grüner Tee wirkt auch vorbeugend gegen Herz-Kreislauferkrankungen.

Epigallocatechin-3-gallat (kurz: EGCG) gehört zur Stoffgruppe der Catechine und bildet den Hauptbestandteil in Grünem Tee. EGCG wirkt stark antioxidativ und verhindert, dass für Oxidation empfindliche Stoffe durch freie Radikale zerstört werden. EGCG schützt diese Stoffe, indem es die freien Radikale abfängt.

Das Nahrungsergänzungsmittel "Grüner Tee" von Euro Nutrador ist gereinigtes EGCG (mindestens 94% im Trockenzustand) und eine potente, natürliche Quelle für all die wichtigen Polyphenole im Grünen Tee.

Zink-Gluconat
Zink-Gluconat ist unter anderem an der Synthese des antioxidativen Enzyms „Superoxiddismutase" (SOD) beteiligt.

Es schützt vor Virenvermehrung (zusammen mit Vitamin C) und oxidativem Stress. Zudem wird es zur Bildung von über 200 wichtigen Enzymen gebraucht, aber auch zur Zeugungsfähigkeit, für einen gesunden Herz-Kreislauf, für Leber und Niere, für die Wundheilung etc.

Selen-Methionin
Selen-Methionin ist beteiligt an der Steuerung der Schilddrüsenfunktion (Dejodase), an der Mikrozirkulation (Prostaglandin E1) und es ist in das antioxidative Enzym Glutathionperoxidase eingebaut.

Für die Fertilität des Mannes spielt es ebenfalls eine wichtige Rolle. Selen wirkt krebshemmend und schützt das Herz-Kreislaufsystem.

Chrom-Piccolinat
Das 3-wertige Chrom (Chrom-Picolinat) – in organisch gebundener Form – ist in biologischen Systemen die stabilste und verträglichste Form. Chrom-Picolinat hat einen messbaren, regulierenden Effekt auf den Glukose- und Fettstoffwechsel des Körpers. Zudem hat es eine zentrale Funktion in der Steuerung der Insulinproduktion. Chrom-Picolinat aktiviert die Zellen des Abwehrsystems.

DCS (7-Desoxicholsäure)
Desoxycholsäure (DCS) ist eine seit über 100 Jahren bekannte körpereigene, sekundäre Gallensäure. Tritt im Körper eine lokale Entzündung oder Tumorbildung mit bestimmten Spezifikationen auf, so aktiviert Desoxycholsäure vor Ort unmittelbar einen starken initialen Abwehrschub.

Boswellia Serrata (Weihrauch)
Die Boswelliasäure ist ein wirksamer Entzündungshemmer. Sie blockiert ganz gezielt die Leukotriensynthese, damit gehen die Entzündungen zurück. Die Boswellinsäure ist in der Lage, zu starke Immunreaktionen zu dämpfen (sogenannte Immun-modulation). Boswellia Serrata wird bei rheumatischen Erkrankungen, Immunproblemen, Hirntumoren etc. empfohlen.

Zusammenfassung

Die Anzahl und Unversehrtheit der Mitochondrien bestimmen die Leistungsfähigkeit einer Zelle, eines Organs, des gesamten Körpers. Die Mitochondrien sind permanent in Gefahr. Die Natur verfügt über wirkungsvolle Schutzmechanismen: Vitamine, Mineralstoffe, Spurenelemente und sekundäre Pflanzenstoffe. Man muss sie nur richtig einsetzen und die Selbstheilungskräfte können optimal aktiviert und so Krankheiten vermieden werden.

Literatur:

1. Ristow et al, human molecular genetics, 2005, vol 14, No 24, page 3857 – 3864).
2. R. Luft 1962 und D. Wallace 1988

Krebsverhütung: Was ist möglich?

Wenn man über Krebsverhütung spricht, denken die meisten uns sofort an die von den Krankenkassen angebotenen Krebsvorsorge-untersuchungen wie Mammographie, Darmspiegelung etc. Nicht nur die Krankenkassen, auch Ärzte und Fachgesellschaften raten, entsprechende Untersuchungstermine wahrzunehmen.

Leider verhindert diese Krebsvorsorge keinen Krebs, sondern trägt nur dazu bei, einen Krebs möglichst frühzeitig zu erkennen, um dem Patienten so die Möglichkeit zu eröffnen, noch rechtzeitig operiert zu werden und so vielleicht vom Krebs geheilt werden zu können.

Wenn aber ein Krebs mit den Mittel der Früherkennung diagnostiziert werden kann, ist die Krebsgeschwulst schon recht groß - mehrere Millimeter - und enthält schon mehrere -zigtausend Krebszellen. Zudem hat sich der Entwicklungsprozess, bis ein Tumor eine solche Größe erreicht hat, schon über einen längeren Zeitraum hingezogen. So benötigt ein Brustkrebs, bis man ihn erkennen kann, manchmal mehrere Jahre und kann zum Zeitpunkt der frühesten Erkennung bereits metastasiert, also Tochtergeschwulste gebildet haben. Sie sind zwar meist noch mikroskopisch klein und daher auch häufig mit den üblichen Untersuchungsmöglichkeiten nicht erkennbar.

Krebsvorsorge und Krebsfrüherkennung in der Form, wie sie von den Krankenkassen angeboten wird, trägt nicht zur Krebsvermeidung und Krebsvorbeugung bei, sondern ist lediglich eine Möglichkeit, einen bösartigen Prozess möglichst früh zu erkennen und zu behandeln.

Aber - und das ist an dieser Stelle interessant – gibt es Methoden, Krebs vorzubeugen und damit seine Entstehung und Bedrohung zu vermeiden?

Jeder von uns kann sein ganz persönliches Krebsrisiko deutlich reduzieren wenn er es denn will. Wir in der Klinik St. Georg in Bad Aibling geben hierzu auf unseren regelmäßig stattfindenden Veranstaltungen immer wieder Hinweise, was man tun kann.

Vielen ist bekannt, dass die Einstellung des Rauchens einen positiven Betrag leistet oder eine gesunde und ausgewogene, vollwertige Ernährung und regelmäßiger Sport. Ich möchte Ihnen in diesem Beitrag zeigen, dass es auch Stoffe gibt, die unser Krebsrisiko deutlich senken können, wie beispielsweise die regelmäßige Einnahme einer Minidosis Aspirin.

Aspirin schützt vor Krebs

Eine Studie hat zeigt, dass Acetylsalicylsäure auch vor Krebs schützen kann. Die Frage, die man sich natürlich sofort stellt ist, sollen wir jetzt alle täglich Aspirin schlucken? Da ist die Antwort sicher nein, aber es gibt Fälle, da würde man das bejahen. Aber der Reihe nach.

Die Studie stammt aus Oxford und das, was Peter Rothwell und seine Mitarbeiter gefunden haben, klingt gut, vielleicht sogar zu gut. Denn wenn sie recht haben, lässt sich das Risiko, an Krebs zu sterben, mit dem altbekannten Mittel Aspirin deutlich verringern: Eine kleine Dosis Acetylsalicylsäure täglich genügt.

Würden wir alle Aspirin über viele Jahre jeden Tag schlucken, dann ließen sich nach Rothwells Statistik jährlich mehr als 20.000 Krebstote in Deutschland vermeiden.

Doch ist eine flächendeckende Aspirin-Prophylaxe gerechtfertigt? Noch ist das offen. Doch die erstaunlichen Ergebnisse stützen sich auf eine Auswertung von acht Studien mit insgesamt 25.570 Teilnehmern, also einer doch beträchtlichen und aussagefähigen Zahl. In den Untersuchungen, die in den späten siebziger Jahren begonnen wurden, ging es zunächst gar nicht um eine Krebsbekämpfung, sondern vielmehr um die Wirkung von ASS zur Verhütung von Herzinfarkten oder Schlaganfällen im Vergleich zu Placebo, also einem Scheinpräparat.

In Sterberegistern wurde die Krebssterblichkeit der mit ASS oder einem Placebo behandelten Teilnehmer verglichen und dabei fanden sie folgendes: Bei Menschen, die regelmäßig ASS eingenommen hatten, lag die Krebssterblichkeit innerhalb der zwanzig Jahre nach Beginn der Einnahme um glatte 20 Prozent niedriger.

Die Schutzwirkung stieg mit dem Alter der Teilnehmer, aber auch mit der Dauer der Einnahme an. Wer länger als fünf Jahre Aspirin schluckte, reduzierte sein rechnerisches Todesrisiko durch Krebs um mehr als 30 Prozent. Toll, nicht wahr?

Die Ergebnisse wurden von vielen streng unter die Lupe genommen, aber es gab an ihnen keinen Zweifel. Die Studie von Peter Rothwells ist das Beste, was wir zur Frage von Krebsvorbeugung haben.

Für einzelne Krebsarten hat man beeindruckende Schutzeffekte durch ASS errechnen können, so beispielsweise bei Lungenkrebs (30 Prozent), Tumoren der Verdauungsorgane (35 Prozent), Darmkrebs (40 Prozent) oder Speiseröhrenkrebs (60 Prozent). Auch bei Prostatakrebs und Hirntumoren ließen sich sinkende Sterbezahlen feststellen. Allerdings schützt ASS nur gegen solide Tumore, nicht aber gegen Blutkrebs.

Wie wirkt ASS?

ASS gehört wie Ibuprofen und Diclofenac zu den nichtsteroidalen Entzündungshemmern und blockiert zwei wichtige Enzyme, die Cyclooxygenasen Cox-1 und Cox-2. Diese Enzyme haben vielfältige Aufgaben im Körper, und das erklärt auch das breite Wirkungsspektrum von ASS.

Die Enzymhemmung vermindert die Gerinnungsfunktion der Blutplättchen und bewirkt so eine Blutverdünnung, das macht man sich zum Beispiel in der Herztherapie zu Nutze. Cox-1 und -2 sind aber auch an der Bildung von Prostaglandinen beteiligt, einer Gruppe hormonartiger Stoffe, die Entzündungen im Körper steuern.

Beide ASS-Effekte, Blutverdünnung und Entzündungshemmung, schützen vor Herzinfarkt und Schlaganfall. Dazu genügt schon die Einnahme von 75 bis 100 Milligramm ASS täglich.

Wie wirkt ASS gegen Krebszellen?

Die Kenntnis hierüber konnte man aus Tierexperimenten und anhand von Zellkulturen erforschen. Es konnte gezeigt werden, dass die Aktivität der Cox-Enzyme das Überleben und die Teilung von Krebszellen fördert. Die Enzyme werden schon in frühen (mikroskopisch kleinen) Krebsherden häufig stark vermehrt gebildet. Die von ihnen gesteuerte Produktion der Prostaglandine erleichtert auch die weitere Ausbreitung des Krebsherdes in einem Gewebe und die Metastasierung im Körper. Außerdem stimulieren diese Enzyme das Wachstum von Blutgefäßen im Tumor. ASS verhindert alle diese Effekte signifikant und trägt so zur Sicherung des Krebsrisikos bei.

Wie viel ASS müsste man aber zur Krebsverhütung einnehmen? Nach den bisherigen Ergebnissen muss die Dosis größer als 50 Milligramm täglich sein - am besten 75 Milligramm. Höhere Dosen steigern den Effekt nicht weiter, und sind daher auch nicht nötig.

Welche Nebenwirkungen sind zu befürchten?

ASS kann wie alle nichtsteroidalen Entzündungshemmer Nebenwirkungen haben, vor allem in hoher Dosierung und bei langfristiger Einnahme. Dazu gehören Magenschleimhautentzündungen, Magengeschwüre und -blutungen. Durch die blutverdünnende Wirkung besteht zudem ein Risiko für Blutungen beispielsweise aus dem Darm. Bei kleinen Dosierungen ist diese Gefahr aber gering.

Sollte man Aspirin präventiv einnehmen?

Für junge Menschen, die sehr selten an Krebs erkranken, ist die Einnahme nicht nötig. Bei Menschen aber, die ein persönliches oder familiäres Risiko für Krebs besitzen, kann die Einnahme von ASS sehr sinnvoll sein. Wenn etwa in der Familie gehäuft Darmkrebs vorkommt oder wenn bereits ein Darmpolyp gefunden wurde, sollte man mit ASS vorbeugen, denn die schützende Wirkung gegen Darmtumoren ist zweifelsfrei erwiesen.

In diesen Fällen macht ASS Sinn, wenn keine besonderen Bedenken bestehen. Von den über 60-Jährigen haben immerhin mindestens 50 Prozent bereits Darmpolypen und sind mithin in Gefahr, irgendwann am Darmkrebs zu erkranken. Wer diese Form der Vorbeugung anstrebt, sollte aber vor dem Gang in die Apotheke mit seinem Arzt sprechen, um ein eventuelles Risiken auszuschließen.

Zum Beispiel muss Aspirin vier Tage vor einer Operation abgesetzt werden. Wichtig ist auch, während der Einnahme auf Warnsignale zu achten – etwa Magenbeschwerden oder Säurereflux. Wer hingegen wegen des Risikos, einen Herzinfarkt oder Schlaganfall zu bekommen, ohnehin täglich 100 Milligramm ASS schluckt, kann sich über einen doppelten Schutz freuen.

Organotherapie

Die Organotherapie ist eine natürliche Quelle für Ihre Gesundheit und zudem eine Therapie mit langer Geschichte.

Die Organotherapie stärkt mit Thymusextrakten, Milzextrakten und anderen Organextrakten das Immunsystem, die Organfunktionen von Herz, Leber, Niere und Hirn, sowie das Muskel-Skelett-System und kann besonders gut zur Vorbeugung eingesetzt werden.

Sie beruht auf der Erkenntnis, dass für geschwächte Zellen, die angeregt oder regeneriert werden sollen, Substanzen aus dem jeweils spezifischen Organ wichtiger sind als die Art der „Quelle", also Mensch oder Tier.

Die Ursprünge der Organotherapie reichen bis in die Antike zurück. Die neuere Organotherapie entwickelte sich an der Wende des 19. zum 20. Jahrhundert. Schon in den 1920er-Jahren hatten die großen Pharmafirmen Merck und Hoffmann La Roche Tabletten und Spritzen mit Organextrakten, vor allem Schilddrüsen- und Thymusextrakte, in ihrem Programm. Man nutzte die Thymustherapie, um beispielsweise Erkältungen und Immunschwächen zu behandeln, und Schilddrüsenextrakte, um deren Funktion zu unterstützen.

Organotherapie – Wirkweise erkannt

Im Lauf der Zeit haben sich die Verfahren zur Gewinnung von Organextrakten und die Therapie ständig weiterentwickelt. Heute wissen wir, dass die therapeutische Wirkung von Organextrakten auf den vielfältigen und wirkungsvollen Inhaltsstoffen von möglichst sehr jungen Tierorganen beruhen, die noch frei von allen altersabhängigen Belastungen sind. Dazu gehören gewebetypische Inhaltsstoffe aus dem Zellsaft, der Zellumgebung und organtypische Enzyme, Hormone und Stoffwechselfaktoren.

Sie finden, wie inzwischen nachgewiesen wurde, auch in „fremden" Organismen die ihnen gemäßen Funktionsorte. Wir sprechen dabei von

„Organtropismus". Daher können Organextrakte die Zellfunktionen von geschwächten und kranken Organen stimulieren, modulieren und reparieren.

Organextrakte vitalisieren und regenerieren

Das führt oft zu einer wesentlichen Verbesserung der gesundheitlichen Situation. Da zwischen Organen und psychischen Prozessen Beziehungen bestehen, werden neben den körperlichen Funktionen auch geistig-seelische Vorgänge positiv beeinflusst.

Anwendungsbeispiele

Bei der Aufstellung des individuell bezogenen Therapieprogrammes müssen Zusammenhänge und Zusammenspiel der Organe untereinander bedacht werden. Manche können sich in ihrer Wirkung ergänzen, andere beeinflussen sich sogar negativ. Die richtige Kombination der verschiedenen Organtherapeutika ist also ein entscheidender Faktor für gute Behandlungserfolge der Organotherapie. Diese Kombination wird in der Klinik St. Georg daher durch mich festgelegt.

Plazenta (Mutterkuchen)
Funktionelle Durchblutungsstörungen und allgemeine Stärkung. Plazenta wird viel in der Organotherapie verwendet.

Bindegewebe (Mesenchym, Nabelschnur)
Schwaches Bindegewebe und Immunschwäche, welke Haut.

Keimdrüsen (Eierstöcke, Hoden)
Wechseljahresbeschwerden, Menstruationsstörungen, allgemeine Revitalisierung.

Großhirnrinde, Großhirnmark, Frontalhirn etc.
Verkalkung der Gehirngefäße, Vergesslichkeit, Konzentrationsschwäche, Schlafstörungen, funktionelle Durchblutungsstörungen des Gehirns und dadurch verursachte Leistungs-Einschränkung.

Herz

Funktionelle Herz- und Kreislaufstörungen, vor allem durch Aderverkalkung verursachte funktionelle Blutdruckschwankungen und Herzmangelleistung.

Thymus

Immunschwäche, Infektanfälligkeit, Stärkung der körpereigenen Abwehr.

Organotherapie – grundlegende Therapie der Naturheilkunde

Die Naturheilkunde bietet ein großes Spektrum an Therapiemöglichkeiten. Wegen der grundlegenden immunologischen und funktionellen Regulation, die Organextrakte bewirken können, sind sie bei vielen Beschwerden und chronisch-degenerativen Erkrankungen sehr gut anwendbar und wirksam.

Die Organotherapie kann auch sehr gut mit anderen Maßnahmen der Schul- und Komplementärmedizin kombiniert werden. Besonders bewährt hat sich vor allem die Thymustherapie zur Stärkung des Immunsystems.

Die von uns selbst hergestellten Organextrakte entsprechen den strengen GMP-Richtlinien und werden durch Extraktion und schonende, feinste Filtrierverfahren gewonnen. Organextrakte enthalten im Unterschied zur sogenannten Frischzell-Therapie jedoch keinerlei Zellen und Zellbestandteile mehr. In Organextrakten sind nur noch die löslichen Inhaltsstoffe von Zellen vorhanden. Dazu gehören Peptide (Eiweißstoffe), Enzyme, Aminosäuren, spezifische Organfaktoren, Mineralstoffe und Spurenelemente. Allergische Reaktionen auf fremde Eiweißstoffe sind daher äußerst selten, zur Sicherheit können aber gegebenenfalls Vortestungen gemacht werden.

Organotherapie zur Prävention

Unser Körper altert im Lauf vieler Jahre stetig. Ob dieser Prozess schneller oder langsamer vor sich geht, hängt von vielen Faktoren ab.

Dazu gehören familiäre Veranlagungen, individuelle Arbeits- und Lebensweisen, Lebensalter, Ernährung, körperliche Bewegung, Stressbelastungen und Krankheiten.

Ebenso vielfältig sind die Möglichkeiten, etwas dafür zu tun, um die natürlichen Alterungsprozesse zu verlangsamen. Organextrakte können dazu beitragen. Vor allem die Thymustherapie und die Milztherapie können mit ihrer stärkenden Wirkung auf das Immunsystem sehr gut zur allgemeinen Prävention eingesetzt werden.

Die Organotherapie wird oft auch begleitend zu anderen krankheitsspezifischen Therapien eingesetzt. Dabei können häufig die Gaben anderer Medikamente in ihrer Dosis verringert oder zeitlich verkürzt werden. Das trägt auch dazu bei, die möglichen Nebenwirkungen von Medikamenten zu senken.

Die geeignete Wahl von Organextrakten trifft der Arzt nach seinen Untersuchungsergebnissen. Organextrakte können auch sehr gut auch miteinander kombiniert werden. Dabei ergänzen und verstärken sich die teils ähnlichen, teils unterschiedlichen Wirkstoffe. Besonders gut bewährt hat sich – wie bereits betont – die Kombination von Thymusextrakten und Milzextrakten zur Immunstärkung. Aber auch die Extrakte aus dem Mesenchym und der Plazenta wirken gut und positiv auf das Immunsystem.

Organextrakte stärken das Muskel-Skelett-System

Mit zunehmendem Alter nehmen die Beschwerden in Muskeln, Knochen und Gelenken zu. Vor allem bei Gelenk- und Knochenschäden, die auf Abnutzungen beruhen, können Organextrakte die Funktionen des gesamten Muskel-Skelett-Systems verbessern.

Die Organotherapie in der Anwendung

Eine Organotherapie wird immer individuell zusammengestellt. Bei Immun- und Organschwächen beziehungsweise bei chronisch-degenerativen Erkrankungen (Herz-Kreislauf, Rheuma und Krebs) lässt sich anhand der Vorgeschichte und nach einer gezielten Untersuchung prüfen, wie die breite Palette der Organotherapie, beispielsweise die Thymustherapie und die Milztherapie, am besten genutzt werden kann. Dafür stehen verschiedene Labormethoden zur Verfügung (Immunstatus, Lymphozytenproliferation, NK-Zellaktivität, Hormonstatus, Stoffwechsel etc.). Die individuell geeignete Organotherapie kann danach mit einzelnen oder kombinierten Organextrakten eingeleitet werden.

Zu den typischsten Berichten über die Organotherapie gehört, dass die Patienten sich oft schon in der ersten Zeit der Therapie sehr viel wohler fühlen. Sie sind weniger anfällig für Krankheiten und können auch bei chronischen Krankheiten ihren Zustand erheblich verbessern und stabilisieren. In manchen Fällen können dann auch die Gaben anderer Medikamente reduziert werden. Wird die Therapie dauerhaft weitergeführt, kann der verbesserte Zustand oft für lange Zeit aufrecht erhalten werden.

Organotherapie als Kur und langfristig angelegte Therapie

Für die Anwendung der Organotherapie gibt es verschiedene Möglichkeiten. Gut bewährt hat sich eine intensive Anfangskur, die dann am besten schrittweise in eine langfristige oder dauerhafte Therapie (mit ca. einer Injektion 14-täglich oder monatlich) übergeleitet wird. Im höheren Alter und bei chronischen Krankheiten haben sich Langzeit-Therapien mit Organextrakten, beispielsweise mit Thymusextrakten, sehr gut bewährt. Viele meiner Patienten kommen in gewissen Abständen gerne von selbst wieder in dass Medizinische Versorgungszentrum MVZ der Klinik St. Georg in Bad Aibling, um die Therapie aufzufrischen: „Ich fühle mich dann einfach besser und leistungsfähiger!", erklären viele.

Natürlich lassen sich die Wirkungen der Organotherapie nicht nur durch das subjektive, verbesserte Befinden spüren, sondern auch durch medizinische Tests belegen. So zeigt sich beispielsweise im Verlauf einer Behandlung mit der Thymustherapie und/oder mit der Milztherapie ein völlig normaler Immunstatus.

Aufwand und Kosten

Die Organotherapie wird von den gesetzlichen Krankenkassen nicht erstattet. Sie erhalten eine private Abrechnung für die Behandlung. Privatversicherte und Beihilfe-Berechtigte bekommen die Behandlung in der Regel ganz oder zumindest teilweise ersetzt.

Lebensstil und Krebsrisiko

Der moderne Lebensstil begünstigt die Entstehung von Krebs.

Medizinische Studien belegen zunehmend einen Zusammenhang zwischen der Ernährung und dem Entstehen einer Krebserkrankung. Etwa 30 Prozent der Krebserkrankungen sind ernährungsbedingt, nur Rauchen stellt einen gleich großen Risikofaktor wie die Ernährung dar.

Die richtige Ernährung führt zu größerem Wohlempfinden und damit auch zu mehr Widerstandskraft. Krankheiten verlaufen leichter und schneller, wenn sie auf einen kräftigen, gesunden und ausreichend versorgten Körper treffen. Auch bei einer Krebserkrankung ist der Bedarf an Energieträgern und Nährstoffen deutlich erhöht. Ein gesund ernährter Körper hat also die besseren Voraussetzungen für den Umgang mit der Krankheit.

Ernährungsrichtlinien für Tumorpatienten weichen deshalb auch gar nicht weit von den üblichen ab. An erster Stelle sollte man für eine möglichst ausgewogene Ernährung mit viel frischem Obst und Gemüse sorgen. Beides kann als Salat, als Beilage, roh, am Stück oder auch als Saft verzehrt werden. Wichtig ist nicht die Form, sondern die Tatsache, die Lebensmittel möglichst unbehandelt zu sich zu nehmen. Je nach Verträglichkeit kann Gemüse aber auch gedünstet werden.

Weiterhin ist es wichtig, besonders nährstoffhaltige Lebensmittel zu verzehren. Brot und Getreide sollten möglichst aus Vollkorn bestehen: Naturreis, Müsli mit Vollkornflocken und Knäckebrot sind empfehlenswert.

Heute ernähren wir uns viel zu ballaststoffarm. In Kombination mit einer fetthaltigen Ernährung werden so Übergewicht und Krebsarten wie Dickdarm-, Brust- und Unterleibskrebs begünstigt. Tierische Fette sollten sparsam eingesetzt werden. Sie können Dickdarmkrebs fördern. Fleisch und Wurst lassen sich durch gut verträgliche Milchprodukte, Joghurt und Frischkäse ersetzen. Sie sind gut für den Darm und haben eine entblähende Wirkung.

Wie immer gilt: Trinken Sie reichlich. Je mehr, desto besser. Stoffwechselprozesse werden durch die Flüssigaufnahme beschleunigt, Schadstoffe und Rückstände schneller abgeführt. Geeignet sind Wasser, Tees und ungesüßte Säfte.

Eine gesunde Ernährung beugt nicht nur Krebs, sondern auch weiteren Zivilisationserkrankungen wie Übergewicht, Mangelernährung, alkoholbedingten Krankheiten und Herzkreislauferkrankungen vor. Es ist nicht neu: Krebs ist in den meisten Fällen eine Zivilisationskrankheit, an der unser Lebensstil großen Anteil hat. Sie steht deshalb auch häufig im Zusammenhang mit anderen Zivilisationskrankheiten.

Ein genesender Organismus braucht eine gesunde Ernährung. Zusätzlich zur notwendigen Tumortherapie sollte man für eine ausgewogene und ballaststoffreiche Vollwerternährung sowie für ausreichend Versorgung mit Vitaminen, Spurenelementen und Mineralstoffen sorgen.

Der Organismus des genesenden Patienten ist besonders auf die kontinuierliche Versorgung mit gesunden Nährstoffen angewiesen! Wenn möglich, sollten nur frische, naturbelassene Nahrungsmittel aus kontrolliertem biologischem Anbau auf den Tisch kommen. Industriell gefertigte Produkte enthalten viele Zusätze, die für den genesenden Organismus nicht bekömmlich sind! Besonders wichtig ist, dass die Nahrung des Krebspatienten weitgehend frei von Schadstoffen ist. Schon ein gesunder Körper leidet unter der Vielzahl an Konservierungsmitteln, synthetischen Aromen und verschiedenen Zusatzstoffen – umso mehr belasten die Schadstoffe den Organismus des Tumorpatienten!

Hier eine Zusammenfassung der wichtigsten Empfehlungen:

- Verzichten Sie auf Zucker, z.B. Colagetränke etc. Auch Obstsäfte und Konzentrate sind zu süß und zuckerhaltig, ebenso Kuchen, Eiscreme etc.
- Vollkornprodukte sind erlaubt, auch Naturreis und Kartoffeln.

- Verzichten Sie weitgehend auf rotes Fleisch, essen Sie dafür mehr weißes Fleisch wie Fisch und Geflügel.
- Butter und Sahne sind erlaubt, ebenso wie Milchprodukte, Frischkäse und Jogurt.
- An Ölen sollte man nur Olivenöl, Rapsöl und Leinöl verwenden, sowie Kürbiskernöl und Walnussöl.
- Obst nur als ganze Frucht, nicht als Saft. Gemüse in allen Variationen, auch als Saft.

Mangelernährung

Das unterschätzte Risiko in der Onkologie

Schätzungen zufolge versterben in Deutschland mehr als 25 Prozent der Krebspatienten nicht an ihrer Grunderkrankung, sondern an den Folgen einer Mangelernährung und der damit verbundenen körperlichen Auszehrung.

Mehr als die Hälfte aller Tumorpatienten hat bereits vor der Diagnosestellung unfreiwillig signifikant Gewicht verloren. Bei Magen- oder Pankreastumoren sind sogar mehr als 80 Prozent der Patienten mangelernährt. Dabei ist die Mangelernährung als unabhängiger Risikofaktor nicht zu unterschätzen. Sie führt zu einem Verlust der Lebensqualität, reduziert die Toleranz für Chemo- und Bestrahlungstherapie, verschlechtert die Prognose und führt bei mehr als einem Viertel der Krebspatienten zum Tod. Allein in Deutschland sind davon über 100.000 Patienten pro Jahr betroffen.

Es gibt viele Ursachen für eine Mangelernährung bei Tumorpatienten. 40 Prozent der Patienten leiden unter Appetitlosigkeit, 46 Prozent an Geruchs- und Geschmacksveränderungen und 60 Prozent unter Völlegefühl. Hinzu kommen Übelkeit (39 Prozent) und Erbrechen (27 Prozent). Insbesondere die Nahrungsaufnahme in der letzten Woche vor der stationären Aufnahme ist ein hochsignifikanter Parameter.

Leitlinien zur bedarfsgerechten Ernährungstherapie in der Onkologie gibt es nicht, auch wird sie im DRG System (*Diagnosis Related Groups* deutsch: diagnosebezogene Fallgruppen) nicht adäquat berücksichtigt.

Warum ist die Ernährungstherapie in der Onkologie nicht im Fokus?

Wohl deshalb, weil die Mehrzahl der Kollegen immer noch glaubt, das Thema Ernährungstherapie sei nicht wichtig. Wir aber finden, dass jeder Abbruch der onkologischen Therapie aufgrund von

Mangelernährung tragisch ist.

Ein Hauptproblem war für uns, die Ernährungstherapie in den klinischen Alltag zu integrieren. Wir konnten dieses Problem aber gemeinsam mit unserer Apotheke lösen, die auch eine Ernährungstherapie zu Hause ermöglicht.

Struktur einer erfolgreichen Ernährungstherapie

Die Ernährung ist Teil der onkologischen Therapie. Sie hat einen hohen Stellenwert für die Lebensqualität der Patienten und die Langzeitprognose. Wir untersuchen daher alle Patienten der Klinik und im MVZ regelmäßig auf drohende Mangelernährung sowie auf die Entwicklung einer Kachexie, also eines krankhaften Gewichtsverlusts. Dabei ist uns der Bodyscan behilflich, der uns über Gewicht, BMI, Fettanteil, Muskelmasse, Wassergehalt und vieles andere Auskunft gibt.

Danach kann geklärt werden, welche Ernährung für den Patienten sinnvoll ist und wann mit einer Chemotherapie begonnen werden kann. Dabei ist die Aufklärung von Patienten und Angehörigen wichtig, denn die Ernährungstherapie wird selten von ihnen eingefordert. Sie gehen davon aus, dass es normal ist, unter der onkologischen Therapie stark an Gewicht zu verlieren.

Es ist also wichtig, Tumorpatienten im Verlauf ihrer Erkrankung regelmäßig und standardisiert auf eine drohende Mangelernährung zu untersuchen und die Entwicklung einer Kachexie zu vermeiden. Die Ernährung ist daher ein essenzieller Bestandteil unserer Tumortherapie. Die individuell erforderlichen Energie- und Nährstoffzufuhr muss sichergestellt werden, falls erforderlich auch in Form von künstlicher Ernährung (enteral oder parenteral). Im stationären Bereich ist sie besonders wichtig, um ein optimales Therapieergebnis zu erreichen.

Enzymtherapie

Enzyme in der Medizin – Therapie und Prophylaxe

Enzyme sind natürliche Substanzen, die Stoffwechselvorgänge im Körper beschleunigen und steuern. Für das Immunsystem sind sie von zentraler Bedeutung, denn sie steuern das Gleichgewicht zwischen aktivierenden und hemmenden Immunreaktionen, mit denen der Körper auf Krankheitserreger, Verletzungen oder schädliche Umwelteinflüsse reagiert.

Meistens spielen dabei Entzündungsprozesse eine große Rolle. Bei weitaus mehr Krankheiten als bisher vermutet sind Entzündungsvorgänge beteiligt. Dies hat die jüngste Forschung gezeigt. Enzyme können den Ablauf einer Entzündung beschleunigen und gleichzeitig Schwellungen, Schmerzen und Funktionseinschränkungen reduzieren. Dies geschieht beispielsweise über die Modulation von Zytokinen, das sind Botenstoffe, die wie Hormone funktionieren, und über Neurotransmitter, die für die Kommunikation zwischen den Zellen eines Organismus sorgen.

Ihre antientzündliche Wirkung erklärt auch das breite Einsatzspektrum von proteolytisch hochaktiven Enzymgemischen, wie wir sie beispielsweise in Opti Enzym von Euro Nutrador finden. Bei all diesen Indikationen helfen Enzyme dem Körper, sich selbst zu helfen:

- Entzündungen bei rheumatischen Erkrankungen
- Entzündungen im HNO-Bereich
- Entzündungen der Atmungsorgane
- Entzündungen der Harn- und Geschlechtsorgane
- Entzündungen der Venen und Lymphgefäße
- Entzündungen nach Verletzungen
- Entzündungen der Haut
- Ödeme entzündlichen Ursprungs

In nationalen und internationalen Forschungsprojekten wird intensiv an den Möglichkeiten der Enzymtherapie geforscht. So konnte nachgewiesen werden, dass es mit der zusätzlichen Gabe von Enzymen gelingen kann, die nebenwirkungsreichen Schmerzmittel (NSAR) in der Dauertherapie von Rheuma zu reduzieren.

Dabei werden die Enzyme zunächst zusätzlich zum Rheumamittel eingenommen. Bei einer aktivierten Arthrose empfiehlt sich eine hohe Enzymdosierung. Nach einer zweiwöchigen Enzymtherapie gehen Entzündungen und Schwellungen nachhaltig zurück, eine deutliche Linderung der Schmerzen ist spürbar. Durch einen verbesserten Blutfluss werden Gelenke und Muskeln wieder ausreichend mit lebenswichtigem Sauerstoff, mit Nährstoffen und mit Wärme versorgt. Mit der fortschreitenden Linderung kehrt eine lang vermisste Beweglichkeit ins Leben zurück.

Durch eine begleitende Enzymtherapie können zum einen die Schmerzen, zum anderen jedoch auch die Dosis des Rheumamittels reduziert werden. So kann durchschnittlich auf mindestens ein Drittel der Medikamentenmenge verzichtet werden. Mit einer Enzymtherapie kann also gleichzeitig das Risiko für die gefährlichen Nebenwirkungen der NSAR gesenkt werden.

Enzymtherapie bei Krebs

Eine schwere oder lange Tumorerkrankung führt zu einer Schwächung des Immunsystems. Gerade hier wird das komplexe Netzwerk unserer Immunabwehr in besonderem Maße strapaziert und gleichzeitig gebraucht. So ist mittlerweile erforscht, dass Krebszellen mit Hilfe bestimmter Strategien dem Immunsystem entkommen können. Sie entwickeln Mechanismen, mit denen sie die Zellen des Immunsystems täuschen und von ihrer zielgerichteten Arbeit abgelenkt können.

Tarnmechanismen der Krebszellen - Pathogene Immunkomplexe

Bereits 1932 vermuteten die Ärzte Ernst Freund und Gisa Kaminer bei ihren Experimenten, dass im Blut krebskranker Menschen ein Hemmstoff, ein „blocking factor", vorhanden sei, der verhindert, dass die Krebszellen vom Immunsystem angegriffen und vernichtet werden. Heute nimmt man an, dass es sich bei diesen „blocking factors" um bestimmte Immunkomplexe handelt, die bei einer Krebserkrankung in erhöhter Konzentration im Blut nachweisbar sind.

Diese Immunkomplexe interpretiert man als ein „Tarn- oder Escape Mechanismus" der Krebszelle. Die Immunkomplexe werden von der Krebszelle selbst produziert und haften an ihrer Oberfläche. Sie bestehen aus löslichen Antigenen.

Antigene sind Substanzen, die der Organismus als fremd erkennt und gegen die das Immunsystem mit der Bildung von Antikörpern vorgeht. Das Immunsystem beginnt nun, die Antigene zu bekämpfen, die die Krebszelle im Übermaß ausgeschüttet hat. Dazu lagern sich die Antikörper des Immunsystems mit den Antigenen der Tumorzelle zusammen und es entstehen größere Immunkomplexe. Diese Zusammenlagerungen aus Tumorantigenen und Antikörpern werden aber vom Immunsystem (beispielsweise von den T-Lymphozyten) als Feind markiert. Damit wird das Immunsystem in seinen Aufgaben fehlgeleitet, denn es konzentriert sich vermehrt auf die Bekämpfung dieser Immunkomplexe als auf die Zerstörung noch lebender Krebszellen. Letztere
können sich somit unangefochten ausbreiten.

Tarnmechanismen der Krebszellen - Fibrinhüllen

Ein weiterer „Escape-Mechanismus" der Krebszellen besteht darin, dass sie die Bildung von Fibrin, einem Endprodukt der Blutgerinnung, anregen und sich dadurch mit einer Hülle von Fibrin umgeben können. In dieser Hülle können Krebszellen verborgen und vom Immunsystem unerkannt bleiben. Außerdem hat die raue Fibrinhülle die Eigenschaft, an Gewebestrukturen anhaften zu können. Bei einer Krebserkrankung ist eine solche Anhaftung von Krebszellen besonders gefährlich, denn die begünstigt die Entstehung von Tochtergeschwülsten (Metastasen).

Es ist sinnvoll, eine Kombination verschiedener Enzyme bei einer Krebserkrankung einzusetzen. So erhält man ein breites Wirkungsspektrum. Die Enzyme Papain, Trypsin und Chymotrypsin unterstützen gezielt das Immunsystem, indem jedem der Enzyme bei der Krebsbehandlung eine spezielle Bedeutung zukommt.

Es ist wissenschaftlich untersucht, wie sich die einzelnen Enzyme beziehungsweise die spezielle Enzymkombination auf die verschiedenen Aspekte des Immunsystems auswirken. Papain ist sehr gut geeignet, pathogene Immunkomplexe zu spalten. Auch Chymotrypsin hat auf diesem Gebiet seine Stärke. Sowohl Papain und Chymotrypsin sind in der Lage, das Risiko zu verringern, dass sich Krebszellen auch an anderen Orten im Organismus festsetzen und dadurch Tochtergeschwülste zu entwickeln.

Das Enzym Trypsin kann die Natürlichen Killerzellen und die Fresszellen des Immunsystems aktivieren, die Abfallprodukte und nicht-gesunde Zellen beseitigen. Gleichzeitig trägt es dazu bei, zu verhindern, dass sich die Tarnmechanismen der Krebszellen ausbilden.

Enzyme, die Spezialisten in der Krebsbehandlung

Zusammenfassend ergibt sich aus diesen Wirkungen der Enzyme ein großer Nutzen für den Krebspatienten.

Enzymkombinationen haben sich in verschiedenen Studien im Einsatz in bestimmten Stadien bei Brustkrebs, bei Dickdarmkrebs sowie bei Multiplem Myelom als zusätzliche Therapie zur onkologischen Primärtherapie bewährt.

Die Überlebenszeit der Patienten, die das Enzymkombinationsprodukt eingenommen haben, verlängerte sich. Ebenso verzögerte sich das Auftreten neuer Tumoren und Tochtergeschwülste deutlich.

Literatur:
A. Sakalová et al., „Survival analysis of an adjuvant therapy with oral enzymes in Multiple Myeloma patients." Britisch Journal of Haematology, 102, 1998, S. 353.

Douwes/van Hattem: Nährstoffe, Bausteine für ein gesundes Leben (siehe S. 65 – 102). Ratgeber-Verlag, ISBN 978-3-9316-8813-4

Vergiften und Entgiften

Das zentrale Thema in der Medizin

Chronisch degenerative Erkrankungen, zu denen auch die Krebserkrankungen zählen, sind selten auf nur eine Ursache zurückzuführen. Es handelt sich meist sowohl bei der Krankheitsentstehung als auch bei der Therapie um ein vielschichtiges Geschehen. Biologische Systeme sind meist nicht linear, sondern sie sind hoch vernetzt und unterliegen einem biologischen Fließgleichgewicht.

Dreh- und Angelpunkt Grundregulation

Entscheidend für Gesundheit und Krankheit ist der Zustand des Grundregulations-Systems. Die extrazelluläre Flüssigkeit ernährt die Zellen und gibt die Abfallprodukte an Lymphgefäße und Lymphorgane weiter. Sie reguliert das „Zell-Milieu-System" und steht gleichzeitig im Zentrum aller Entzündungs- und Abwehrvorgänge.

Im Extrazellulärraum befindet sich die Grundsubstanz. Sie ist über Kapillaren (dünne Endgefäße) an das Hormonsystem und über periphere vegetative Nervenfasern an das Zentralnervensystem angeschlossen. Beide Systeme sind im Gehirnstamm miteinander verbunden. Deshalb können über eine Therapie des Extrazellulärraumes auch die übergeordneten Regelzentren behandelt werden. An keinem System wird die Ganzheit und Vernetzung des Menschen deutlicher als am Grundregulations-System.

Eine besondere Bedeutung kommt der so genannten „Transitstrecke" zu: Biochemisch besteht die Grundsubstanz aus einem Maschenwerk von hochpolymeren Zucker- und Proteinkomplexen. Sie bilden ein Molekularsieb, durch das Sauerstoff und Nährstoffe zur Zelle gelangen. Im Gegenzug werden Endprodukte des Zellstoffwechsels abtransportiert.

Dieses Molekularsieb stellt die so genannte „Transitstrecke" dar. Dies ist der Ort, an dem sich entscheidet, welche Stoffe an die Zelle gelangen und welche Stoffe ausgeschieden werden. Moleküle in einer bestimmten Größe und mit einer bestimmten elektrischen Ladung können das Molekularsieb nicht mehr passieren. Es kommt zu einer Störung des dort vorliegenden elektrostatischen Grundtonus; dieser ist sehr empfindlich und reagiert mit Potentialschwankungen auf jede Veränderung in der Grundsubstanz.

Diese Potentialschwankungen übertragen sich auf die Zellmembran und können in der Zelle diverse Reaktionen auslösen, zum Beispiel pathologische Enzymreaktionen. Das kann zur Genaktivierung oder zu DNS-Veränderungen führen und das kann der Beginn für eine Krankheit sein. Entscheidend für Gesundheit und Krankheit ist also der Zustand des Grundregulations-Systems. Es ist quasi der Boden, auf dem Krankheit entstehen und gedeihen kann, und über das wir verloren gegangene Gesundheit wieder erlangen können, indem wir seine Funktion wiederherstellen.

Warum in der ganzheitlich orientierten Tumortherapie beziehungsweise in der biologischen Krebsmedizin die Ausleitung und die Entgiftung eine so entscheidende Rolle spielen, ist nach dem oben gesagten klar. Schon Sebastian Kneipp hat auf die Frage nach den drei wichtigsten Therapieverfahren geantwortet: „Erstens Entgiftung, zweitens Entgiftung und drittens Entgiftung." Mit anderen Worten: Schleichende Vergiftung und eine ständige Überforderung dieses Grundregulations-Systems sind die eigentlichen Ursachen für viele chronisch degenerative Erkrankungen, zum Beispiel auch Krebs.

Wie entsteht die schleichende Vergiftung?

Eine schleichende Vergiftung des Organismus kann beispielsweise durch normale Stoffwechselprozesse entstehen, wir nennen das auch Autointoxikation oder Selbstvergiftung. Endogene Toxine, also im Körper entstehende Gifte, werden aber erst dann zur Krankheitsursache, wenn die körpereigenen Ausscheidungsorgane überlastet sind, beziehungsweise die Ausscheidungsvorgänge nicht mehr richtig oder genügend funktionieren. Aber nicht nur bei Stoffwechsel-, sondern auch bei immunologischen Vorgängen zur

Überwindung von Krankheiten können solche Toxine entstehen, die bei einem vorbelasteten Organismus dann zu erheblichen Problemen führen können.

Zu diesen nicht leicht zu behandelnden Stoffwechselentgleisungen kommen heute noch eine Unmenge an Giftstoffen aus der Umwelt hinzu, mit denen sich unser Körper täglich auseinandersetzen muss. Umweltgifte haben inzwischen ein erschreckendes Ausmaß angenommen, so dass Entgiftungstherapien mehr denn je ein zentrales Thema in der biologischen Krebsmedizin sind. Umweltgifte lauern mittlerweile überall. Schwermetalle, Pestizide, Klärschlamm, Radioaktivität oder Arzneirückstände verseuchen unser Trinkwasser und unsere Nahrung.

Zahnamalgam, wurzelbehandelte Zähne, Granulome, chronische Entzündungen, Wohnraumgifte und Impftoxine belasten das Immunsystem. Auch Genmanipulationen führen zu unüberschaubaren Störungen im biologischen Gleichgewicht. Abgase und Ozon vergiften unsere Atemluft, während Lärm und Elektrosmog, beispielsweise durch den chronischen Gebrauch des Handys, die Nerven zermürben. Sämtliche Grenzwerte sind industriekonform; sie schützen den Verbraucher nur insoweit, als dass er nicht vom täglichen Giftcocktail sofort tot umfällt. Es ist in der Tat verwunderlich, dass wir immer noch leben und zum Teil noch gesund sind – und vor allem so lange leben.

Dies verdanken wir der Fähigkeit unserer körpereigenen Entgiftung und der Anpassungsfähigkeit der Grundregulation. Wenn aber dann irgendwann das Maß voll ist und nicht mehr reguliert werden kann, tritt Krankheit auf.

Symptome bei Belastungen durch Umweltgifte

Leidet ein Patient unter folgenden Beschwerden, sollten wir hellhörig werden, denn diese Symptome sind für eine höhere Toxinbelastung charakteristisch:

- allgemeine Krankheitsbereitschaft und Infektanfälligkeit (zum Beispiel chronischer Schnupfen oder rezidivierender Herpes, Blasenentzündungen etc.)

- Zahnfleischprobleme wie Paradontose und Kariesneigung
- gereizte und geschwollenen Augen
- trockene und schuppige Haut, schlechte Haut mit verzögerter Heilungstendenz
- Akne, Ekzeme wie Neurodermitis, Hautallergien sowie Mykosen
- erhöhte Schweißneigung, stark riechender Schweiß
- vermehrter Haarausfall
- häufiger Schwindel und Kopfschmerzen
- nervöse Zuckungen, allgemein erhöhte Schmerzbereitschaft
- therapieresistente Neuralgien
- Autoimmunleiden, Allergien wie Heuschnupfen, Asthma
- rheumatische Beschwerden
- Urinveränderungen (stark riechend, dunkel, trüb, brennend, oft sogar ohne entsprechende Entzündungshinweise, Ausfluss)
- zunehmende Unfruchtbarkeit beider Geschlechter
- Stuhlveränderungen und rezidivierende Verdauungsbeschwerden

Tumorbildung und Krebs

Vergiftungserscheinungen, vor allem durch Zivilisationsgifte, verlaufen meistens schleichend und sind daher häufig sehr unspezifisch. Oft werden sie als Krankheitsauslöser gar nicht wahrgenommen und die Betroffenen gelten nicht selten als Hypochonder oder Hysteriker, weil man trotz aufwendiger Diagnostik keine eindeutigen Ursachen feststellen kann.

Neben den oben aufgeführten Beschwerden klagen belastete Patienten häufig über:

- ✓ Erschöpfung
- ✓ Nervosität
- ✓ Gereiztheit
- ✓ Appetitlosigkeit
- ✓ Lustlosigkeit
- ✓ Konzentrationsstörungen.

Typisch ist der Wechsel von Schlaflosigkeit mit Schläfrigkeit, Depression mit Überaktivität. Bei vielen besteht eine ausgeprägte Wetterfühligkeit. Auffällig und charakteristisch ist, dass die Beschwerden meist chronisch sind und stetig zunehmen beziehungsweise in immer kürzeren Intervallen wiederkehren. Ortswechsel sind nicht selten erleichternd und daher ein Indiz für eine höhere Toxinbelastung vor Ort, zum Beispiel durch Wohnraumgifte. Ebenfalls typisch hierfür sind auch Arzneimittelunverträglichkeiten.

Wie können Toxine solche Reaktionen hervorrufen?

Unsere Selbstregulationsmechanismen können durch Umweltgifte, aber auch durch endogene Gifte (oxidativer, nitrosativer Stress) so blockiert werden, dass keine entsprechenden Reaktionen mehr erfolgen können. Diese Gifte stören den Zellstoffwechsel und die interzelluläre Kommunikation. Die Selbstheilungskräfte sind dann nur noch bedingt vorhanden, was besonders für eine biologische Behandlung problematisch sein kann.

Eine Entgiftungstherapie besteht aus einer Reihe ganz unterschiedlicher Stoffe, wie Vitamine, Mineralstoffe, Spurenelemente, Phytotherapeutika etc. Reaktionsblockaden entstehen häufig durch allopathische Medikamente. Dass viele allopathische Medikamente eine veränderte Reaktion im Körper hervorrufen ist vielfach belegt. Antibiotika, Cortison und Antirheumatika sind auch keine Heilmittel, sondern Medikamente, die Symptome kupieren, unterdrücken, verlagern oder tiefer liegende Krankheitsursachen verschleiern. Man erkennt dies unter anderem auch daran, dass sich Krankheiten oder Symptome während einer solchen Behandlung andere Wege suchen oder durch die Nebenwirkungen der Allopathika neue Erkrankungen hervorgerufen werden, wie zum Beispiel Akne, Osteoporose, Magengeschwüre, Blutbildveränderungen etc.

Woher stammt eigentlich die Idee einer Entgiftungstherapie?

Die ersten systematischen Betrachtungen in der abendländischen Medizin zum Thema Entgiftung stammen aus der Antike. Man glaubte damals, dass der Körper aus vier Säften besteht, nämlich aus der gelben und schwarzen Galle, aus Blut und Schleim. Gesundheit war gleichbedeutend mit einer harmonischen Mischung der Säfte. Man nannte diesen Idealzustand „eu-krasis". Unter Krankheit verstand man dagegen die falsche Säftemischung oder „dys-krasis". Das Übergewicht eines Saftes wirkt auf den Körper wie Gift. Die Therapie der Dyskrasie bestand im Entfernen der schuldigen Materie, vor allem durch die Anregung körpereigener Entgiftungsvorgänge, wie Stuhl, Harn, Schweiß oder Menstruation, verbunden mit einer gezielten Unterstützung der Funktion von Magen, Leber, Pankreas, Niere, den dominierenden Entgiftungsorganen. Bis ins 19. Jahrhundert hatte die Säftelehre absolute Gültigkeit. Bei Anhängern der Humorallehre gilt sie bis heute als Grundlage des Heilens. Die Ausleitung von Giftstoffen hat also eine lange Tradition.

Wie kann man den Körper bei der Entgiftung unterstützen?

Nicht immer bedarf der Körper einer Hilfe zur Entgiftung. Sofern die Entgiftungsorgane nicht zu sehr geschwächt sind, beispielsweise durch Infektionen, Alterungsprozesse und Krebswachstum, kann er die Entgiftungsfunktion selbst übernehmen.

Die Entgiftung erfolgt vor allem an den Grenzflächen des Körpers und ruft auch dort wegen der zu hohen Konzentration von Giften häufig Krankheitssymptome hervor, beispielsweise Blasen-, Nierenkrebs, Prostatavergrößerung etc. Im Sinne der Humoralmedizin sind zum Beispiel Schwitzen, Erbrechen, Durchfall, Entzündungen und Hautveränderungen Versuche des Körpers, sich von Giften zu befreien. Schmerzen entstehen meist dort, wo es zu einer krankhaften Übersäuerung des Gewebes kommt.

Die Beseitigung beziehungsweise Unterdrückung solcher Selbstheilungsmechanismen, wie es in der Schulmedizin gang und gäbe ist, ist nicht immer richtig, sondern kann langfristig sogar zu ernsthaften Erkrankungen führen.

Durch Entgiftungsverfahren, die man der Natur einfach abgeschaut hat, unterstützt man die Selbstregulationsmechanismen. Die Ableitung der Toxine von innen nach außen, von den edlen zu den unedlen

Organen - das ist der Grundgedanke der Humoralmedizin. Besonders „edel" sind die inneren Organe, vor allem Gehirn, Leber, Pankreas, Lunge, Niere und Herz. „Unedel" sind dagegen Schleimhaut, Darm, Blase und Haut, also die Grenzflächen des Körpers. Besonders dort aber entstehen durch Kumulation von Umweltgiften zahlreiche chronische Krankheiten, beispielsweise Mykosen, Allergien oder Krebs. Giftstoffe werden hier besonders abgelagert und nicht immer vollständig ausgeschieden.

In der Praxis hat sich belegen lassen, dass durch eine Anregung der körpereigenen Ausscheidungsvorgänge, besonders von Leber, Pankreas, Darm und Niere, die endogene Toxinausleitung effektiv unterstützt werden kann. Bewährt hat sich die Drainage über die Leber, das Pankreas, den Darm und den Harntrakt. Traditionell nutzt man Heilpflanzen, Cholagoga (galletreibende Mittel), Einläufe, Laxantien (Abführmittel), Diuretika (Mittel zur Entwässerung), Mineralstoffe, Vitamine und Antioxidantien.

Dieses alte Wissen von der Notwendigkeit einer konsequenten Entgiftung wird von der Schulmedizin sehr oft belächelt: Man glaubt, dieses Wissen sei veraltet. Dabei bestätigen „wissenschaftliche" Untersuchungen diese traditionellen Erfahrungen.

Für eine Entgiftungstherapie gibt es viele Gründe:

➢ Verbesserung des Allgemeinbefindens und Stimulation der Lebenskraft
➢ Prophylaktische Wirkung – Krankheitsprävention
➢ Linderung akuter Beschwerden
➢ Vorbeugung einer Chronifizierung
➢ Vorbeugen von Rezidiven
➢ Reiztherapie bei Status nach einer Unterdrückung (zum Beispiel durch allopathische Medikamente)
➢ Entlastung und Regeneration erkrankter Organe (Drainage über gesunde Organe)

Schwermetalle stören das System

Ein schwerwiegender Störfaktor dieses Systems sind Schwermetalle oder falsch eingelagerte Metalle, wie beispielsweise Eisen und Kupfer. Diese produzieren freie Radikale, die wiederum eine Kettenreaktion an pathologischen Prozessen auslösen können. Die freien Radikale sind eine wesentliche Ursache für Alterungsprozesse und chronisch degenerative Erkrankungen. Die Lebenserwartung eines Menschen kann verlängert werden, wenn es gelingt, die Entstehung freier Radikale einzuschränken oder die Kapazität antioxidativer Abwehrprozesse zu erhöhen. Ist aber die antioxidative Kapazität erschöpft, dann können Schwermetalle das Gleichgewicht stören und Krankheiten verursachen.

Freie Radikale schädigen die Mitochondrien-DNS, was zu einer verringerten ATP-Synthese und zu einer Beeinträchtigung ATP-abhängiger Prozesse führt. Der daraus resultierende Energieverlust der Körperzellen führt zu fortschreitender Zellalterung und Funktionseinbuße der Einzelzelle. Darüber hinaus können freie Radikale auch die DNS des Zellkerns schädigen und die Funktion von Reparaturenzymen verändern und so zur weiteren Entwicklung der Zellschädigung beitragen. Das intensive Einwirken von Schwermetallen und freien Radikalen kann zur Schädigung ganzer Organsysteme und des Gesamtorganismus führen. Je nachdem, welche Schwermetalle in welchem Organsystem eingelagert werden und wie schnell die lokalen und systemischen, antioxidativen Abwehrprozesse überfordert werden, können verschiedenste Beschwerdebilder und Krankheiten resultieren. Entscheidend ist dabei auch der Einfluss weiterer krankmachender Faktoren auf lokaler und systemischer Ebene zu berücksichtigen:

- Die Ablagerung von Eisen im Gehirn kann zu frühzeitigen Alterungsprozessen des Zentralnervensystems führen und auch über Schädigung der Substantia nigra (einem Teil des Gehirns) zur Entstehung des Morbus Parkinson beitragen.
- Auch im Brustgewebe können Eisenionen die Entstehung freier Radikale und eine DNA-Schädigung auslösen und so das Brustkrebsrisiko erhöhen.

- Blei, Quecksilber, Nickel, Chrom, Kobalt, Kupfer und Zinn stimulieren das Wachstum von menschlichen Brustkrebs-Zellen.
- Metallisches Quecksilber reduziert die Zahl der natürlichen Killerzellen und beeinträchtigt die Chemotaxis der polymorphkernigen Leukozyten, woraus eine Beeinträchtigung der zellulären Immunität resultiert.
- Auch eine chronische Bleibelastung führt zu Verringerung der B- und T-Lymphozyten und der natürlichen Killerzellen. An Aorta, Herz und Niere hingegen beeinträchtigt Blei die Beta-Rezeptoren und darüber hinaus das Renin-Angiotensin-Aldosteron-System, was zu Bluthochdruck führt.
- Anorganisches Quecksilber kann über die Bildung freier Radikale zu Bluthochdruck, Herz-, Lungen-und Nierenerkrankungen führen.
- Eine chronische niedrig dosierte Kupferzufuhr mit der Nahrung führt zu vermehrter Bildung freier Radikale im Darm und wird als möglicher Risikofaktor für die Entstehung von Darmkrebs in Betracht gezogen.
- Erhöhte Konzentrationen von Cadmium, Quecksilber und Blei wurden in 21 gut- und 23 bösartigen Hirntumoren nachgewiesen.
- Auch die Prostata ist zur Mülldeponie geworden, in ihr finden sich vermehrt erhöhte Cadmiumwerte aus der Umwelt und Quecksilber und Palladium aus Zahnfüllungen.
- Die Reparatur von DNS-Schäden kann durch wasserlösliches Nickel, Nickeloxid und Kadmium in geringer Dosis bereits gehemmt werden, wodurch grundlegende Reparaturmechanismen geschädigt werden.

An diesen wenigen Beispielen wird die krankmachende Bedeutung der Schwermetalle deutlich. Mit ausleitenden Stoffen aber, vor allem Chelaten, kann man hier Erleichterung schaffen. Ein Problem ist jedoch, bei der Vielzahl von Schwermetallen genau nachzuweisen, welches Metall für welche Erkrankung verantwortlich ist.

Dies ist bei den vielen möglichen Substanzen und der zwischen ihnen bestehenden Wechselwirkungen meist unmöglich und erschwert einen streng medizinischen Ursachen- und Wirkungsnachweis. Es lässt sich aber nach Gabe von Chelaten ein erhöhter Spiegel von Schwermetallen im Urin nachweisen. Dies kann als Hilfsmittel und Diagnostikum herangezogen werden (beispielsweise Quecksilber, DMPS-Test).

Selbst die Weltgesundheitsorganisation WHO geht davon aus, dass Schwermetalle eine wichtige Rolle bei der Entstehung von Krankheiten spielen. Dazu zählen Durchblutungsstörungen, Krebserkrankungen, Erkrankungen des Nervensystems, Autoimmunkrankheiten sowie Schädigungen von Ungeborenen. In einer ganzheitlich orientierten Medizin wird daher der Diagnose und der Ausleitung von Schwermetallen und anderen exogenen und endogenen Giften eine wichtige Rolle eingeräumt. Wir verwenden für dieses Problem neben der Chelattherapie mit EDTA, DMPS und DMSA auch Desferral und anderes. Für die ambulante Therapie hat sich für uns der chronische Einsatz von spagyrischen Präparaten bewährt.

Behandlungsmethoden zur Ausleitung von Schwermetallen

Eine spagyrische Entgiftungstherapie fördert die Ausscheidung von Schwermetallen, wie in einer Anwendungsstudie gezeigt werden konnte. Wir geben hierbei im 3-tägigen Wechsel Silybum spag. (Mariendistel), Solidago spag. (Goldrute), und Urtica-Arsenicum spag. (Brennessel, Arsen) sowie durchgehend Thuja-Lachesis spag. (Lebensbaum, Gift der Buschmeisterschlange). Neben diesen ausleitenden Arzneimitteln, die das Grundgewebe, die Leber und die Nieren entgiften, ist es ganz wichtig, auch über den Darm zu entgiften. Dazu empfehlen wir natürlich neben einer Stuhlanalyse eine Symbioselenkung zum Beispiel durch die regelmäßige Anwendung von Prebiotika und Probiotika. Sehr bewährt hat sich neben Darmspülungen (Hydrocolon-Therapie) vor allem die Darmreinigung mit vulkanischen Zeolithen, zum Beispiel Klinoptilolith. Bei Zeolithen steht die Adsorption von Ammoniumionen, Gär- und Verdauungsgasen sowie die Ab- und Adsorption unterschiedlicher Toxine, Schwermetallbelastungen und radioaktiver Nukleotide (Cäsium und

Strontium) im Vordergrund. Aber auch die Neutralisierung von freien Radikalen, bevor diese die Zellen schädigen können, ist von entscheidender Bedeutung.

Die Darmreinigung mit vulkanischen Zeolithen setzen wir ein bei:

- Immunschwäche
- Akute Krankheiten
- Krebs
- Chemische Belastungen
- Chemotherapie
- Chronische Erkrankungen (Arthritis, Arthrose, Rheuma)
- Bestrahlungen
- Medikamenteneinnahme
- Allergien und Amalgambelastungen
- Schwangerschaft und Stillzeit
- Rauchern

Die Form der Zeolithe ist wichtig, um ihre besondere Wirkung zu erklären. Man muss sie sich wie einen Schwamm vorstellen, ohne dass dieser aber bei Flüssigkeitsaufnahme quillt. Die Oberfläche jedes Zeolithteilchens ist beladen mit negativen Ladungen, diese werden so zu starken Elektronengebern und können auf diese Weise freie Radikale neutralisieren. Aufgrund seiner besonderen Bauweise ist der Zeolith ein deutlich leistungsfähigerer Radikalenfänger als alle bisher bekannten Vitalstoffe, und kann so auch die körpereigene Abwehr nachhaltig unterstützen. Die innere Struktur hat wegen ihrer Hohlräume mit zahlreichen Kanälchen und Poren eine enorme Oberfläche mit einer außergewöhnlichen Speicherfähigkeit für unerwünschte Stoffwechselprodukte (Schadstoffe, Schwermetalle, Toxine aber auch Gär- und Verdauungsgase). Diese werden von dem Zeolith aufgenommen, eingelagert und ausgeschieden. Besonders gefördert wird die Ausscheidung von Ammoniumionen, ein Zersetzungsprodukt aus eiweißreicher Nahrung. Wir bevorzugen Zeolith-Produkte natürlichen Ursprungs, die besonders sauber sind und so keine Schadstoffe enthalten. Sie werden aus sehr reiner vulkanischer Asche gewonnen, sorgfältig und kontrolliert aufgearbeitet und unterliegen einer sehr strengen Qualitätskontrolle.

Zeolithe beeinflussen positiv

Die Darmflora mit ihren physiologischen Bakterienstämmen findet nach der Reinigung ein hervorragendes Milieu vor. Das Immunsystem profitiert sehr stark durch die gereinigte Darmflora, ebenso die Leber und Nieren. Da die Gifte schon über den Darm entsorgt werden, sind Leber und Niere deutlich entlastet. Die Leber kann wieder ihrer Hauptaufgabe nachkommen, nämlich Körperfett in Energie umzuwandeln. Da durch Zeolith auch die Ammoniumionen, ein Zersetzungsprodukt von eiweißreicher Nahrung, vermehrt ausgeschieden wird, wird auch die Niere unterstützt. Wenn jetzt auch noch genug Wasser getrunken wird, ist die Leber auch nicht mehr aufgefordert, die Nieren auf Grund von Flüssigkeitsmangel zu unterstützen. Das Bindegewebe wird entlastet und gereinigt, denn normalerweise werden Schadstoffe und Toxine durch die Darmwand bis ins Bindegewebe geschleust und dort eingelagert. Hier entstehen dann durch diese Schadstoffe freie Radikale, die den Körper und die Zellen schädigen.

Durch Zeolith werden Schadstoffe schon im Darm gebunden und ausgeschieden. Die häufig nach Chemo- und Strahlentherapie auftretenden Probleme können vielfältig sein und die Patienten noch lange Zeit nach Abschluss der Therapie belästigen. Besonders die am Darm auftretenden Veränderungen können durch Probiotika und Zeolithe gebessert werden. Der oxidative Stress beziehungsweise die freien Radikale, die während der konventionellen Krebstherapie besonders intensiv auftreten, können durch die regelmäßige Einnahme von Zeolith wirksam behandelt werden. Auch Schwermetalle wie Platin etc., werden entfernt, bevor diese im Bindegewebe eingelagert werden. Die freien Radikale werden schon im Darm durch den Ionenaustausch neutralisiert. Dadurch können die Antioxidantien (Selen, Vitamin C und E, Glutathion, Zink) zum aktiven Zellschutz eingesetzt werden und eine bessere Wirkung entfalten. Gemeinsam mit anderen Darm aufbauenden Produkten kann so die Darmflora gestärkt werden, was sich wiederum positiv auf das Immunsystem auswirkt.

Darmflora und Übersäuerung

Zwischen Übersäuerung und Verschlackung des Bindegewebes und dem Darm als Ausscheidungs- und Immunorgan bestehen enge Beziehungen. Bereits oben habe ich betont, wie wichtig das Grundregulations-System ist, und dass es mehr ist als nur Stütz- und Filtergewebe. Es hat sowohl Regulations- als auch Ernährungsaufgaben und ist Vermittler zwischen Gefäß- und Nervenfunktionen.

Deshalb sind auch Fernwirkungen von einem System auf das andere möglich. Daraus folgt, dass bei Krankheiten nicht nur das Bindegewebe verschlackt, der Säure-BasenHaushalt gestört und das Verdauungssystem geschädigt wird, sondern dass aus der Störung dieses Systems viele chronische Erkrankungen entstehen, unter anderem auch Krebs.

Der Zusammenhang zwischen einer Darmschädigung und einer Bindegewebs-Verschlackung stellt sich so dar:

Fehlernährung → Darmträgheit → Vermehrung schädigender Darmbakterien → Gärungsvorgänge im Darm belasten die Leber → Erschöpfung (Burn-out) → chronische Krankheiten wie beispielsweise Herz-Kreislauferkrankungen, Apoplex (Schlaganfall), Diabetes, Krebs, Rheuma, neuro-degenerative Erkrankungen etc. → Bindegewebs-Verschlackung, Lymphstau, Gewebeazidose.

Leider werden in der konventionellen Medizin, wie bereits betont, meist nur Symptome und nicht Ursachen behandelt und daher diese Zusammenhänge häufig übersehen. Ein ausgeglichener Säure-Basen Haushalt, eine gesunde Darmflora und eine gesunde Darmfunktion sind tragende Säulen unserer Gesundheit. Bei der Darmflora handelt es sich um Billionen von Bakterien, die die Darmschleimhaut schützend besiedeln. Circa 400 verschiedene Bakterienstämme sind bekannt.

Diese Bakterien leben mit uns in einer Symbiose. Sie besiedeln unseren Darm wie ein Rasen. Zahlreiche Einflüsse stören diesen Prozess jedoch frühzeitig. Umweltbelastung, Fehlernährung,

Medikamente (besonders Antibiotika), Konservierungsstoffe, aber auch Reizüberflutung, physischer und psychischer Stress machen schon in der Kindheit der Darmflora den Garaus. Die Tür steht dann offen für Fremdkeime wie Pilze und Fäulnisbakterien. Sie breiten sich übermäßig aus, und sind sie erst einmal in unserem Organismus, beginnen sie fortlaufend zu gären und saure Stoffe aus unverdauten Nahrungsresten zu produzieren, die wiederum unseren Stoffwechsel ungünstig beeinflussen und die bekannte Übersäuerung einleiten. Von einer gesunden Darmflora und einer gesunden Darmfunktion hängt unsere Gesundheit aber ganz entscheidend ab.

Sie sorgt für

- ✓ den Schutz der Darmschleimhaut
- ✓ die Stärkung der Abwehrkräfte
- ✓ eine Barriere für unerwünschte Bakterien, Verdauungsgifte und allergieauslösende Stoffe
- ✓ die Neutralisierung unerwünschte Stoffe aus der Nahrung
- ✓ die Förderung der Verdauung
- ✓ die Verbesserung der Aufnahme von Vitaminen, Spurenelementen und Mineralstoffen aus der Nahrung
- ✓ die Bildung von Vitaminen und ist zudem ein
- ✓ Energielieferant

Unheil durch bakterielle Fehlbesiedlung

Schon die alten Ärzte wussten: „Der Tod sitzt im Darm". Normalerweise ist die Darmschleimhaut ein dichtes Maschennetz, das große Moleküle nicht passieren lässt. Bei einer bakteriellen Fehlbesiedlung jedoch werden die Maschen infolge ständiger Schleimhautbelastung immer größer, so dass immer mehr auch große Moleküle das Netz durchdringen können. So gelangen unverdaute Eiweißbestandteile und unerwünschte Abbauprodukte der Bakterien, beispielsweise Säuren aus Gärungsprozessen, über die Darmschleimhaut in die Blutbahn und zu anderen Regionen des Organismus. Der Darm hat im wahrsten Sinne mehrere Lecks wie ein sinkendes Schiff. Wir bezeichnen dies als „Leaky Gut-Syndrom". Hinzu kommt, dass ein leckender Darm nicht mehr genügend

Immunzellen produzieren kann. Die Folge ist eine Schwächung des Immunsystem. Der Teufelskreis beginnt.

Eine Stuhlanalyse gibt Auskunft über die Beschaffenheit der Darmflora. Erniedrigtes IgA und erhöhtes Alpha-1-Antitrypsin deuten auf ein „Leaky-Gut-Syndrom" hin.

Die Säurequellen

Neben einer fehlbesiedelten Darmflora gibt es zahlreiche weitere Säurequellen. Unser Organismus wird mit Säuren regelrecht überflutet. Einen Großteil an Säuren nehmen wir mit der Nahrung auf. Mineralstoffe und somit Basen sind in unserer Nahrungsmitteln eher Mangelware, auch wenn man sich bewusst ernährt.

Für das Mobilisieren und Neutralisieren der abgelagerten Säuren benötigt unser Organismus Basen, besonders geeignet sind basische Mineralstoffe. Da jedoch unsere eigenen Mineralstoffreserven von den Säuren aufgebraucht werden und unsere Nahrung zunehmend mineralstoffärmer wird, müssen sie zusätzlich von außen zugeführt werden. Hier eignen sich basische Mineralstoffpräparate. Auch mineralstoffreiche Lebensmittel sind Basenbildner (Gemüse, Kräuter und Obst). Tierische Eiweiße dagegen werden sauer verstoffwechselt, was die tierischen Lebensmittel zu starken Säurebildnern macht.

Zusammenfassung

Vielen chronischen Krankheiten liegen eine Reihe erkennbare und immer wiederkehrende Ursachen zugrunde. Da die unser Leben kontrollierenden Systeme alle miteinander vernetzt sind und sich gegenseitig beeinflussen, ist es ganz entscheidend für Gesundheit und Krankheit, wie der Zustand der Grundregulation ist. Sie nährt die Zellen und entsorgt die Abfallprodukte. Sie reguliert das „Zelle-Milieu-System", steht im Zentrum aller Entzündungs- und Abwehrvorgänge und ist somit an fast allen Krankheiten beteiligt.

Will man also erfolgreich Krankheiten heilen und nicht nur wie die Schulmedizin überwiegend Symptome behandeln, dann muss die

Regeneration dieses Systems von Anfang an im Fokus stehen.

Sechs Schritte sind hierzu erforderlich:

- ✓ Mobilisieren und Neutralisieren abgelagerter Säuren mit basischen Mineralstoffen
- ✓ Fördern der Ausscheidung von Säureschlacken
- ✓ Unterstützen der Neutralisierungs- und Ausscheidungsvorgänge und Stabilisieren des Stoffwechsels mit Zeolithen (vulkanische Mineralstoffe).
- ✓ Sanieren und Stärken der Darmflora mit pre- und probiotischen Bakterienkulturen
- ✓ Nahrungsergänzung mit Vitaminen, Mineralstoffen, Spurenelementen und sekundären Pflanzenstoffen
- ✓ Eliminierung von Umweltgiften mit Chelaten

Das Entsäuerungsprogramm der Klinik St. Georg

Die Übersäuerung des Organismus ist ein zunehmendes Problem unserer Zivilisation. Falsche Ernährung, Umweltgifte, chronische Entzündungen, Stress etc. sind die häufigsten Ursachen. Ein chronisch übersäuerter Körper ist in seiner Regulationsfähigkeit massiv eingeschränkt. Daraus resultieren viele chronisch-degenerative Erkrankungen, unter anderem auch Krebs, daher ist eine „Entsäuerung" am Anfang einer erfolgreichen Therapie unabdingbar. Die Entsäuerungstherapie sollte sehr ernst genommen werden, da sie ein wesentlicher Schlüssel zum Erfolg ist.

Wie erkennt man eine chronische Übersäuerung?

Durch eine pH-Messung (in Speichel, Urin, Blut) und mit Hilfe von Geräten (CRS-Testung).

Medikamente zur Entsäuerung:

1. Entsäuerungs-Kapseln (3 x täglich 2 Kapseln)
2. Darmreinigungs-Kapseln (3 x täglich 2 Kapseln)
3. Rechtsregulat (3 täglich x 1 Teelöffel)

4. Zeolith (Naturalith) (3 x täglich 2 Kapseln)
5. Pre- und Probiotik
6. Basenbäder (3 x wöchentlich, min. 45 Minuten)
7. Erfolgskontrolle durch regelmäßige pH-Messung.

Literatur

„Natural zeolite clinoptilotlie: New adjuvent in anticancer therapy". Journal of Molecular Medicine (2001), S. 708 – 720, Springer Verlag

„Anticancer and Antioxidative Effects of Micronized Zeolite". Anticancer Research (2003), Vol. 23

B. Kulinski/I.v. Lunteren: „Neue Chancen zur natürlichen Vorbeugung und Behandlung von umweltbedingten Krankheiten", Lebensbaum Verlag 1998

Droy, M. T.; Drouet, Y. et al.: « La filance: nouvelle approche de l'agression intestinale et de sa therapeutique », Castroenteroi. Clin. Biol., 9, (1985), S. 119 – 121

Rocher, P. : « Les zeolithes naturelles ». Geachronique 34 (1990), S. 13 – 17

Gloxhuber, C. et al.: « Zeolithe A (a phospatie Substitute for detergents): toxicological investigation ». Food Chem. Toxicol, 21, (1983), S. 209 – 220

Rivera-Garza, M. et al.: « Microporous and Mesoporous Mater ». 39 (2000), S. 431 ff.

Lam, A. et al. : « Microporous and Mesoporous Mater ». 23 (1998), S. 247 ff.

Rivera, A. et al. : « Microporous and Mesoporous Mater ». 40 (2000), S. 173 ff.

Chronische Übersäuerung: Wenn wir sauer sind!

Die gesundheitlichen Folgen einer chronischen Übersäuerung und wie wir mit einer basischen Ernährung gegensteuern können.

Die Abkürzung pH steht für den lateinischen Begriff potentia hydrogenii, was so viel heißt wie Potenz der Wasserstoff-Ionen-Konzentration. Damit bezeichnet man den Konzentrationsfaktor der Wasserstoff-Ionen in einer Substanz oder Lösung.

Der Wert durchläuft eine logarithmische Skala von 0 bis 14. Höhere Werte bedeuten, dass eine Substanz stärker zum basischen Spektrum neigt und somit ein größeres Potential zur Aufnahme von Wasserstoff-Ionen besitzt. Niedrigere Werte weisen auf den sauren Bereich hin, in dem weniger Potential für die Aufnahme von Wasserstoff-Ionen vorhanden ist.

Selbst bei der chronischen Übersäuerung eines Körpers sinkt der pH-Wert im Blut nicht unter die Schwelle von 7,36 - also einen Wert, der noch im basischen Bereich liegt. Das kommt daher, dass die entsprechenden Puffersysteme des Blutes den pH-Wert konstant halten. Dennoch ist bei einem ständig zu hohen Säurespiegel der Körper stark belastet.

Die Puffersysteme arbeiten auf Hochtouren

Bei einer latenten Übersäuerung reichen die Basen im Körper auf Dauer nicht aus, um das Säuren-Basen-Gleichgewicht aufrecht zu erhalten. Deshalb arbeiten die Puffersysteme auf Hochtouren. Dazu gehören neben den wichtigen Puffersystemen im Blut auch die Lunge und die Nieren (Bikarbonatpuffer), die Haut (Ausscheidung von saurem Schweiß), die Knochen (Loslösung von basischen Phosphaten und Kalzium) und der Darm (Ausscheidung von Säuren), um das Gleichgewicht wieder herzustellen.

Durch die vermehrte Pufferarbeit des Organismus kommt es an sehr unterschiedlichen Stellen zu Problemen. Man spricht in dem

Zusammenhang auch von einer Verschlackung des Binde- bzw. Bindezwischengewebes, dem sog. Pischinger Raum oder der Matrix. Hier nämlich werden Säuren, die bei der Verstoffwechselung unserer Nahrung entstehen, zwischengelagert und später abtransportiert.

In einem gesunden menschlichen Körper entstehen aber nur so viele Schlacken, wie Bindegewebsflüssigkeit, Lymphe, Blut und Ausscheidungsorgane zusammen entfernen und neutralisieren können. Beispielsweise wird Knochensubstanz abgebaut, das geschieht, weil für die Neutralisation der Säuren vermehrt basische Mineralsalze, insbesondere Kalzium und Phosphat, aus den Knochen gelöst und in das Blut abgegeben werden. So entsteht unter Umständen eine Osteoporose. Auch Muskelschmerzen, Myagelosen (Verhärtungen in der Muskulatur) lassen sich häufig auf einen erhöhten Säuregehalt zurückführen. Diese chronische Übersäuerung kann zu Schmerzen und Bewegungseinschränkungen der sogenannten Fibromyalgie führen.

Übersäuerung fördert Entstehung und Aufrechterhaltung vieler Erkrankungen

Unsere industrialisierte und zum großen Teil auf tierischen Produkten basierende Ernährung führt dazu, dass dieser Prozess eines ausgeglichenen Säure-Basen-Haushalt aus dem Gleichgewicht gerät: Viele Menschen schleppen daher permanent Stoffwechselschlacken mit sich herum, meist über Jahre und Jahrzehnte hinweg. Kein Wunder, dass sich dies irgendwann rächt und es zu gesundheitlichen Einbußen kommt. Sie reichen von leichten Befindlichkeitsstörungen bis hin zu schweren Erkrankungen.

Eine chronische Übersäuerung kann also, wenn die latente Übersäuerung über Jahre anhält, im Körper zu einer ungünstigen Stoffwechsellage führen, was die Entstehung vieler Erkrankungen begünstigt wie beispielsweise Allergien, Arteriosklerose, Diabetes, Gallensteine, Gicht, Koronare Herzkrankheit, Magen-Darm-Geschwüre, Migräne, Myogelosen oder Muskelverhärtungen, Neurodermitis, Nierensteine, Osteoporose, Rheumatische Arthritis, chronische Schmerzen und Krebs.

Falsche Ernährung und Bewegungsmangel

Zu den unterschiedlichen und teilweise schwerwiegenden Erkrankungen kommt es insbesondere durch ein Zuviel an säureproduzierenden Nahrungsmitteln, Alkohol und Nikotin bei gleichzeitigem Bewegungsmangel.

Bei Bewegung und Sport verstärkt sich die Atmung. Dadurch wird vermehrt Kohlensäure abgeatmet und so der Säurespiegel reduziert. Bei Bewegungsmangel kommt es deshalb leichter zu einer Übersäuerung insbesondere dann, wenn gleichzeitig zu viele säurehaltige Nahrungsmittel gegessen werden.

Übersäuernde Nahrungsmittel

Zu den Nahrungsmitteln, die eine Übersäuerung fördern gehören:

- Fleisch
- Innereien
- Fisch
- Käse
- Eiweiß
- Hülsenfrüchte
- Süßigkeiten
- Zucker
- Alkohol
- Kaffee
- Teigwaren und
- Fette.

Die gute Nachricht

Man kann etwas gegen die chronische Übersäuerung tun! Dazu muss eine Azidose aber erst einmal diagnostiziert werden. Das ist gar nicht so kompliziert wie man vielleicht denkt. Ein wertvoller Hinweis darauf, ob eine Übersäuerung vorliegt, gibt der Urin-pH-Wert. Dazu besorgt man sich Messstäbchen (pH-Papier) aus der Apotheke und prüft mehrere Tage hintereinander mehrmals am Tag den Urin pH-Wert. Bei einem gesunden Stoffwechselgeschehen unterliegt der pH-Wert Schwankungen, die normal sind:

Gegen 10 Uhr, 16 Uhr, 22 Uhr und 4 Uhr liegt er im basischen Bereich – weil der Körper Basenstoffe ausschüttet, um die Säuren zu neutralisieren. Sauer hingegen ist er gegen 7 Uhr, 13 Uhr, 19 Uhr und 1 Uhr – wobei die Uhrzeiten nur Richtwerte sind, die sich, je nach Ihren Essenszeiten, verschieben können. Ideal wäre es, wenn der erste Morgenurin einen pH-Wert von 7,35 bis 7,5 aufweist.

Bei Werten unter 6,5 sollten Sie der Übersäuerung entgegensteuern und bei Werten unter 5 auf jeden Fall einen Arzt konsultieren.

Basenspendende Nahrungsmittel

Um eine Übersäuerung zu vermeiden, ist es ratsam, weniger säurebildende Lebensmittel zu essen und die Zufuhr basischer Lebensmittel zu erhöhen. Wichtigstes Instrument zur Wiederherstellung des Säure- und Basengleichgewichts ist eine Ernährung mit viel frischem Obst und Gemüse.

Aber Vorsicht: Die Annahme Obst sei sauer, weil es sauer schmeckt, ist falsch. Bei den Nahrungsmitteln kommt es auf den pH-Wert an, nicht auf eine subjektiv empfundene Säure einer Frucht. Es kommt also nicht darauf an, ob der Apfel sauer schmeckt, sondern wie er wirkt, nachdem er verdaut wurde! Ein Apfel wirkt nämlich basenbildend.

Das gilt auch für Gemüse wie Kartoffeln, Brokkoli, Blumenkohl, Spargel, Brech- und weiße Bohnen, Wirsing, Spinat, Fenchel, Sellerie, Zwiebeln, Rote Rüben, Rettich, reife Bananen, Mandarinen, getrocknete Feigen. Hagebutten und Soja-Produkte gelten als besonders empfehlenswert.

Daneben gibt es Gemüse und Früchte, vor allem Beeren, die schwach bis mittelstark basisch wirken oder neutral sind. Meiden sollten Sie dagegen tierische Produkte, sowie Erdnüsse und aus Auszugsmehl gefertigtes Brot. Hier ist Vollkornbrot empfehlenswerter. Ersetzen Sie zudem tierisches durch pflanzliches Eiweiß.

Wenn man darüber hinaus für regelmäßige Bewegung an der frischen Luft sorgt, unterstützt man die gute Durchblutung des Gewebes und den Entschlackungsprozess ebenfalls. Eine Übersäuerung ist dann bald kein Thema mehr.

Allgemeine Ernährungsempfehlungen für einen ausgeglichenen Säure-Basenhaushalt

Reduzieren Sie Zucker, Weißmehl, Kaffee, Alkohol, Cola und alle Limonaden, Schokolade, Süßigkeiten, Wurst und Fleisch, denn dies sind Säurebildner. Greifen Sie zu Kartoffeln, Sahne, Mandeln, Trockenfrüchte (außer geschwefelten Früchten), Obst, Gemüse. Zu den basenspendenden Nahrungsmitteln gehören auch Blatt- und Wurzelgemüse, Kartoffeln, Obst, Wildkräuter, Gewürzkräuter, Wasser ohne Kohlensäure.

Zur Regulierung des Säure-Basen-Haushaltes sind auch Kräutertees, basische Mineralwasser und Heilwassersorten geeignet, sowie auch verschiedene Basenpulver wie beispielsweise die Entsäuerungskapseln von Euro Nutrador B.V.

Wer viel unter negativem Stress leidet und diesem auch nicht ausweichen kann oder will, sollte ein geeignetes Entspannungsverfahren erlernen. Denn auch Stress macht den Körper sauer!

Natriumbicarbonat

Ein wichtiges Heilmittel in der Onkologie: Natriumbicarbonat bietet ein hervorragendes Beispiel für die Art von Medizin, die wir in der Klinik St. Georg bevorzugen.

Natriumbicarbonat ($NaHCO_3$, auch bekannt als doppelkohlensaures Natron, Backsoda oder "Bullrich-Salz") wird jeden Tag in jedem Krankenhaus der Welt verwendet, weil es therapeutisch sehr wirksam und gleichzeitig sicher ist.

Die meisten Ärzte überrascht es, dass die von uns verwendeten Heilmittel nicht nur aus pharmazeutischen Medikamenten, sondern auch aus hochkonzentrierten Nährstoffen beziehungsweise Naturstoffen bestehen. Aber neben Natriumbicarbonat können auch Magnesiumchlorid, Jod, Selen, Vitamin C und Glutathion eingesetzt werden, um den klinischen Verlauf von Krebs, Diabetes und eine Reihe anderer Krankheiten positiv zu beeinflussen. Diese Substanzen zeichnen sich durch eine Wirksamkeit aus, die mit allopathischen Medikamenten nur schwer erreicht werden können. Miteinander kombiniert schaffen sie die Grundlage einer neuen Medizin, die humane Behandlungsformen wieder in den Mittelpunkt der Therapie stellt.

Spätestens wenn ein junger Arzt auf der Intensivstation oder in der Notfallaufnahme einer Klinik zu arbeiten beginnt, lernt er, dass Bicarbonat Leben retten kann. Bicarbonat herrscht über die zentrale biologische Lebensachse – das pH-Puffersystem – und damit über die relative Alkalität der Körpergewebe. Die Zufuhr von Bicarbonat dient zur Normalisierung des pH-Wertes.

Natriumbicarbonat - eine mineralische Substanz

Bicarbonat ist anorganisch, sehr basisch und wie viele andere mineralische Substanzen unterstützt es eine lange Liste biologischer Funktionen. Natriumbicarbonat ist gerade deshalb eines der wirksamsten Medikamente, weil es für die Physiologie des Lebens und der Gesundheit von fundamentaler Bedeutung ist.

Bicarbonat ist so nützlich und elementar, dass sogar die Spermien es benötigen, um durch den Zervikalkanal das Ei im Uterus zu befruchten. Bicarbonat-Ionen wirken als Puffer, die im Blut und in anderen Körperflüssigkeiten den normalen Säurespiegel (pH-Wert) aufrecht erhalten. Durch Messung des Bicarbonatspiegels lässt sich die Azidität des Blutes und der Körperflüssigkeiten feststellen. Der Wert hängt von der Ernährungsweise, von eingenommenen Medikamenten sowie der Funktion der Nieren und der Lunge ab. Der normale Serumwert für Bicarbonat beträgt 22 - 30 mmol/l (Millimol/Liter).

Die Bicarbonat-Versorgung wird üblicherweise in Zusammenhang mit dem Test auf andere Blutelektrolyte untersucht. Störungen im normalen Bicarbonat-Haushalt können auf Krankheiten zurückzuführen sein, welche die Atem- und Nierenfunktion, den Stoffwechsel oder die Bauchspeicheldrüse betreffen.

Wenn Bicarbonat fehlt ...

Bicarbonatmangel ist die weltweit am häufigsten übersehene Gesundheitsstörung. Probleme, die mit einer Verschiebung des pH-Werts in den sauren Bereich (also einem relativen Mangel an Bicarbonationen) in Zusammenhang stehen, fordern ihren Tribut an der menschlichen Gesundheit. Denn je saurer der Mensch ist, desto mehr gesundheitliche Probleme treten auf. Jede biochemische Reaktion ist pH-sensibel!

Beim normal funktionierenden Krebszyklus in den Mitochondrien der Zelle beispielsweise entsteht als Nebenprodukt CO_2. Wird der Krebszyklus gestört, wie es häufig in Krebszellen der Fall ist, gestört, führt das nun fehlende CO_2 zu einem Mangel, und dieser Mangel stört wiederum beide Seiten des pH-Gleichgewichtssystems. Eine mangelnde CO_2-Produktion kann also beide Seiten des Säure-Basen-Gleichgewichts negativ beeinflussen.

Eine solche Dysfunktion tritt normalerweise auf, wenn die Gewebe zu einem anaeroben Stoffwechsel neigen wie beispielsweise

Krebsgewebe. Durch die so entstehende Milchsäure kommen H^+ Ionen und andere assoziierte Stoffe vermehrt vor.

Die meisten Ernährungsformen der heutigen Zeit sorgen für ungesunde saure pH-Werte. Ein unausgewogenes pH-Niveau stört die zellulären Aktivitäten und Funktionen – und das immer mehr, je tiefer der pH-Wert absinkt. Ein pH-Wert im extrem sauren Bereich führt zunächst zu einer Beeinträchtigung der Zellen und schließlich zu ernsthaften Gesundheitsproblemen wie Krebs, kardiovaskulären Erkrankungen, Diabetes oder Osteoporose.

Es ist also eine Tatsache, dass biologisches Leben am besten in einem nicht sauren, also alkalischen Milieu funktioniert. Das spricht für die Nützlichkeit von Bicarbonat in der Therapie chronisch Kranker.

Der körpereigene Bicarbonatspiegel bleibt bis zum Alter von 45 Jahren einigermaßen konstant. Danach fällt er linear um etwa 18 Prozent, bis der Mensch 90 Jahre oder noch älter ist. Parallel zu dieser Entwicklung treten im Allgemeinen degenerative Erkrankungen wie Diabetes oder Bluthochdruck bei Erwachsenen ab 45 Jahren auf und häufen sich bis ins hohe Alter. Der Bicarbonatmangel im Blut beeinträchtigt den Blutfluss und erschwert es dem Körper, die ständige Säureproduktion zu steuern und Säureabfallprodukte auszuscheiden. So entwickeln sich viele säurebedingte degenerative Störungen wie Bluthochdruck, Herzkrankheiten, Blutgerinnsel, Schlaganfall, Diabetes, Refluxerkrankung, Osteoporose, Gicht, Krebs und viele andere. Auch die Alzheimersche Krankheit ist nichts anderes als eine voranschreitende Übersäuerung des Gehirns.

Alle diese Krankheiten lassen sich auf systemische Azidose, das heißt eine unzureichende Versorgung des Blutes mit Bicarbonat zurückführen. Verfügt aber der Körper über ein ausreichendes Maß an Bicarbonaten, so kann er der Toxizität chemischer Einflüsse besser widerstehen. Angesichts all der Chemikalien und Schwermetalle sowie der zunehmenden radioaktiven Strahlung, der wir in unserer Umwelt ausgesetzt sind, darf das nicht unterschätzt werden.

Natriumbicarbonat erweist sich bei Überdosierung vieler chemischer und pharmazeutischer Mittel als wirksam, weil es die kardiotoxischen und neurotoxischen Wirkungen solcher Substanzen aufhebt. Bicarbonat Ionen schaffen die Voraussetzungen für einen verbesserten Glukosetransport über die Zellmembranen und lassen Magnesium in die Mitochondrien gelangen. Sie erzeugen das für die Aufrechterhaltung der Enzymaktivität und der Bauchspeicheldrüsensekretion in den Darm notwendige basische Milieu und sind daher für die Behandlung von Pankreatitis von Nutzen. Sie neutralisieren auch die für chronisch entzündliche Vorgänge erforderlichen sauren Bedingungen. Bicarbonat Ionen modifizieren auch die sauren Bedingungen von Osteoklasten in den Knochen sowie Synovialzellen von Typ-A in den Gelenken. Durch die entsprechende Entsäuerung fördert Bicarbonat beispielsweise den Behandlungserfolg bei Osteoporose, Osteoarthritis und sogar Knochenkrebs.

Der pH-Wert sollte in der Medizin stärker berücksichtigt werden, insbesondere wenn es um Heilung und Gesundheit geht.

Ich empfehle aluminiumfreie, natürliche Natriumbicarbonat-Produkte für

- konzentrierte medizinische Bäder „Basenbäder"
- orale Einnahme (Entsäuerungs-Kapseln)
- Inhalationen
- Einläufe bei entzündlichen Darmerkrankungen und natürlich die
- intravenöse Verabreichung, die sog. „ProcainBaseninfusion" in speziellen, medizinisch indizierten Fällen.

Saurer Tod vs. basisches Leben

Praktisch alle degenerativen Erkrankungen wie Krebs, Herzkrankheiten, Arthritis, Osteoporose, Nieren und Gallensteine oder Zahnverfall stehen mit einer Übersäuerung des Körpers in Zusammenhang. Hat der Arzt der Krankheit einen Namen gegeben, heißt das noch lange nicht, dass man sie auch behandeln kann, zumindest, wenn man dem allopathischen Paradigma folgt. Die Patienten gewinnen zwar mehr Vertrauen, wenn man ihnen genau sagen kann, was mit ihnen nicht in Ordnung ist. Doch der Name einer Krankheit sagt wenig bis gar nichts über ihre Ursache oder die Behandlungsmöglichkeiten aus. Der Körper muss sich selbst heilen. Und auch Krebspatienten müssen verstehen, dass nichts auf der Welt Krebs behandeln oder heilen kann, wenn die der Krebsentstehung zugrunde liegende Ursache nicht beseitigt wird.

Vielen Ärzten mag dieses Konzept unbekannt sein, weshalb sie leicht in die Falle tappen und meinen, ihr chirurgischer Eingriff, ihr Medikament oder ihre Therapie hätten die Krankheit beseitigt. In Wahrheit bestehen die Ursachen weiter fort.

Bei allen Krankheiten den pH-Wert messen

Daher ist es wichtig, bei allen Krankheiten den pH-Wert zu messen. Bringt man nämlich die Körperchemie eines Menschen wieder in die richtige biologische Norm, dann verfügt der Körper über genug Energie, um sich selbst zu heilen. Nichts kann dabei besser helfen als die Wiederherstellung eines gesunden pH-Wertes.

Bei hoher Azidität durchlaufen Proteine sowohl in vivo (im lebenden Organismus) als auch in vitro (im Reagenzglas) bestimmte Veränderungen. Tatsächlich wirkt der pH-Wert als Hauptregulator, der die meisten zellulären Prozesse steuert. Es ist eine Lehrweisheit, dass das pH-Gleichgewicht maßgeblich zum biochemischen Gesamtgleichgewicht des menschlichen Körpers beiträgt.

Die Abkürzung pH steht für den lateinischen Begriff potentia hydrogenii, was so viel heißt wie Potenz der Wasserstoff-Ionen-Konzentration. Damit bezeichnet man den Konzentrationsfaktor der Wasserstoff-Ionen in einer Substanz oder Lösung. Der Wert durchläuft eine logarithmische Skala von 0 bis 14. Höhere Werte bedeuten, dass eine Substanz stärker zum basischen Spektrum neigt und somit ein größeres Potential zur Aufnahme von Wasserstoff-Ionen besitzt. Niedrigere Werte weisen auf den sauren Bereich hin, in dem weniger Potential für die Aufnahme von Wasserstoff-Ionen vorhanden ist.

Dem pH-Wert kommt deshalb eine so große Bedeutung zu, weil er für die Geschwindigkeit der biochemischen Reaktionen im Körper verantwortlich ist. Er steuert die Enzymaktivität und regelt die Geschwindigkeit der elektrischen Signale – je höher (basischer) der pH-Wert einer Substanz oder Lösung ist, umso stärker ist ihr elektrischer Widerstand. Bei einem höheren pH-Wert bewegen sich die elektrischen Signale also langsamer durch den Körper. Einem pH-Wert im sauren Bereich lassen sich die biochemischen Attribute heiß und schnell zuordnen, einem basischen pH-Wert die Attribute langsam und kühl.

Ändert sich der pH-Wert, so kommt es zu tiefgreifenden Auswirkungen auf den gesamten Körper. Sogar die Gene reagieren unmittelbar auf den externen pH-Wert. Deutliche Veränderungen in diesem Bereich beeinflussen nicht nur die Form der Enzyme, sondern auch die Form beziehungsweise die Ladungscharakteristika des Substrats.

Rutscht der pH-Wert zu weit in den sauren Bereich, kann das Substrat sich entweder nicht an die aktive Stelle binden oder es findet keine Katalyse statt. Erhöhter oxidativer Stress ist direkt proportional mit dem Absinken des pH-Wertes ins Saure. Dies gefährdet besonders die Mitochondrien.

In der Epigenetik, die langsam eine größere Bedeutung gewinnt als die Genetik selbst, kann gezeigt werden, dass beispielsweise die Ernährungsweise oder das Rauchen das Genverhalten stärker beeinflussen als erbliche Einflüsse. Jedes Enzym funktioniert nur in einem recht eng gesteckten pH-Rahmen. Bei einem bestimmten pH-Wert (dem „optimalen pH-Wert") entfaltet es die stärkste Aktivität. Veränderungen des pH-Wertes können intra- und intermolekulare Bindungen schaffen oder aufbrechen und damit die Form und in der Folge die Wirkrichtung eines Enzyms umgestalten. Alle unsere Körperzellen benötigen also einen ausgeglichenen pH-Wert, um optimal funktionieren zu können. Werden sie zu sauer oder zu basisch, laufen chemische Reaktionen wie Enzymaktivität, Zellreparatur oder zelluläre Reproduktion in beeinträchtigter Form ab.

Beim Blut verhält es sich etwas anders. Während der Rest des Körpers auch außerhalb der optimalen pH-Zone weiterhin funktioniert, kann

Blut das nicht. Der pH-Wert unseres Blutes liegt zwischen 7,3 und 7,5 - also im basischen Bereich der pH-Skala. Verlässt es diesen Bereich, dann sterben Sie!

Was passiert, wenn Sie sauer sind?

Wenn eine Übersäuerung einsetzt, beginnt im Blut die sogenannte Geldrollenbildung. Das kann man sehr schön im Dunkelfeldmikroskop sehen. Dabei stapeln sich die roten Blutkörperchen wie Centstücke in einer Geldrolle.

Die Aufgabe der roten Blutkörperchen besteht darin, Sauerstoff und Nährstoffe durch den Körper zu transportieren und Abfallstoffe zu beseitigen. Wenn sie sich in der genannten Weise übereinanderstapeln, können sie das nur noch eingeschränkt erledigen. Die Abfallbeseitigung funktioniert nicht und nicht zuletzt auch deshalb nur noch eingeschränkt, weil die roten Blutkörperchen aufgrund der Geldrollenbildung zu wenig Oberfläche besitzen. In dieser Situation ist der Patient oft müde und versucht durch viel Essen den Energiemangel auszugleichen. Doch zusätzliche Proteine und Kohlenhydrate führen durch weitere Übersäuerung zu noch stärkerer Geldrollenbildung. Unter diesen Umständen bleiben die weißen Blutkörperchen in der Regel kleiner und weniger aktiv, was zu einer Schwächung des Immunsystems führt, der Patient wird leichter krank.

Wenn also der pH-Wert des Blutes zu weit im sauren Bereich liegt, kann Sauerstoff sich nicht an die roten Blutkörperchen binden. Selbst wenn man reinen Sauerstoff einatmet, kann dieser wegen des zu hohen Säuregehalts im Blut von den roten Blutkörperchen nicht richtig aufgenommen werden, weil es chemisch unmöglich ist. Das Blut muss einen normalen pH-Wert aufweisen und dieser liegt bei etwa 7,4. Der noch vorhandene Restsauerstoff in den säuregeschädigten roten Blutkörperchen wird ihnen allzu schnell von den erstbesten nach Sauerstoff lechzenden Zellen abgenommen. Der Sauerstoff kann in einer solchen Situation nicht in die tieferen Körperregionen vordringen, wo er dringend benötigt würde.

Der Biochemiker und Nobelpreisträger Otto Warburg hat zeigen können, dass gesunde Zellen dazu tendieren, sich in Krebszellen umzuwandeln, wenn die Sauerstoffsättigung um nur 35 Prozent gesenkt wird.

Wegen des sauren pH-Wertes im sauerstoffarmen Gebiet wird auch das Kohlenstoffdioxid nicht mehr effizient transportiert, es lagert sich in den Geweben ab und führt dort zum Zelltod. Ein saures Milieu gilt als Voraussetzung für die Produktion großer Mengen an freien Radikalen in den Körperzellen. Saure Bedingungen intensivieren die Bildung von freien Radikalen, die ja bekanntlich bei Zellschädigung und Zelltod eine Rolle spielen. Viele Erkrankungen sind auf eine zu hohe Radikalenbildung zurückzuführen, wie beispielsweise das Altern und Senilität, Erkrankungen von Gelenken, der Nieren, der Lunge und des Herzens.

Freie Radikale sind aber auch an der Entstehung von Krebs und deren Metastasierung beteiligt. Man kann davon ausgehen, dass Menschen der westlichen Welt aufgrund ihrer typischen Ernährungsweise ständig an einer latenten chronischen Azidose leiden, die vorhandene überschüssige Säure trägt erwiesenermaßen zu vielen Krankheiten und zum Alterungsprozess bei. Eine Azidose entsteht immer dann, wenn der Körper über nicht genügend Bicarbonat-Ionen (oder andere basische Verbindungen) verfügt, um die Säuren zu neutralisieren.

Eine Übersäuerung zu vermeiden ist auch deshalb für die Aufrechterhaltung optimaler Gesundheit wichtig, weil die Aktivitäten nahezu aller Enzymsysteme durch überschüssige Säuren beeinträchtigt werden. Ein saures Körpermilieu verändert nahezu alle Zell-, Organ- und Körperfunktionen. Es kommt zu Störungen der Homöostase und dadurch wird die Entstehung vieler chronischer Krankheiten begünstigt. Saure Bedingungen im Körper ändern auch die Nettoladungen der Proteinoberflächen und deren Wasserstoffbindungsfähigkeit. Mit zunehmender Übersäuerung heften sich Nebenketten saurer Aminosäuren an Proteine. Dadurch ändern sich die Ladungen der Proteinoberflächen. Diese Ladungsänderungen wirken sich sehr negativ auf die Proteinstabilität aus, welche wiederum die Funktionen von Enzymen und strukturellen Proteinen beeinflusst.

Einer der Hauptgründe für eine Übersäuerung liegt im übermäßigen

Konsum von Proteinen und Kohlehydraten. Untersuchungen haben gezeigt, dass Fleisch und Milchprodukte, die das Risiko einer Azidose erhöhen können, auch das Risiko an Krebs, besonders aber an Prostatakrebs zu erkranken, erhöhen. Mineralstoffmangel stellt einen weiteren Grund dar. Wer viel Protein und wenig Mineralien konsumiert, senkt seinen pH-Wert und steuert auf ein medizinisches Desaster zu.

Wenn Proteine im Körper aufgespalten werden, entstehen starke Säuren, wie Schwefelsäure, Phosphorsäure und Salpetersäure. Diese drei Säuren müssen über die Nieren ausgeschieden werden, denn die darin enthaltenen Substanzen Schwefel, Phosphor und Stickstoff können nicht in Wasser und Kohlenstoffdioxid zerlegt werden, wie das bei schwachen Säuren der Fall ist. Während sie die Nieren passieren, müssen sich diese starken Säuren mit einem Basismineral verbinden. Dadurch werden sie zu neutralen Salzen, die die Nieren nicht schädigen.

Der Körper versucht unter allen Umständen, die in den Körperzellen aus Kohlenstoffdioxid entstehenden Säuren zu neutralisieren. Das schnellste Enzym hierfür findet sich in unseren Zellen, wo es als Katalysator der raschen Produktion von Bicarbonat dient, das für die Neutralisierung von Säuren benötigt wird. Dieses Enzym, die Carboanhydrase, ist überall im Körper und in den meisten Zellen und Geweben anzutreffen. Die Carboanhydrase beschleunigt die Bildung von Bicarbonat-Ionen von eintausend auf eine Million pro Sekunde.

Es gibt grundsätzliche Regler, die Säuren aus dem Organismus befördern:

- ✓ die Protonenpumpe,
- ✓ die Gruppe der Natrium-Protonen-Austauscher,
- ✓ die Gruppe der Bicarbonat-Transporter und
- ✓ die Gruppe der Monocarboxylat-Transporter.

Das Bicarbonat-Transportsystem ist ein einfacher, doch essenziell wichtiger Teil der normalen Körperfunktionen. Daher dürfte es kaum überraschen, dass vielen Krankheiten ein gestörter Bicarbonat-Transport zugrunde liegt.

HCO_3- kann nicht durch die biologischen Membranen gelangen. Daher werden spezielle Plasmamembran-Bicarbonat-Transport-Proteine (Bicarbonat-Transporter) benötigt, die es dem HCO_3- ermöglichen, sich in die Zellen hinein und aus den Zellen heraus zu bewegen. Da es sich bei HCO_3- um eine Base handelt, induziert der durch die Bicarbonat-Transporter vermittelte Zufluss eine zelluläre Alkalisierung, während der Abfluss zur Azidifikation (Säuerung) führt.

Physiologisch betrachtet erfüllt das Bicarbonat-Transportsystem folgende Aufgaben:

> Regulierung des zellulären pH-Wertes,
> Regulierung des pH-Wertes im gesamten Körper,
> Regulierung des Zellvolumens und der Flüssigkeitssekretion,
> Entsorgung der im Körper anfallenden Hauptabfallprodukte (CO_2/HCO_3-).

HCO_3- gelangt mithilfe eines Na^+-HCO_3-Cotransporters (NBC) über die basolateralen Membranen in die Gefäßzellen, wobei man bisher von einem Transportverhältnis von 1 Na+ pro 2 - 3 HCO_3- ausging.

Neuere Studien zeigen, dass HCO_3- auch indirekt mittels CO_2-Permeation, d. h. Carboanhydrase, die Hydratisierung von HCO_3- und H+, transportiert werden kann, woraufhin H+ durch den Na+-H+-Austauscher und/oder die H+Pumpe aus der Zelle befördert wird. Da die Inhibition der Carboanhydrase bei den meisten Spezies die HCO_3--Sekretion um 60 - 80 Prozent senkt und andere lipidlösliche Puffer HCO_3-/CO_2 ersetzen können, spielen diese beiden Systeme für die Sekretion eine wichtige Rolle.

Im Darm erfüllt Bicarbonat zwei Funktionen: Es neutralisiert die in den Darm gelangende Magensäure und dient der Resorption von Wasser. Bicarbonat vermag Säuren vor allem deshalb zu neutralisieren, weil es in den von der Bauchspeicheldrüse in den Darm sekretierten Flüssigkeiten in besonders hoher Konzentration vorkommt (125 mmol/l).

Wenn wir Wasser trinken, das Natriumbicarbonat enthält, gelangen

Bicarbonationen in den Körper, die dabei helfen, die aus Kohlenstoffdioxid und anderen Stoffen in den Körperzellen entstandenen Säuren zu neutralisieren. Das zugeführte Bicarbonat unterstützt das täglich vom Körper selbst in den Nieren, im Gehirn, in der Bauchspeicheldrüse, in den roten Blutkörperchen und in anderen Geweben in großen Mengen erzeugte natürliche Bicarbonat.

Tatsächlich produzieren alleine die Nieren täglich etwa 250 Gramm Bicarbonat, um so die Säuren im Körper zu neutralisieren. Das Gehirn wiederum erzeugt jeden Tag etwa einen halben Liter Cerebrospinalflüssigkeit, die reichlich Bicarbonat enthält, und auch in der Bauchspeicheldrüse entstehen täglich etwa drei Liter bicarbonatreiche Bauchspeicheldrüsenflüssigkeit.

Energieschub durch einen hohen pH-Wert

Wer seinen pH-Wert erhöht, kann seinem Körper einen deutlichen Energieschub geben. Ein höherer pH-Wert hilft dem Immunsystem, Bakterien abzutöten. Zu diesem Ergebnis kam eine Studie von der Einrichtung The Royal Free Hospital and School of Medicine in London. Wir sollten das als Ansporn sehen, in der allopathischen Medizin künftig einen anderen, neuen Weg der Betrachtung und Behandlung von Krankheiten einzuschlagen. Wenn wir allein die grundlegende (pH-)Physiologie beachten und das Milieu vom Sauren ins Basische verschieben, tragen wir schon sehr viel zur Heilung von Krebs und anderen chronischen Krankheiten bei.

Das pH-Gleichgewicht im menschlichen Blutkreislauf ist das wichtigste biochemische Gleichgewicht!

Die Intensivmedizin ist die einzige medizinische Disziplin, in der der pH-Wert ernst genommen wird: Auf Intensivstationen wird häufig der pH-Wert des arteriellen Blutes gemessen, denn daran lassen sich die Veränderungen des Blut-pH-Wertes gut ablesen. Die Azidose ist eine gravierende Störung, die auf der Intensivstation eine sofortige Reaktion verlangt. Das Mittel der Wahl ist dort natürlich Natriumbicarbonat.

Chronische Azidose und die Behandlung von Tumoren durch eine allgemeine Veränderung des pH-Wertes im Körper vom Sauren hin zum Basischen

Ein saures Milieu verändert praktisch alle Zellen und Körperfunktionen und trägt wesentlich zur Alterung und Entwicklung von Krankheiten bei. Die Neutralisierung der schädlichen sauren Bedingungen im Körper durch Carbonatsedimente und Bicarbonatlösungen kann vielleicht als Erklärung dafür dienen, warum manche Tiere und Menschen länger leben und sich besserer Gesundheit erfreuen.

Die Ozeane der Welt sind basisch. Sie enthalten Carbonatsedimente, Bicarbonat-Ionen und hohe Konzentrationen von Calcium- und Magnesium-Ionen. Wir wissen, dass unser basisches Blut eine ganz ähnliche Zusammensetzung aufweist wie Meerwasser und vergleichbare Eigenschaften besitzt. Aus diesem Grund konnten Militärärzte während des Zweiten Weltkrieges, denen keine medizinischen Hilfsgüter mehr zur Verfügung standen, erfolgreich sauberes Meerwasser anstelle von Blutserum verabreichen.

Menschen, die in Gegenden mit einem relativ hohen Anteil an Bicarbonat- und sonstigen Mineral-Ionen im Trinkwasser wohnen, sind gesünder und leben länger. Zahlreiche andere Untersuchungen von Fachleuten belegen, dass Menschen dann länger leben (und insbesondere nur selten von Herzkrankheiten befallen werden), wenn sie in Gegenden beheimatet sind, in denen das Trinkwasser einen relativ hohen Gehalt an Calcium- oder Magnesium-Ionen aufweist.

Je mehr sich der pH-Wert dem Bereich zwischen 7,35 – 7,45 annähert, desto stärker verbessern sich Gesundheit und Wohlbefinden und unsere Fähigkeit, Krankheiten zu widerstehen. Wenn wir sehr saure oder verarbeitete Lebensmittel zu uns nehmen oder solche, die eine allergische Reaktion in unserem Verdauungssystem auslösen, kann der Körper die Nährstoffe nicht richtig aufnehmen. Stattdessen erreicht ein Teil der Nahrung als saurer Abfall den Blutkreislauf. Ein anderer Teil bleibt als unverdauter, faulender Rest im Darm zurück, wo er für die Freisetzung weiterer Säuren sorgt, die ebenfalls in den Blutkreislauf gelangen.

Alles in allem ergibt sich eine allgemeine Degeneration, die einer Krebserkrankung oder der Wiederkehr einer solchen den Boden bereitet. Funktioniert die Verdauung nur mangelhaft, entsteht ein ideales Milieu für Bakterien und Pilze – und dort, wo sich Schadstoffe ansammeln, lässt eine Entzündung nicht lange auf sich warten. Den Säuregrad im Körper kann man durch richtige Ernährung und Nahrungsergänzungsmittel reduzieren. Saure pH-Werte im Blut, die mit einer Ansammlung toxischer Säureabfälle einhergehen (Azidose), sind (außerhalb der Notaufnahmen) leider wenig bekannt, schaffen aber eben auch im Alltag ein schädliches Milieu, in dem Krebs und andere chronische Erkrankungen entstehen können.

Wenn der pH-Wert im sauren Bereich liegt, führt dies zu einer schleichenden, von Tag zu Tag voranschreitenden Verbrennung der Reserven unseres Körpers. Wenn Sie jedoch täglich für die Aufrechterhaltung eines basischen pH-Wertes sorgen, kann sich der Körper regenerieren, die notwendigen Reparaturen durchführen, sich verjüngen und auch weiterhin jung bleiben.

Ja, das langsame Altern ist tatsächlich in hohem Maß auf das allmähliche Abgleiten des pH-Wertes in den sauren Bereich zurückzuführen. Der pH-Wert in unserem Körper reguliert Atmung, Kreislauf, Verdauung, Ausscheidung, Hormonproduktion und Immunabwehr.

Die erste Verteidigungslinie, die unser Körper gegen Unwohlsein, Krankheit und Alterung stellt, ist der pH-Wert des Blutes, und diesen können wir mithilfe von Natriumbicarbonat sehr rasch erhöhen. Aus diesem Grund kommt es so oft im Krankenhaus zum Einsatz. Auch gegen grippale Infekte lässtes sich hervorragend einsetzen, denn es schaltet das Immunsystem auf Turbomodus. Der Körper gedeiht bei einem leicht basischen Blut-pH-Wert von etwa 7,4 am besten. Wird dieser Wert für längere Zeit unterschritten, beginnen degenerative oder sogar akute infektiöse Erkrankungen den Körper in Mitleidenschaft zu ziehen.

Der kranke Darm

Ist der Darm krank, beispielsweise durch Pilzbefall, eine gestörte Darmflora oder durch festklebende Giftstoffe, wird das Immunsystem geschädigt. Der Mensch wird krank.

Das Immunsystem befindet sich zu über 80 Prozent im Darm und im Lymphsystem. Ein intaktes Immunsystem kann Parasiten und Pilzen effektiv entgegenwirken, wenn kein ungünstiger Nährboden in Form von Darmschlacken und anderen Altlasten vorhanden ist. Ein solcherart gestörtes Darmmilieu entsteht durch ein Ungleichgewicht zwischen gesunden und krankmachenden Bakterien.

Ursachen für eine Störung des Darmmilieus:
- Fehlernährung, Antibiotika
- Konservierungsmittel (fast alle Fast-FoodProdukte sind hochgradig konserviert)
- Antibabypille
- Schmerzmittel und Rheumamedikamente
- Amalgam
- Psychische Belastung und Stress
- Bewegungsmangel

Die Folge:
- ✓ Vitalitätsverlust
- ✓ ständig müde und abgespannt
- ✓ starke Blähungen (oft übelriechend) als Zeichen für Gärung und Fäulnis
- ✓ Selbstvergiftung mit der Folge einer Leberbelastung
- ✓ Mineral- und Vitaminmangel wegen schlechter Nahrungs-aufnahme
- ✓ Pilz- und Parasitenbelastung
- ✓ Nahrungsmittelallergien
- ✓ Hautkrankheiten wie Neurodermitis, Akne und Schuppenflechte
- ✓ Rheuma und Arthrose

Ein gesunder Darm bildet die Grundlage für einen gesunden Körper!

Was kann man dafür tun?
> Regelmäßige Darmspülungen durch die Colon-Hydro-Therapie
> Substitution von gesunden Darmbakterien
> Ernährungsumstellung
> Behandlung mit ZMR (Zelle- und Milieu-Revitalisierung) und vieles mehr

Das Darm-Sanierungsprogramm der Klinik St. Georg

Lassen Sie sich von der hohen Kunst, Gesundheit, Entspannung und Wohlbefinden erlebnisreich zu verbinden, in unserem Hause überzeugen. Wir freuen uns auf Sie! Unser Darm-Sanierungsprogramm können Sie sowohl stationär als auch ambulant durchführen. Es dauert 14 Tage.

Sie erhalten in dieser Zeit eine spezielle Kost. Optimal wäre Heilfasten, als Alternative bieten wir eine milde Ableitungsdiät, die wenig bläht, wenig Kalorien und einen optimierten Säuren-Basenhaushalt hat. Zudem werden Sie mit ausreichend Flüssigkeit versorgt. Wir bieten Ihnen in dieser Zeit auch eine Kau-Schulung an.

Ihre Behandlung besteht aus zehn ärztlichen, manuellen Bauchbehandlungen mit einem ärztlichen Gespräch (Dauer ca. 15 Min.). Als abführende Maßnahme kommt eine Bittersalz-Säuberung in Betacht, wenn keine Kontraindikation vorliegt. Drei Mal die Woche erhalten Sie eine Hydro-Colon-Therapie sowie täglich ein Kaffeeklistier auf Ihrem Zimmer.

Zum Aufbau-Programm gehört Wellness, Entgiftung, Entsäuerung, Entschlackung mit Fußbädern und einer Chelat-Therapie. Zudem bieten wir Ihnen Lymphdrainagen, eine Bewegungstherapie (Pilates), ein Körper-Basen-Bad, Sauna, Musiktherapie, psychische und physische Entgiftung, Packungen mit Heu/Moor auf dem Zimmer sowie eine Vitaminsubstitution:

- Vitamin C: 3 x pro Woche

- Procain-Basen / Infusionen
- Selen: 2 x pro Woche
- Aminosäurensubstitution: 2 x pro Woche (ACC + Tationil)

Die Colon-Hydro-Therapie

Mit der Colon-Hydro-Therapie wird der Dickdarm (Colon) mit einer sanften Infusion von gefiltertem Wasser unterschiedlicher Temperatur gespült. Es ist eine moderne und effektivere Form des Einlaufs oder Klysmas und stellt eine natürlich Lösung für Probleme dar, die durch eine veränderte oder krankhafte Funktion des Darmes entstehen können.

Der Darm ist ein Zentralorgan für wichtige Stoffwechselvorgänge und hat den größten Anteil unseres Immunsystems. Etwa 70 Prozent des lymphatischen Gewebes finden sich in der Darmwand.

Von einer ungestörten Darmfunktion hängt unsere Gesundheit ab. Nur wenn er funktioniert, funktionieren auch viele andere Organe. Schon Hippokrates wusste: „Der Tod sitzt im Darm".

Über gesunde Ernährung und Diäten wird viel gesprochen, die Wichtigkeit und Funktion des Darmes aber gern dabei vergessen. Der Darm ist mit seiner großen Oberfläche und seiner distinkten Flora mit seinem Immunsystem nicht nur für die Aufnahme und Bildung von Nährstoffen, sondern auch für die Eliminierung von Stoffwechselendprodukten verantwortlich.

Für die ungestörte Funktion des Darmes mit seiner über 300 Quadratmeter großen Oberfläche sind die Mikroorganismen lebensnotwendig, deren Zahl zehnmal höher ist als die Zahl unserer Körperzellen. Ist das harmonische Gleichgewicht zwischen Darm und seiner Bakterienflora und damit die Symbiose zwischen Wirt und Bakterienwelt gestört, kommt es zu einer Fehlbesiedlung des Darms und damit zu einer fatalen Dysbiose. Denn dann können Bakterien den Darm besiedeln, die sich dort normalerweise nicht befinden und zu Befindlichkeitsstörungen und Krankheiten Anlass geben. So können dann verschiedene Giftstoffe (Endotoxine) gebildet und nicht mehr richtig abgebaut und ausgeschieden werden.

Die Folge ist, dass Stoffwechselaktivitäten erlahmen und das

Abwehrsystem geschädigt wird. Die moderne Ernährung, die überwiegend aus raffinierten, denaturierten und chemisch bearbeiteten Lebensmitteln besteht, leistet einen großen Beitrag zur allgemeinen Darmproblematik. Hätten Sie gewusst, dass unser Brot ca. 200 chemische Hilfsstoffe enthält und wir bei einem durchschnittlichem Brotkonsum davon 3 bis 4 Kilogramm jährlich mitessen?

Dass unsere Nahrung darüber hinaus reich an Fetten und arm an Ballaststoffen ist, trägt ebenfalls dazu bei, Darmprobleme noch zu verstärken. Auch schlechtes Kauen sowie die Einnahme von chemischen Medikamenten (wie beispielsweise Antibiotika usw.) verändern die Darmflora langsam aber sicher beziehungsweise ruinieren sie.

Die Darmschleimhaut wird geschädigt und wird an einigen Stellen porös. Wir sprechen hier vom „Leaky Gut Syndrom". Nahrungsbestandteile, Giftstoffe und Stoffwechselendprodukte, die ausgeschieden werden sollten, können jetzt in den Körper und in die Blutbahn eindringen. Dies kann mit einer Nahrungsmittelunverträglichkeit, aber auch mit Allergien, so wie chronisch entzündlichen Darmerkrankungen einhergehen.

Die im Körper abgelegten „Schlacken" oder Stoffwechselendprodukte belasten unser Binde- und Stützgewebe und das Immunsystem. Der Organismus ist dauerhaft belastet und befindet sich in einem permanenten unterschwelligem Vergiftungszustand.

Die Folge hiervon kann sein:

- Abwehrschwäche / chronische Infekte der Atemwege (Nasennebenhöhlen, Bronchien) und des Unterleibs
- Hautprobleme wie Neurodermitis, Psoriasis (Schuppenflechte) und Akne
- Kopfschmerzen und Migräne
- chronische Gelenkbeschwerden
- Vitalitätsverlust, Depressionen und Angstzustände
- Pilzinfektionen des Darmtraktes und des gynäkologischen Bereiches

- Divertikulose (Ausstülpungen der Darmschleimhaut wegen erlahmter Darmmuskulatur)
- und Krebs

Die Ausscheidung unverdaulicher Nahrungsmittel und Abfallstoffe ist also genau so wichtig wie eine gute Aufnahme der Nahrungsmittel.

Die Colon-Hydro-Therapie hat das Ziel, abgelagertes Stuhlmaterial aus den Darmtaschen zu lösen und die Darmschleimhaut von eingekrusteten Substanzen zu befreien. Damit wird die Leber entlastet, denn sie muss die immer wieder aufgenommen Gifte über den sogenannten entero-hepatischen Kreislauf entgiften.

Durch Colon-Hydro-Therapie wird die Darmpassage erhöht und damit auch der Dünndarm entlastet. Das Wasser entzieht den Darmwänden aufgrund seines geringeren osmotischen Druckes weitere belastende Stoffe. Man kann die Colon-Hydro-Therapie mit der Wirkung eines milden Abführmittels vergleichen, nur ohne deren Nebenwirkungen.

Der Erfolg der ColonHydro-Therapie misst sich nicht an der gelösten Stuhlmenge, sondern daran, wie sie die Leber entlastet und die Funktion des Darmes wieder herstellt. Mit dieser Therapie wird bei richtiger Anwendung eine Entgiftung, eine gründliche Entschlackung und Wiederbelebung der normalen Darmfunktion sowie des Immunsystems erreicht.

Die Colon-Hydro-Therapie: Ablauf

Während der Therapie liegt der Patient in Rückenlage auf einer speziellen Behandlungsliege. Aus dem Colon-Hydro-Therapiegerät fließt durch ein eingeführtes weiches Rohr - ähnlich einem Rektoskop - Wasser in den Dickdarm und anschließend durch ein beleuchtetes Sichtrohr wieder zurück in den Abfluss.

Das dabei zugeführte Wasser hat Körpertemperatur, denn bei 37 Grad löst sich die verkrampfte Darmmuskulatur. So können sich beispielsweise durch Spasmen (Verkrampfungen) verengte Darmabschnitte weit stellen. So wird eine Passage leichter und die allgemeine Funktion verbessert.

Verwendet man kühleres Wasser, zum Beispiel von 28 Grad, lässt dies die Muskulatur auf natürliche Weise kontrahieren und anschließend reflektorisch erweitern. Dabei wird gleichzeitig die Durchblutung der Darmmuskulatur gesteigert. Dadurch erhält der Darm neue Spannkraft.

Röntgenologisch konnte nachgewiesen werden, dass durch eine Behandlungsserie mit der Colon-Hydro-Therapie schlaffe und durchhängende Därme in gekräftigte und wesentlich robustere verwandelt werden konnten, das heißt, die meist träge Peristaltik der Darmmuskulatur konnte erheblich verbessert werden.

Mit diesem Verfahren wurde erstmals in der Geschichte der Naturheilverfahren die Wirkung eines Wasser-Temperatur-Reizes nicht von der Hautoberfläche, sondern von der inneren Darmoberfläche her ausgelöst. Diese „Kneipp-Therapie" im Darm läuft im Gegensatz zu einem Einlauf in einem geschlossenen System ab. Der einfließende Wasserstrom kann zentimetergenau auf bestimmte Bereiche des Dickdarms gerichtet, beziehungsweise dort verstärkt werden. Durch eine feine und gezielte Massage der Bauchdecke kann ein erfahrener Therapeut das Wasser gezielt an bestimmte Problemzonen heranführen. Weil mit niedrigem Druck pro Therapie gearbeitet wird, treten selten Krampferscheinungen auf. Darminhalt und Wasser fließen während der Anwendung ohne Geruchsbelästigungen in den Abfluss.

Während der 50-minütigen Therapiedauer fließen etwa 30 Liter Wasser in und aus dem Dickdarm, was eine gründliche und gezielte Reinigung garantiert. Durch die Verwendung von Einwegmaterial für jeden Patienten und die Desinfektion des Gerätes nach jeder Therapie wird allen Hygieneansprüchen Rechnung getragen. Kontaminationen (Verunreinigungen) durch vorhergehende Behandlungen sind somit ausgeschlossen.

Falls indiziert, kann während der letzten Behandlungsminuten das Spülwasser mit Ozon angereichert werden, um einen spezifischen Immunreiz auszulösen oder auch pathogene Keime oder Pilze zu bekämpfen. Selbst Lebertran oder Omega-3 Fette können verwendet werden, beispielsweise bei schweren Entzündungen.

Was unterscheidet die Colon-Hydro-Therapie von einem Einlauf?

Oft werden wir gefragt, ob mit einem Einlauf nicht die gleiche Wirkung erzielt werden kann. Bei einem Einlauf wird in der Regel nur ein Liter Wasser benützt, womit lediglich der letzte Abschnitt des Dickdarms (das Rektum) erreicht werden kann. Das Wasser muss dort von der Muskulatur gehalten werden, wodurch krampfartige Schmerzen auftreten können. Für die Entleerung muss die Toilette aufgesucht werden.

Eine Alternative kann ein Kaffee-Einlauf sein (siehe Kapitel "Kaffee-Einlauf").

Bei der Colon-Hydro-Therapie werden normalerweise 6 bis 10 Sitzungen (im Idealfall zwei- bis dreimal wöchentlich) durchgeführt. Die Kosten werden im Rahmen der Zusatzversicherung für Komplementärmedizin von der Krankenkasse größtenteils übernommen.

Begleitmaßnahmen

Für die Zeit der Colon-Hydro-Therapie empfehlen wir Ihnen, eine möglichst entgiftungsunterstützende Ernährung einzuhalten. Ein entsprechendes Merkblatt erhalten Sie von uns bei Therapiebeginn.

Durch die isopathischen Mittel Fortakehl und Pefrakehl gelingt es, den Aufbau einer gesunden Darmflora zu fördern. Diese Mittel erhalten Sie nach Therapieende für die Einnahme von drei Wochen.

Die Bedeutung von Mikroorganismen im Blut

Welche Auswirkungen haben sie auf unser Immunsystem?

Die Darmbakterien der natürlichen Darmflora haben vielfältige Wirkungen auf das Immunsystem. Normalerweise gelangen sie durch roh gegessene Nahrung in ausreichender Menge in unseren Körper. Moderne Produktionsmethoden und die industriellen Verarbeitungsprozesse sowie der verbreitete Einsatz von Medikamenten wie Antibiotika sorgen jedoch heute für ein verarmtes und häufig verändertes mikrobielles Milieu in unserem Darm. Diese Milieuveränderung - auch Dysbiose genannt - begünstigt die Entstehung von Krankheiten, die mit der Darmflora und dem Immunsystem zusammenhängen.

Die Mikroorganismen im Darm sind an vielfältigen Stoffwechselprozessen beteiligt. Sie fördern die Aufnahme essentieller Nährstoffe, sie befreien den Darm von Fäulnisgiften und pathogenen Keimen. Weiterhin unterstützen sie die Bildung bestimmter Antigene und Antikörper und stärken damit das Immunsystem. Sie wirken auch entzündungshemmend und leisten ihren Beitrag zur Reduktion freier Radikale.

Bestimmte Mangelerscheinungen, wie beispielsweise Eisenmangel, entstehen nicht durch zu wenig Eisen in der Nahrung, sondern dadurch, dass Eisen oder auch andere wichtige Stoffe durch eine gestörte Darmflora nicht richtig verwertet werden können. Für die Aufnahme von Eisen ist das eisenbindende Eiweiß Lactoferrin notwendig. Es ist ein Nebenprodukt des Bakterienstoffwechsels, das es dem Körper ermöglicht, Eisen aus der Nahrung aufzunehmen.

Heute ist häufig zur Korrektur einer krankhaft veränderten Darmflora die Einnahme von Bakterienkulturen nötig. Hierbei handelt es sich um die sogenannte Probiotika wie beispielsweise Lactobacillus oder Bifidus.

Wirkweise Probiotika

Die mit der Nahrung aufgenommenen Bakterien gelangen nach der Passage durch die saure Magenbarriere in den Darm. Dort erzeugen sie eine Darmflora, die sowohl die Verdauung als auch die Aufnahme lebenswichtiger Nahrungsstoffe optimiert, die körpereigene Abwehr stimuliert und Toxine (Gifte) eliminiert.

Einsatzmöglichkeiten von Prae- und Probiotoka

- zur Stärkung des Immunsystems, zum Schutz vor Infektionen, grippalen Infekten,
- bei Hautproblemen,
- bei Magen-Darm-Problemen,
- zur Entgiftung von Schwermetallen, Toxinen etc.,
- zur Unterstützung bei Schwersterkrankungen, MS, Diabetes, Rheuma und Morbus-Crohn,
- bei Entzündungen der Darmschleimhäute.

Zusammenfassung

Die Mikroökologie des Darmes ist ein wichtiger Faktor für den Erhalt der Gesundheit. Die Darmbakterien üben viele wichtige physiologische Funktionen im Organismus aus. Sie schlüsseln nicht nur die Nahrungsbestandteile auf, sondern sie bilden auch einen wichtigen Teil der Immunabwehr.

Magnesium

Magnesium ist wichtiger, als viele meinen. Doch anstatt es einzunehmen, sollten Sie es mit einer transdermalen Anwendung versuchen!

In Wasser gelöstes Magnesiumchlorid wirkt beim Einreiben ölig. Es wird deshalb auch häufig Magnesiumöl genannt, dabei ist es aber kein Öl, sondern eine wässrige Lösung. Bringt man in Wasser aufgelöstes Magnesiumchlorid durch Einreiben oder Sprühen auf die Haut (Körper, Fußbad), hat dies verschiedene Vorteile im Vergleich zur oralen Aufnahme.

Zum einem ist es unbedenklich für die Haut und vermeidet Durchfall,wie er bei der oralen Einnahme von Magnesium anfangs häufig auftritt. Aufgesprühtes Magnesium kann wirksamer in Zellen, Blut, Lymphe, Gewebe und Kochen transportiert werden, denn für oral eingenommenes Magnesium ist es schwierig, Gewebe und Gelenke zu erreichen und zu versorgen.

Desweiteren nimmt die Haut Magnesium auch auf, wenn es einen Mangel an Magensäure oder andere Resorptionsprobleme gibt, weil der Verdauungsapparat ja umgangen wird. Das Magnesium geht direkt über die Haut in den Blutkreislauf und gelangt von dort rasch in die Zellen. So kommt es auch zu keinen Wechselwirkungen mit anderen Medikamenten.

Bei Parasiten- oder Bakterienbefall wie beispielsweise Borreliose sinkt der Magnesiumspiegel, weil Borrelien oral zugeführtes Magnesium verbrauchen. Auf transdermal zugeführtes Magnesium-chlorid haben sie keinen Zugriff. Daher ist hier die transdermale Applikation besonders wichtig.

Die meisten von uns wissen heute um die Wichtigkeit von Mineralien, Vitaminen und Nährstoffen wie Eisen, Calcium, Vitamin C etc. Aber viele wissen wenig über Magnesium und wie wichtig es für die biochemischen Abläufe in unserem Körper ist.

Magnesium ist eines der wichtigsten Elemente in den Zellkörpern und das vierthäufigste positiv geladene Ion im Körper. Es reguliert den Stoffwechsel mit über 325 Enzymen und ist verantwortlich für die Organisation vieler Körperfunktionen wie beispielsweise der Muskelfunktion, der elektrischen Impulse, des Energiestoffwechsels und der Ausleitung von Giftstoffen.

Magnesiummangel ist häufig

Mehr Menschen als bekannt leiden trotz einer ausgewogenen Ernährung unter einem Magnesiummangel. Das hat verschiedene Ursachen. Ein wichtiger Aspekt ist die moderne Landwirtschaft. Sie erzeugt unsere Lebensmittel auf bereits ausgelaugten Mutterböden, die kaum mehr Mineralien und Nährstoffe aufweisen. Aber auch eine mangelnde Aufnahmefähigkeit unseres Verdauungssystems aufgrund von bestimmten Erkrankungen wie beispielsweise einer unspezifischen Entzündung, einer Nahrungsmittelunverträglichkeit, einer Antibiotikabehandlung mit Zerstörung der Darmflora, einem „Leaky Gut", einer Fehlbesiedlung des Darmes mit falschen Keimen oder Pilzen nach einer Chemotherapie kann schuld sein. Diese genannten Veränderungen findet man besonders häufig bei Krebspatienten und oder bei Patienten mit chronisch entzündlichen
Erkrankungen wie Borreliose. Bei diesen Menschen liegt der Bedarf an Magnesium weit über den
normalen Richtwerten.

Nun kann man natürlich mit Hilfe der im Handel angebotenen Magnesiumpräparate versuchen, einen normalen Magnesiumspiegel aufrecht zu erhalten. Das ist aber nicht einfach und misslingt auch deshalb häufig, da es sich nicht um das richtige Magnesiumsalz handelt und die Menge, die zugeführt werden müsste, zu Nebenwirkungen führt wie beispielsweise Durchfall.

Magnesiumoxid zum Beispiel wird vom Körper schlecht aufgenommen. Besser sind Magnesiumcarbonat und Magnesiumcitrat. Magnesiumprodukte werden auch häufig mit weiteren Mineralstoffen, Nährstoffen oder Vitaminen versetzt. Ob das sinnvoll ist, bleibt dahingestellt.

Wir jedenfalls wissen, dass es viel einfacher ist bzw. sein kann, den Magnesiumhaushalt
optimal mit Magnesiumchlorid oder Epsom Salz (Magnesiumsulfat) einzustellen. Transdermal verabreichtes Magnesiumchlorid oder ein Bad mit Epsom Salz sind die einfachsten und effizientesten Wege, ein Magnesiumdefizit auszugleichen.

Auch Studien bestätigen, dass die Magnesiumaufnahme über die Haut die wirkungsvollste Art ist, Magnesium aufzunehmen. Aus den Studien geht ebenfalls eindeutig hervor, dass ein Mangel an Magnesium viele Beschwerden verursachen bzw. Krankheiten begünstigen kann, wie beispielsweise

- Herz-, Kreislauferkrankungen
- Schlaganfall
- Osteoporose (im Zusammenhang mit Vitamin D3 und Calcium)
- Arthritis (im Zusammenhang mit Vitamin D3 und Calcium)
- Gelenkschmerzen
- Verdauungsstörungen
- Erkrankungen des Magen-Darmtraktes
- Stressbedingte Erkrankungen
- CFS (Chronic-Fatique-Syndrom), das Chronische Erschöpfungssyndrom

um nur einige zu nennen.

Magnesium braucht Calcium - und umgekehrt

Ein weiterer Grund, warum Magnesiummangel so weit verbreitet ist, ist die Tatsache, dass der Mineralstoffspiegel selten bestimmt und damit der Mangel übersehen wird. Außerdem ist unser Fokus bei Mineralstoffmängeln meist nur auf Natrium, Kalium und Calcium gerichtet. Dabei ist eine Balance zwischen Magnesium und Calcium sehr wichtig. Calcium benötigt nämlich Magnesium, um verstoffwechselt zu werden, und auch umgekehrt funktioniert

Magnesium am besten, wenn ausreichend Calcium vorhanden ist. Eine Überversorgung mit Calcium - und das ist häufig der Fall - kann dann zu einem Mangel an Magnesium führen. Dies lässt dann wiederum auch den Calciumspiegel fallen, was letztlich eine Unterversorgung mit beiden Mineralien zur Folge hat.

Das optimale Verhältnis von Calcium zu Magnesium liegt bei 2:1. Versuche, diesen Magnesiummangel mit Nahrungsergänzungsmitteln auszugleichen, scheitern meistens. Hier kommen, wie bereits erwähnt, transdermal verabreichtes Magnesiumchlorid und Epsom Salz (Magnesiumsulfat) zum Einsatz.

Magnesiumchlorid ist reich an Magnesium und Chlorid, Epsom Salz ist reich an Magnesium und Sulfat. Beide Stoffe können leider nur schwer über den Magen-Darm-Trakt, dafür aber hervorragend transdermal (über die Haut) aufgenommen werden. Sulfate bzw. schwefelhaltige Stoffe spielen eine bedeutende Rolle bei der Versorgung von Gehirngewebe. Sie werden bei der Verarbeitung von Proteinen gebraucht, die wiederum wichtig sind für Gelenke und Schleimhäute, auch im Verdauungstrakt. Sie stimulieren die Bauchspeicheldrüse zur Herstellung von Verdauungsenzymen und helfen ebenfalls, den Körper zu entgiften.

Es gibt hinreichend Forschungen, die bestätigen, dass die Verwendung von Magnesiumchlorid und Epsom Salz folgende gesundheitlichen Verbesserungen erzielen können:

- Verbesserte Herz- und Kreislauffunktionen
- Verminderung von Herz – Rhythmus – Störungen
- Vorbeugung von Arterienverhärtungen
- Verminderung der Neigung zu Blutgerinnseln
- Senkung des Blutdruckes
- Verbesserung der Aufnahme von Insulin
- Reduzierung der Häufigkeit bzw. des Schweregrades von Diabetes
- Erhöhte Ausleitung von Toxinen und Schwermetalle aus den Zellen
- vermindert Muskelschmerzen

- hilft bei der Ausleitung von gefährlichen Substanzen aus dem Körper (wichtig für Krebs- und Borreliose-Patienten)
- verbessert die Nervenfunktionen durch Regulierung der Elektrolyte im Körper (wichtig bei Borreliose)
- vermindert Stress und stressbedingte Erkrankungen
- bindet vermehrt Serotonin im Körper (stimmungsaufhellend)
- reduziert Entzündungsneigungen im Körper (Krebs und Borreliose)
- verringert Schmerzen und Muskelkrämpfe (Krebs und Borreliose)
- verbessert die Sauerstoffaufnahme
- verbessert die Aufnahme von Nährstoffen
- vermehrte Bildung von Proteinen zur Gelenkversorgung sowie des Gehirngewebes (Borreliose)
- Vorbeugung und Verminderung von Migränekopfschmerzen
- gute Entgiftungswirkungen gegen giftige Schwermetalle

Magnesiumchlorid oder auch Magnesiumsulfat regelmäßig einzusetzen, ist wirklich ein guter Tipp. Zweimal in der Woche in Magnesiumchlorid oder Bittersalz zu baden, entgiftet den Körper stark.

Ich betone noch einmal: Die meisten von uns und vor allem auch die meisten Ärzte wissen nicht, wie wichtig Magnesium für den Körper und vor allem auch für die Unterstützung unserer Gesundheit ist. Magnesiumchlorid und auch „Magnesiumsulfat Bittersalz" kann man in jeder Apotheke kaufen. Es kostet wenig und hat mit Meeres- oder Speisesalz (Natriumchlorid) nichts zu tun. In der Balneologie (Bäderkunde) wird es schon seit Ewigkeiten verwendet.

Wegen des hohen Magnesiumgehaltes hilft es wie oben bereits betont gegen Muskel- und Gelenkschmerzen sowie Entzündungen. Auch bei Schuppenflechte und stressbedingten Symptomen setzen wir in der Klinik St. Georg unter anderem auf Magnesiumsalze. Nebenbei reinigt und pflegt es die Haut, gleicht den Feuchtigkeitsverlust der Zellen aus, beschleunigt den Transport von Mineralien in unser Inneres und unterstützt dabei den allgemeinen Gesundungsprozess, insbesondere nach einer intensiven Therapie in der Klinik.

Die Entgiftung zu Hause

Wie geht das? Man nimmt über sechs Wochen lang zwei bis drei Vollbäder die Woche. Dazu werden 300 Gramm Magnesiumchlorid (aus der Apotheke) oder Epsom Salz (Magnesiumsulfat, Bittersalz) in warmem Badewasser bis 39°C aufgelöst. Das dauert ein paar Minuten. Danach die Wanne volllaufen lassen.

Wichtig: Keine Schaumzusätze dazugeben!! Jetzt bei 37°-39°C 20 bis 30 Minuten baden. Nicht abtrocknen, sondern nass ins Bett gehen, in das man vorher ein Frotteehandtuch als Unterlage gelegt hat und ein zweites zum Zudecken. Jetzt ca. 20 Minuten abschwitzen. Es gehen jetzt noch jede Menge Toxine in die Handtücher und werden durch die Magnesiumsalze neutralisiert.

Danach abtrocknen und die Haut mit einer weichen Bürste zehn Minuten leicht abbürsten. Das Magnesiumbad am besten abends durchführen – danach schläft man wie ein Baby!

Kaffee-Einlauf

Eine einfache, aber wirkungsvolle Methode zur Entgiftung des Körpers.

Seit alters her ist bekannt, dass gerade der Kaffee-Einlauf eine wesentlich bessere Wirkung auf die Leberfunktion und die Leberreinigung hat, als andere Formen eines Klistiers.

Was ist ein Kaffee-Einlauf und was soll er bewirken?

Beim Kaffee-Einlauf wird frisch gebrühter, lauwarmer oder schon kalter biologisch-organischer Kaffee direkt in den Enddarm eingebracht. Der Kaffee wird resorbiert und auf direktem Wege über das sogenannte Pfortadersystem in die Leber transportiert.

Dort lösen sowohl die Bitterstoffe als auch das Koffein eine deutliche Reaktion aus, die zu einer Kontraktion, also einem Zusammenziehen der Gallenwege führt. Die Galle wird daraufhin direkt in den Dünndarm abgegeben. Das befreit die Leber von ihren Schlackenstoffen.

Der Kaffee-Einlauf bewirkt also eine Reinigung der Leber, und damit eine messbare Entgiftung. Weiterhin bewirkt der Kaffee-Einlauf eine Reinigung des Rektums und der Ampulla, einem bestimmten Teil des Dickdarms, der am Ende des Darms liegt und in der sich der Stuhl sammelt. Rektum und Ampulla sollten immer leer sein, da sonst die Gifte, die über den Stuhl ausgeschieden werden sollten, unnötigerweise von dieser Region aus wieder in den Körper resorbiert werden und so in die Leber gelangen.

Zusätzlich bewirkt der Kaffee-Einlauf eine reflektorische Bewegung des Dickdarms, so dass es auch zu einer guten Stuhlentleerung aus höheren Regionen des Darmes kommt.

Der Kaffee-Einlauf ist eines der besten, billigsten und effektivsten Reinigungsverfahren des Darmes und der Leber.

Wie wird der Kaffee-Einlauf durchgeführt?

1. Sie brühen sich frischen biologisch-organischen Kaffee, etwa zwei bis drei Tassen. Pro Tasse brauchen Sie einen gehäuften Kaffeelöffel eines grob- gemahlenen (nicht fein gemahlen wie beim Filterkaffee) Kaffees, den Sie mit heißem Wasser überbrühen und in eine Kanne gegeben.
2. Der Kaffee wird dann abgekühlt. Am besten über Nacht neben das Bett stellen.
3. Am Morgen den Kaffee kurz aufschütteln und dann über eine 50 ml Spritze (Omnifix, Fa. Braun) mit einem Einmal-Blasenkatheter in das Rektum einführen.
4. Der Kaffee sollte mindestens 15 – 20 Minuten im Darm bleiben, bevor man den Darm dann entleert.

Am Anfang mag dies sicher etwas gewöhnungsbedürftig sein, nach einer Weile bestehen aber keinerlei Probleme mehr. Mit keiner anderen – wie auch immer gearteten Methode – können Sie ein so gutes Ergebnis in so kurzer Zeit erzielen. Selbstverständlich muss der Kaffee-Einlauf über eine lange Zeit fortgeführt werden. Im allgemeinen ist es eine Prozedur, die mindestens für die Dauer von drei bis sechs Monaten regelmäßig angewendet werden sollte. Hierzu befragen Sie bitte Ihren Arzt.

Zeolith – Klinoptilolith

Vulkangestein für unsere Gesundheit

Mineralstoffe sind wichtig für unseren Körper. Ein sehr hilfreiches Mittel kann beispielsweise Heilerde sein. Die Entgiftungs- und Ausscheidungsprozesse des Körpers werden durch sie enorm begünstigt.

Noch besser ist der aus Lavagestein gewonnene Klinoptilolith, er gehört zu den Zeolithen, die weltweit vorkommen. Das Besondere an dem Vulkanmineral-Pulver Klinoptilolith sind seine natürlichen Eigenschaften zur Absorption von Schadstoffen. Die Teilchenoberfläche von Zeolithen ist groß und kann daher ein vielfaches seiner Größe an Flüssigkeit und Giften aufnehmen. Im Magen-Darm-Trakt bindet es zum Beispiel Ammonium, sowie Schwermetalle wie Blei und Quecksilber. Die große Oberfläche der Zeolithteilchen absorbiert schädliche Stoffwechselprodukte und kann so den Körper reinigen und entschlacken.

Klinoptilolith soll darüber hinaus auch als eine Art Ionenaustauscher fungieren und helfen, die positiven Ladungen von „freien Radikalen" zu neutralisieren. Die freien Radikalen sorgen im Körper bekanntlich für oxidativen Stress und können die Struktur unserer Zell-DNS sowie lebenswichtige Proteine zerstören. Dies kann zur Krebsentwicklung führen.

Rund 90 Prozent aller chronisch-degenerativer Erkrankungen und der beschleunigte Alterungsprozess – da ist sich die Wissenschaft inzwischen sicher – gehen mit auf das Konto der freien Radikalen. Die negative Wirkung freier Radikale kann also durch Klinoptilolith neutralisiert werden. Es kann daher hilfreich sein, Klinoptilolith dann einzusetzen, wenn es um Entschlackung, Symbioselenkung oder Absenkung freier Radikale geht.

Gut einsetzen lässt es sich auch, wenn es um Gesunderhaltung und Prävention von Krankheiten geht. Die Wirkung von Klioptilolith beruht dabei auf dem rein physikalischen Bindungsvorgang und Absorption von Schadstoffen. Die Leber als wichtigstes Entgiftungsorgan kann dadurch sehr entlastet werden.

Durch Klinoptilolith können Gifte, die entweder mit der Nahrung aufgenommen oder die während der Verdauung entstehen, gebunden werden und so besser über den Darm ausgeschieden werden.

Dosierung: Wir empfehlen Zeolith von Euro Nutrador B.V. 3 x 1 Kapsel täglich mit viel Flüssigkeit.

Krebszellen sind besonders hitzeempfindlich

Geschichte und Anwendung der Wärmetherapie (Hyperthermie)

Die Hyperthermie (Wärmebehandlung) bei Krebs ist in Deutschland eng verbunden mit dem Namen Manfred von Ardenne. Bei dieser Behandlung wird die Tatsache genutzt, dass Tumorzellen deutlich empfindlicher auf höhere Temperaturen reagieren als gesunde Körperzellen.

Trotz ihrer langen Geschichte steht die Hyperthermie heute immer noch nicht allgemein zur Verfügung, obwohl die Behandlungsergebnisse von Chemo- und Strahlentherapie sich teilweise verdoppeln lassen. Das kann zu langanhaltenden Remissionen führen und zur Heilung beitragen.

Seit langem ist bekannt, das Tumorgewebe besonders hitzeempfindlich ist. Die meisten Krebszellen sterben nach einer längeren und höheren Hitzeexposition ab. Das hängt damit zusammen, dass Tumorzellen einen anderen Stoffwechsel sowie eine andere Gefäßversorgung haben als gesunde Zellen. Bei der lokalen Hyperthermie, so wie wir sie in der Klinik St. Georg verwenden, nutzen wir deren Selektivitätsmöglichkeit auf Zellebene von malignen und gesunden Zellen zur Zerstörung von bösartigem Tumorgewebe. Für dieses Verfahren, das 1988 von A. Saszs und mir entwickelt wurde und für das später der Begriff Oncothermie geprägt wurde, ist keine einfache Tiefenwärme, sondern eine effektive Methode, selektiv maligne Zellen zu zerstören ohne gesunden Zellen nachhaltig zu schaden.

Mit Hilfe einer elektrischen Komponente wird der programmierte Zelltod (Apoptose) gefördert, durch die Wärme der direkte Zelltod (Nekrose). Im Temperaturbereich 40-42°C wird die Zellmembran geschädigt. Die lokoregionale Hyperthermie wir bei lokal begrenzten Tumoren angewendet. Die Geschwulst oder das befallene Organ wird mit Hilfe geeigneter Applikatoren auf Temperaturen über 42°C maximal 44°C erwärmt.

Während das angrenzende Gewebe solche Temperaturen durch eine verbesserte Durchblutung noch ausgleichen kann, gelingt das dem Tumorgewebe nicht, weil sein Gefäßnetz unregelmäßig und unorganisiert ist. Nach einer kurzen Phase, in der sich die Durchblutung steigert, kommt es zu einer Überforderung, zur Hämostase, und in einigen Bereichen zur Mikrothrombenbildung[1]. Dadurch wir die Durchblutung des Tumors gedrosselt, es kommt zur Hypoxämie, was wiederum zum Tod des Tumors führt. Gleichzeitig werden in den Tumorzellen Hitzeschockproteine (z.B. HSP72) gebildet, die zur Aktivierung der NK-Zellen führen, für die sie spezielle Signale darstellen. Das bedeutet, dass die Tumorzellen, die überlebt haben, jetzt vom Immunsystem erkannt und vernichtet werden können.

Für die Überwärmung werden Mikrowellen, Radiowellen, Ultraschallwellen oder Infrarotstrahler eingesetzt.

Transurethrale Hyperthermie bei Prostatakrebs

Einen ganz besonderen Stellenwert der lokoregionalen Hyperthermie stellt die Behandlung des auf die Prostata begrenzten Prostatakarzinoms dar. Hier wird die Therapieelektrode direkt unter örtlicher Betäubung in der prostatischen Harnröhre platziert und von dort die Prostata während einer dreistündigen Therapie auf 44 auf 48°C erwärmt.

Das von uns verwendete PCT 2000 der Fa. Oncotherm arbeitet ähnlich wie die lokale Hyperthermie mit elektromagnetischen Wellen und funktioniert gänzlich anders als Mikrowellen, die ebenfalls bei der Prostatahyperthermie eingesetzt werden. Bei der Mikrowellen-hyperthermie wird die gesamte Energie von der Elektrode abgestrahlt, hat aber aufgrund seiner hohen Frequenz nur eine geringe Eindringtiefe und behandelt daher nur das periurethrale Gewebe effektiv. Dort sitzt aber im Allgemeinen nicht das Krebsgewebe, sondern es sitzt nahe der Kapsel. Dorthin gelangen die Wellen aber nicht, so dass diese Form der Prostatahyperthermie auch nicht geeignet ist, einen Prostatakrebs zu behandeln.

Diese Methode ist geeignet für die gutartige Prostatavergrößerung oder Prostatitis (Prostataentzündung).

Bei dem von uns verwendeten Gerät tritt an die Stelle des Temperaturkonzeptes als einzigem Parameter die Energie-Dosis-Kontrolle. Dies ermöglicht nicht nur eine durchschnittliche Erwärmung der zu behandelnden Gebiete, sondern erlaubt eine selektive und exakte Erwärmung derselben.

Im Allgemeinen sind nur zwei solcher Therapien notwendig, dann ist die Krebsgeschwulst in der Prostata so durch die Hitze geschädigt, dass eine Apoptose eintritt. Durch gleichzeitig eingesetzte medikamentöse Maßnahmen kann so in einem großen Prozentsatz eine Rückbildung erreicht und eine Operation umgangen werden.

Das ist besonders für ältere Patienten und für Menschen mit hohen Operationsrisiken interessant, oder auch für Männer, die eine solche Operation wegen der bekannten Nebenwirkungen wie Inkontinenz und Impotenz vermeiden wollen. Diese Therapie wird ambulant durchführt, ist nebenwirkungsarm und kann, wenn nötig, wiederholt werden. Wir haben seit 15 Jahren mit dieser Technik mehrere hundert Prostatakrebspatienten behandelt und dabei Ergebnisse erzielt, die sich mit jeder anderen Methode vergleichen lassen, vor allem was die Langzeitüberlebenszeit anbetrifft.

Ganzkörperhyperthermie: die Therapie für fortgeschrittene Krebsfälle

Zur Behandlung von Tumoren, die an verschiedenen Stellen des Körpers bereits mehrere Tochtergeschwülste gebildet haben, ist die so genannte Ganzkörperhyperthermie besser geeignet. In einer Spezialeinrichtung wird der gesamte Körper des Patienten auf 41,6 Grad Celsius erhitzt.

Während dieser Anwendung ist eine Sedierung des Patienten sowie eine intensive Überwachung erforderlich. Insbesondere muss sichergestellt sein, dass die Temperatur im Gehirn des Patienten nicht übermäßig ansteigt.

Tumorzellen, die trotz der Wärmebehandlung überlebt haben, reagieren anschließend besonders empfindlich auf wachstumshemmende Medikamente (Zytostatika). Bei fortgeschrittenem Krebsleiden werden dem Patienten auch noch vor oder während der Ganzkörperhyperthermie Zytostatika verabreicht, um einen höheren „killing effect" zu erreichen.

Eine ganz besonders effektive Methode ist die Insulin potenzierte Chemotherapie (IP-CTX). Hierbei wird ausgenutzt, dass die Tumorzellen Zuckerfresser sind und durch die Insulinwirkung vermehrt Zucker aufnehmen, weil sie mehr Insulinrezeptoren auf ihrer Zelloberfläche haben. Mit der vermehrten Zuckeraufnahme strömen vermehrt auch die gleichzeitig applizierten Zytostatika in die Krebszelle ein. Meistens genügen dann schon geringe Medikamentendosen, nur etwa 20-30 Prozent der normalen Dosis, um gemeinsam mit der Hyperthermie eine selektive und effektive Tumordestruktion zu erreichen.

Mit dieser Methode hat man nicht eine höhere Ansprechrate, sondern auch eine nur sehr geringe negative Beeinflussung der Lebensqualität. So sprachen Patientinnen mit fortgeschrittenem Eierstockkrebs, die vollkommen resistent auf Chemotherapie waren und daher nicht mehr schulmedizinisch behandelt werden konnten, in über 70 Prozent der Fälle auf die Ganzkörperhyperthermie in Verbindung mit niedrig dosierter Insulin potenzierter Chemotherapie (IP-CTX) an[2].

Einer breiteren klinischen Anwendung der Hyperthermie standen in der Vergangenheit Hindernisse technischer Art im Wege, da meist die schwer zu steuernden Mikrowellen eingesetzt wurden.

Mit den neuen Radiofrequenzgeräten (z.B. EHY 2000 und EHY 3000 von Oncotherm) ist es möglich, genau umschriebene Körperregionen wiederholt präzise zu erwärmen. Auch Anhänger der „klassischen" Medizin sehen zwischenzeitlich in der Hyperthermie eine viel versprechende Erweiterung der Behandlungsmöglichkeiten von Krebs.

Gegenwärtig wird die Hyperthermie in klinischen Studien an einer größeren Zahl von Patienten geprüft. In mehreren Kliniken wird mit dieser Methode bereits erfolgreich behandelt.

Hyperthermie und Fiebertherapie sind unterschiedliche Methoden der Krebsbehandlung

Die Hyperthermie darf nicht mit der Fiebertherapie verwechselt werden, die in der Naturheilkunde ebenfalls zur Behandlung von Krebs angewendet wird. Bei dieser Therapie werden dem Patienten Autolysate von Bakterien und Hefen injiziert, wodurch aktiv ein künstlich hohes Fieber hervorgerufen wird. Obwohl der Körper des Patienten – wie bei der Hyperthermie - erhitzt wird, basiert die Fiebertherapie auf einem anderen Prinzip.

Bei der Entwicklung des Fiebers durch das Autolysat werden bestimmte Immunzellen aktiviert: Die Makrophagen, auch Freßzellen genannt. Sie setzen dann spezielle Botenstoffe (Zytokine) frei, die das gesamte Immunsystem mobilisieren, unter anderem auch die Killerzellen, die in der Lage sind, selbst große Tumore zu zerstören. Diese aktive Fiebertherapie kann ambulant durchgeführt, muss aber häufiger wiederholt werden. Man erreicht durch sie immer wieder erstaunliche Therapieresultate.

Literatur:
1. F. R. Douwes, J. Bogovic, O. Douwes, F. Migeod, Ch. Grote: Whole-body hyperthermia in combination with platinum-containing drugs
in patients with recurrent ovarian cancer 2004 Intern. Journ. of Cl. Oncology / S. 85-91

2. J. Bogovic, F. R. Douwes, G. Muravjov, J. Istomin: Posttreatment Histology and Microcirulation Status of Osteogenic Sarcoma
after a Neodjuvant Chemo- and Radiotherapy in Combination with Local Electromagnetic Hyperthermia, Onkologie 2001 / S. 55-58

Die transurethrale Hyperthermie

Eine Behandlungsmöglichkeit bei Prostatakrebs

Wie bei allen bösartigen Erkrankungen gilt auch für das Prostatakarzinom die Früherkennung als sehr wichtig, da hier die Chancen auf Heilung durch eine geeignete Therapie am größten sind. Neben der operativen Entfernung der Prostata (Prostatektomie) und den verschiedenen Formen der Bestrahlung wird sogar in den S3 Leitlinien auf die Möglichkeit der abwartenden Beobachtung („Active Surveillance") hingewiesen. Diese kontrollierte und regelmäßig ausgeführte Beobachtung kommt vor allem für Patienten mit einem langsam wachsendem Tumor in Betracht, einem sogenannten insignifikanten Prostatakarzinom. Dabei handelt es um ein Prostatakarzinom mit geringem Tumorvolumen und wenig aggressivem Wachstum. Die aktuellen zu dieser Thematik durchgeführten Studien zeigen, dass die Ergebnisse bei der abwartenden Beobachtung ähnlich gut sind wie nach invasiven Maßnahmen wie beispielsweise der operativen Entfernung der Prostata oder Bestrahlung.

Viele Männer, bei denen ein Prostatakarzinom diagnostiziert wird, haben daher gute Chancen, nie eine aktive Therapie zu benötigen. Ziel unserer Bemühungen ist es deshalb, diesen Männern einen operativen Eingriff inklusive der Nebenwirkungen zu ersparen. Wie wir wissen, trifft dies für die Mehrzahl der Patienten mit Prostatakrebs zu: Bei ihnen handelt es sich in der Tat meist um einen langsam wachsenden Tumor, der in den aller meisten Fällen ihr Leben nicht gefährdet. Da aber viele Männer nach der Diagnosestellung „Krebs" mit der „abwartenden Beobachtung" nicht gut leben können, haben wir schon vor Jahrzehnten nach einer nebenwirkungsarmen Alternative gesucht und sie gefunden.

Wir verfügen deshalb über gute und Jahrzehnte lange klinische Erfahrung mit der durch die Harnröhre geführten Wärmetherapie (transurethrale Hyperthermie). Diese kombinieren wir mit einer zeitlich begrenzten Hormontherapie.

Worum geht es bei der transurethralen Hyperthermie?

Eine Hormontherapie allein bringt keinen Überlebensvorteil. Die Hormontherapie ist beim Prostatakarzinom aber generell weit verbreitet. Eine jüngere Untersuchung des "Cancer Institute New Jersey" (Yao L et al. Jama 2008; 300:173-181) stellt diese Behandlungsform jetzt aufgrund ihrer Erkenntnisse erheblich in Frage. In der genannten Untersuchung wurden insgesamt 19.271 Männern, die primär eine Hormonbehandlung erhalten hatten, der gleichen Anzahl von Männern ohne Therapie gegenübergestellt. Diese Männer hatten sich nur der sogenannten „Active Surveillance" unterzogen.

Das überraschende Ergebnis war, dass die Ergebnisse bei den Patienten mit der Hormontherapie nicht besser waren als bei den Patienten ohne Therapie. Die Zehnjahres-Überlebensraten waren in beiden Gruppen identisch. Bei den untersuchten Patienten handelte es sich aber durchwegs um ältere Patienten über 70 Jahre mit noch auf die Prostata begrenztem Krebs (sog. T1- und T2-Karzinomen).

Die Studien-Autoren empfehlen daher Zurückhaltung mit einer längerfristigen Hormontherapie, auch weil sie mit enormen Gesundheitsrisiken verbunden ist wie beispielsweise erhöhter Knochenbrüchigkeit, Diabetes, Herzerkrankungen und Impotenz. Man müsse bedenken, so die Autoren, was man mit dieser Behandlungsform überhaupt erreichen will. „Vielleicht ist die Überlebenszeit nicht das einzig und allein anzustrebende Ziel, sondern auch die Lebensqualität", so L. Yao. Hinzu kommen bei dieser Therapie auch noch ökonomische Aspekte: In den USA wurden im Jahre 2008 allein 1,3 Milliarden US-Dollar für Hormonbehandlungen ausgegeben, die deutschen und europäischen Zahlen sind ähnlich hoch.

Das Prostatakarzinom gehört zusammen mit dem Bronchialkarzinom zu den häufigsten Krebsarten bei Männern. Das Durchschnittsalter bei der Erstdiagnose liegt bei über 70 Jahren. Im Frühstadium wird der Tumor meist nur zufällig entdeckt, da frühe Symptome fehlen. Dies hat sich seit Beginn der sogenannten PSA-Ära etwa ab 1990 aber zu Gunsten einer früheren Diagnose verändert.

Die empfohlene Therapie beim Prostatakarzinom hängt vom Krankheitsstadium und vom Allgemeinzustand des Patienten ab. Beim örtlich begrenzten, noch nicht metastasierten Prostatakarzinom ist deshalb in der Majorität der Fälle „Active Surveillance" die richtige Empfehlung. Was die Überlebensrate anbelangt - insbesondere bei älteren Patienten mit einer begrenzten Lebenserwartung - würde man ohnehin mit einer radikalen Prostatektomie, auch bei einer möglichen RO Resektion* keine Lebensverlängerung erreichen.

Man würde aber durch eine solche Maßnahme erreichen, dass die Lebensqualität durch Inkontinenz und Impotenz erheblich beeinträchtigt wird.

Eine sehr umfangreiche Umfrage unter Urologen und Strahlentherapeuten in den USA (Fowler, Jama 2000) hat gezeigt, dass über 90 Prozent der Urologen zur Radikaloperation und die überwiegende Mehrzahl der Radiologen zur Bestrahlung als Therapie raten. Daraus lässt sich schließen, dass es zur Zeit keine „beste Therapie" gibt und es für den Betroffenen eine schwierige Frage sein kann, für welche Therapieempfehlung er sich entscheiden soll.

Da das Prostatakarzinom in Folge seines langsamen Wachstums nicht sofort eine Entscheidung erforderlich macht, sollte der Betroffene die Therapieform wählen, die ihm nach ausgiebiger Recherche die besten Aussichten auf geringe Nebenwirkungen und gute Lebensqualität verspricht.

In einer weiteren Studie (Lou-Yao, Jama 2009; 302:1202-1209) hat sich gezeigt, dass die Ergebnisse des „Watchful Waiting" beim Prostatakarzinom so gut sind, dass es fraglich ist, ob invasive Maßnahmen überhaupt noch eine Verbesserung bringen können. Es handelte es sich hierbei um die größte Studie seit Einführung der routinemäßigen PSA-Bestimmung.

80 Prozent der Patienten nach radikaler Operation impotent

Bei einer Operation müssen auch die möglichen Folgen bedacht werden. So kann der Blasenschließmuskel leiden und der Patient inkontinent werden. Dies betrifft in der Regel ein Drittel bis ein Viertel aller Fälle (28%). Die schwerwiegendste Folge für manche operierte Patienten aber ist die Impotenz, die bei etwa 80% auftritt und nicht nur für jüngere Männer ein großes Problem darstellt.

Beim „Watchful Waiting" treten Potenzprobleme dagegen nur in knapp der Hälfte auf. Leidet nach radikaler Prostatektomie jeder zweite Patient an Harninkontinenz (49%), so ist dies bei abwartendem Verhalten nur bei jedem fünften Mann (21%) der Fall (Steineck G et al. New England Journal of Medicine, 2002).

Das Problem „Impotenz" in Form der erektilen Dysfunktion ist für die betroffenen Männer ein wesentlicher Faktor, der bei der Therapiewahl berücksichtigt werden sollte – und zwar auch deshalb, da ja ein wesentlicher Überlebensvorteil nach solch radikalen Therapiemaßnahmen nicht garantiert werden kann, so mindestens weisen es die Statistiken aus.

Allerdings ist auch bei abwartendem Verhalten mit Problemen zu rechnen. Es kann im Laufe der langsamen Weiterentwicklung des Prostatakarzinoms durchaus zu Blasenentleerungs-Störungen kommen, da der Krebs mit zunehmender Größe auf die Harnröhre drücken kann und sie dadurch eingeengt wird. 44 Prozent der Patienten haben dadurch Probleme beim Wasserlassen.

Prostatektomie mit Strahlentherapie kombinieren?

Wenn man sich neuere Studien ansieht, muss einem klar sein, dass darin durch die breite Anwendung der PSA-Bestimmung mehr Tumoren im Frühstadium enthalten sind als in älteren Untersuchungen. In fortgeschrittenen Stadien (T3-Prostatakarzinom) hat die Operation kombiniert mit Strahlentherapie bessere Überlebenszeiten, wie aus einer Ulmer Multicenter Studie hervorgeht (Wiegel T et al. J. Clin. Oncol. 2009; 27,18:2924-2930). Auch andere Arbeiten (Th. van der Kwast et al Journal of Clinical Oncology, Vol 25, No 27 September 20, 2007) bestätigen, dass tatsächlich nur die Patienten von einer zusätzlichen Strahlentherapie profitieren, die ein fortgeschritteneres Stadium mit positiven Resektionsrändern aufwiesen.

Die Alternative: Thermotherapie mit zeitlich limitierter kompletter Androgenblockade

Angesichts der Problematik, dass trotz erwartungsgemäß langer klinischer Verläufe das Prostatakarzinom in manchen Fällen spontan proliferiert und metastasiert, kann mit „Watchful Waiting" auch sehr schnell der Zeitpunkt einer notwendigen Behandlung verpasst werden. Das wissen viele Patienten und wird auch meist noch von operativ tätigen Kollegen verstärkt. Deshalb sind diese Männer auf der Suche nach Alternativen.

Eine nebenwirkungsarme Alternative ist in dieser Situation die transurethrale Hyperthermie (eine durch die Harnröhre geführte Wärmetherapie), besonders dann, wenn sie mit einer zeitlich begrenzten Hormontherapie kombiniert wird.

Das Prostatakarzinom erweist sich als äußerst wärmeempfindlich. Mit zwei Behandlungen über drei Stunden und einer durchschnittlichen Temperatur zwischen 48 und 52 °C in der Prostata lässt sich der größte Teil des in der Prostata befindliche Krebs abtöten. Um lokale Tumorfreiheit zu erhalten und eventuell noch verbliebene Tumorzellen daran zu hindern, weiter zu wachsen, haben wir diese Methode mit einer 6 bis 9 Monate dauernden Hormontherapie kombiniert.

Dank transurethraler Thermotherapie keine bleibenden Nebenwirkungen

Die transurethrale Hyperthermie führt durch die hohen Temperaturen, die wir mit einem Computer gesteuerten Radiofrequenzgerät (dem PCT 2010 der Fa. Oncotherm) in der gesamten Prostata erreichen, zu einem massiven Tumorzerfall. Die Technik dieses Gerätes basiert auf der Erzeugung von Kurzwellen und einem elektromagnetischen Feld, wobei für die Tumorzellzerstörung sowohl die Wärme als auch das elektrische Feld verantwortlich sind.

Die früher in der Urologie häufig verwendeten Mikrowellengeräte sind für dir die Tumorbehandlung ungeeignet, da sie wegen zu geringer

Eindringtiefe und anderer ungelöster technischer Probleme nicht in der Lage waren, die Prostata gleichmäßig zu erwärmen. Außerdem waren sie mit zu vielen Komplikationen behaftet. Durch die Radiofrequenz-Hyperthermie - auch Oncothermie genannt - so wie wir sie verwenden, wird besonders das Krebsgewebe erhitzt und zum Absterben gebracht sowie eine sogenannte Apoptose (programmierter Selbstmord) der Krebszellen induziert.

Ganz wichtig ist, dass bei diesem Verfahren auch „Heatshockproteine" in den Krebszellen produziert werden. Heatshockproteine sind spezielle Eiweiße, die immer dann auftreten, wenn Zellen unter Stress geraten oder altern. Diese so beladenen Zellen werden besonders vom Immunsystem erkannt, vernichtet und aussortiert. Durch die Wärmetherapie erzeugen wir diese Heatshockproteine besonders in den Krebszellen, die dann nicht nur den Hitzetod sterben, sondern vermehrt auch von körpereigenen Immunsystem erkannt, angegriffen und vernichtet werden. Das bedeutet, dass diese Form der Wärmetherapie nicht nur den Tumor in der Prostata zerstört, sondern auch noch eine spezifische Immunreaktion fördert. Das ist natürlich ein fundamentaler Unterschied zu den konventionellen Therapieansätzen.

Bei der Operation wird der Tumor aus dem Körper entfernt und damit auch wichtige Informationen für das Immunsystem, außerdem wird durch sie ein großes Trauma provoziert mit Entzündung und Freisetzung von Wachstumshormonen, die Krebszellen zum wachsen anregen können. Bei der durch die Harnröhre geführten Wärmetherapie stirbt der Tumor innerhalb des Organs, das umgebende gesunde Gewebe wird nicht geschädigt, es bleibt voll funktionsfähig. Das körpereigene Immunsystem kann den Tumor erkennen und entsprechend spezifisch reagieren.

Die sonst üblichen Nebenwirkungen der Operation oder Strahlentherapie treten bei der Hyperthermie nicht auf. Schon allein aus diesen genannten Gründen ist die Hyperthermie eine echte Alternative zum „Watchful Waiting". Mit anderen Worten: Es ist für einen geeigneten Patienten immer noch besser, eine effektive, nebenwirkungsarme Methode durchführen zu lassen, als abzuwarten, ob der Tumor wächst - selbst wenn für dieses Verfahren Studien mit größeren Fallzahlen noch ausstehen.

Die Gesamtsituation für den Patienten verbessert sich hierdurch, zumal nach Hyperthermie Potenzprobleme und Harninkontinenz nicht auftreten. Vor dem Hintergrund, dass bislang keine der konventionellen Therapien einen signifikanten Überlebensvorteil für Prostatakrebspatienten bieten, kann man Patienten nur schwer ein spezielles Therapieverfahren mit irreversiblen Schäden aufdrängen.

Der Mann sollte vielmehr mitentscheiden, zu was er sich - vor dem Hintergrund einer eventuell sehr einschneidenden Beeinträchtigung der Lebensqualität - entschließen möchte.

Warum wird die transurethrale Wärmetherapie mit einer Hormontherapie kombiniert?

Weil sich gezeigt hat, dass bei den meisten Patienten eine transrektale Mehrfachbiopsie vorgenommen wurde, hierdurch kommt es nicht nur dazu, dass bösartige Zellen ins System abgeschwemmt werden und sich in Lymphknoten oder im Knochenmark festsetzen, sondern aufgrund der Biopsieverletzungen in der Prostata kommt es lokal zur einer Entzündung und einem anschließenden Heilungsvorgang. Dabei werden viele Mediatoren freigesetzt wie Wachstumshormonen (beispielsweise EGF). Die Verletzungen müssen ja auch in der Prostata wieder abheilen und hierzu werden Wachstumshormone benötigt.

Aber es sind gerade diese Wachstumshormone, die einen an sich wenig bösartigen Tumor zum Wachsen bringen können und so einer generellen Aktivierung Vorschub leisten. Wir bieten deshalb unseren Patienten auch heute schon eine verletzungsfreie Diagnostik des Prostatakarzinoms an. Das heißt, wir verzichten gegebenenfalls auf die Biopsie und ersetzen sie durch molekulargenetische Tests und geeignet bildgebende Verfahren.

Man kann auf die traumatisierende Biopsie auch deshalb verzichten, weil selbst bei positiver Diagnose gegebenenfalls nur ein „Watchfull Waiting" empfohlen würde. Warum dann also das Risiko der Tumorzellverschleppung oder Tumoraktivierung oder auch eine lokale

Infektion riskieren, wenn sich therapeutisch keine Konsequenzen
ergeben?

Die Hormontherapie

Die Hormontherapie setzen wir kurz vor und dann bis sechs Monate
nach der Wärmebehandlung ein. Durch sie werden die noch im Körper
verbliebenen Krebszellen am Wachsen gehindert und es bleibt
genügend Zeit, dass der nicht zu unterschätzende, durch die Methode
in Gang gesetzte immunologische Effekt wirksam werden kann.

Im Klartext: Mit dieser Methode zerstören wir nicht nur den Tumor in
der Prostata, sondern leiten auch eine aktiv spezifische Immunreaktion
ein. Durch die zeitlich begrenzte Hormontherapie erreichen wir eine
Wachstumshemmung von Krebszellen auch außerhalb der Prostata.
Diese Therapie wird sehr gut vertragen, sie verlangt keine
Hospitalisierung, da sie ambulant durchgeführt wird, sie ist
komplikations- und schmerzarm.

Im Jahre 1998 haben wir nach diesem Schema (zweimalige, durch die
Harnröhre geführte Wärmetherapie über drei Stunden unter
sechsmonatigem Schutz mit einer speziellen Hormontherapie) 123
Patienten behandelt und über zehn Jahre beobachtet. Die Patienten
hatten bei Eintritt in die Studie ein mittleres Alter von 71 Jahren. Bei
allen Patienten war das Prostatakarzinom bioptisch gesichert und
durch Umgebungsuntersuchungen eine Metastasierung
ausgeschlossen. Sechs Monate nach Therapiebeginn waren alle
Patienten in einer vollständigen Remission, bei allen hatte sich der
PSA Werte normalisiert, bei 85 Prozent der Patienten blieb dieses gute
Therapieergebnis über den gesamten Beobachtungszeitraum von zehn
Jahren erhalten, bei 15 Prozent kam es früher oder später zu einem
PSA Rezidiv, so dass die Therapie wiederholt werden musste.

Während des Beobachtungszeitraum starben 16 Patienten an anderen
Krankheiten, nicht aber am Prostatakarzinom. Zwei Patienten wurden
mit einer TURP operiert wegen Probleme beim Wasserlassen. Im
entfernten Prostatagewebe fanden sich keine Tumorzellen, obwohl
mehr als 5 bzw. 7 Jahre vorher ein Prostatakarzinom bioptisch

gesichert war. Eine Vergleichsstudie mit gängigen Methoden ist geplant.

Zusammenfassung

Zusammenfassend kann also gesagt werden, auch wenn die Leitlinien etwas anderes suggerieren wollen: Es gibt zur Zeit keine beste Therapie für das lokal begrenzte Prostatakarzinom. Man hat auch deshalb Abstand genommen, jedes Prostatakarzinom gleich zu operieren oder zu bestrahlen, weil diese invasiven Therapien mit erheblichen Nebenwirkungen und einer merklichen Lebensqualitätsminderung verbunden sind.

Alternativ schlägt man daher das „Avtive Surveillance" vor. Weil das Prostatakarzinom in manchen Fällen auch mal spontan proliferiert und metastasiert, kann mit „Watchful Waiting" sehr schnell der Zeitpunkt einer geeigneten Therapie verpasst werden. Eine nebenwirkungsarme Alternative könnte die Wärmetherapie mit einer zeitlich begrenzten Hormontherapie sein. Die von uns mit diesem Verfahren erreichten 10-jährigen Therapieergebnisse zeigen mit 85% Rezidivfreiheit und nur 15 % PSA Rezidiven vergleichbar gute Resultate auf.

Wenn „Watchful Waiting" mit seinen bekannten Risiken erlaubt ist, sollte auch die Wärmetherapie mit zeitlich begrenzter Hormontherapie ihren Platz finden und bald zu den Standardtherapien gehören, da bei ihr keine wesentlichen und dauerhaft unerwünschten und negativen Effekte auftreten und sie viele Vorteile nicht nur hinsichtlich Lebensqualität und Lebenserwartung aufweist.

* Bei einer RO Resektion handelt es sich um die Entfernung des Tumors im Gesunden, das bedeutet, dass kein Tumorgewebe im Resektionsrand mehr nachweisbar ist.

Elektrochemotherapie (ECT)

Die Krebsbehandlung mit schwachem Gleichstrom

Wir verwenden die Galvanotherapie oder auch elektrochemische Chemotherapie (ECT) seit vielen Jahren in der Klinik. Ich hatte noch das Privileg, das Verfahren direkt von Dr. Rudolf Pekar und die sich dahinter verbergenden tumorbiologischen und elktrophysiologischen Mechanismen von Björn Nordenström persönlich zu erlernen.

Die ECT/BET-Behandlung ist für oberflächliche und auch tiefer liegende solide Tumoren oder Metastasen geeignet. Je nach Größe des Tumors sind unterschiedlich viele Elektroden erforderlich. Die Stromübertragung in das Gewebe erfolgt durch Platinelektroden.

Das Tumorgewebe wird zerstört, ohne dass umliegende gesunde Körperzellen in Mitleidenschaft gezogen werden. Das so steril abgestorbene Gewebe (aseptische Nekrose) löst sich in den folgenden Wochen langsam vom gesunden Gewebe ab und wird entweder abgestoßen (bei an der Oberfläche liegenden Tumoren) oder von körpereigenen Fresszellen (Phagozyten) verstoffwechselt.

Man verwendet nicht mehr nur Nadelelektroden, sondern zur Behandlung von inneren Organen auch Flachelektroden, die auf Bauch und Rücken aufgelegt werden können. Eines der Anwendungsgebiete für die ECT/BET ist daher inzwischen neben der lokalen Hyperthermie beispielsweise auch die Prostata-Hyperthermie, um dem Patienten eine Operation zu ersparen.

Besonders bei noch auf die Prostata beschränkte Tumoren, die nicht mit Beschwerden einhergehen, haben Patienten oft Probleme, sich für die große Operation zu entscheiden, die ja bekanntlich zu dauerhafter Impotenz und in einem hohen Prozentsatz auch zu Inkontinenz führt. Die ECT/BET kann hier auf schonende Art und Weise helfen, unnötig große Eingriffe zu vermeiden.

Mit der ECT wird auch ein aktiv spezifisches Immunphänomen

ausgelöst, denn durch den galvanischen Strom werden Tumorantigene freigesetzt und den durch den Strom angelockten Immunzellen präsentiert. Durch die Gewebszerstörung werden zudem Zytokine freigesetzt, was zu einer erhöhten Erkennung von Tumorantigenen führt und die spezifischen Immunleistungen des Patienten fördert.

Anfänge und Entwicklung der Elektro-Cancer-Therapie oder Bio-Elektro-Therapie

Bereits im 18. Jahrhundert nützte L. Galvani Gleichstrom zu Heilzwecken (Galvanotherapie). Von der Chemo- und Strahlenbehandlung verdrängt, rückte die Galvanotherapie vor allem durch die Aktivität von Dr. med. Rudolph Pekar wieder mehr ins Bewusstsein, denn die von ihm weiterentwickelte perkutane (durch die Haut hindurch) Bio-Elektro-Therapie bot eine preisgünstige Alternative mit hoher Erfolgsquote, aber geringerem Risiko.

Bereits vor über hundert Jahren erkannte man, dass Tumorgewebe durch gleichgerichteten Schwachstrom im Milliampere-Bereich zerstört wird, ohne dass dabei gesunde Zellen angegriffen werden. Pekar griff diese Erkenntnisse bereits vor 50 Jahren auf und behandelte ab den 1970-iger Jahren mit großem Erfolg diverse Tumorarten beim Menschen. Ich hatte damals die Gelegenheit, Dr. Pekar persönlich kennenzulernen und bei ihm lernen zu dürfen.

Seine Methode wurde dann auch von uns übernommen und seither mit großem Erfolg an der Klinik St. Georg in Bad Aibling durchgeführt. Inzwischen ist die Methode in China Standard in jedem Krankenhaus. Die verschiedensten Tumorarten, aber auch Rezidive nach Operationen, Chemo- und/oder Strahlentherapie können behandelt werden.

Der elektrische Widerstand von Tumorzellen (ca. 250 Ohm) beträgt etwa ein Zehntel des Widerstandes gesunder Zellen ($\leq$ 2500 Ohm). Wird Tumorgewebe über Hautelektroden oder Nadelelektroden mit galvanischem Strom (Spannung 1-25 Volt) durchflutet, nimmt der Stromfluss den Weg des geringsten Widerstandes und sucht sich daher den Weg durch die Tumorzellen bzw. das Tumorgewebe.

Durch den geringen Widerstand fließt – entsprechend dem Ohmschen Gesetz – mehr Strom durch das Tumorgewebe und führt hier zu elektrolytischen Zerstörungsprozessen. Je nach Stromstärke wird der Tumor zu harmlosem fibrotischen Gewebe (Narbengewebe) umgewandelt oder er zerfällt komplett und wird langsam vom Körper abgebaut. Oberflächliche Tumore oder Metastasen können nach der Behandlung äußerlich wie eine Verbrennung erscheinen und eine Kruste bilden, die aber ohne Komplikationen und Behandlungsnotwendigkeit abheilt (aseptische Stromnekrose).

Ausgangspunkt und methodisches Prinzip

Tumorbildung ist ein multifaktorielles Geschehen. Es gibt viele Ursachen, sie alle führen zum sogenannten tumorfreundlichen Milieu, in dem der Tumor wachsen und gedeihen kann. Ziel jeder Tumortherapie muss es daher sein, dieses Milieu so zu verändern, dass es dem Tumor nicht mehr erlaubt zu wachsen. Deshalb muss eine Behandlung den „ganzen Menschen", sowohl physisch als auch psychisch therapieren.

Die „Stromtherapie" macht sich die veränderte elektrische Leitfähigkeit der Tumorzellen zunutze. Mit der ECT soll „eine gewollt schnelle aseptische Bionekrose (keimfreies Absterben) eines Tumors oder Tumorfeldes durch eine kontrollierte, stufenweise schaltbare Gleichstromquelle mittels Elektrodensonden in und am Tumorgewebe erreicht werden.

Aufgrund des deutlich geringeren elektrischen Widerstands der malignen Zellen im Vergleich zu gesunden Zellen kann ein Ionentransport durch den Tumor erzwungen werden. Es kommt zur Depolarisation der Zellmembran. Störungen des Stoffwechsels sowie einzelner intrazellulärer Strukturen sind die Folge. Im Umfeld beider Elektroden (Kathode, Anode) kommt es zu einer Gewebe zerstörenden pH-Wert Verschiebung. Eine erhöhte Ionenbeschleunigung durchlöchert die Membranen (Elektroporation). Damit ist wieder Angriffsfläche für die Phagozyten (Fresszellen des Immunsystems) gegeben. Gleichzeitig werden Tumorantigene freigesetzt und von angezogenen Immunzellen verstärkt erkannt. Einer Metastasenbildung wird damit effektiv durch aktiv spezifische Immunvorgänge entgegengewirkt.

Behandlungsspektrum und -verlauf

Die ECT ist geeignet für alle Tumore, die mit Nadel- und Flächenelektroden zugänglich sind. Die entsprechende, zu behandelnde Stelle wird vorher steril abgedeckt und betäubt. Der Erfolg der ambulanten Therapie ist zudem abhängig von der Analyse der Tumorbeschaffenheit und des genau darauf abgestimmten Behandlungsverlaufs, der computergesteuert, kontrolliert und dokumentiert erfolgt. In der Regel reichen bis zu drei Stunden Elektrotherapie aus, um das Gewebe schrittweise zum Absterben zu bringen.

Vorteile der ECT

Die Tumorzellen werden durch den Strom sofort repolarisiert und verlieren dadurch ihre Tendenz, sich unabhängig vom Körpersystem selbständig zu vermehren. Dadurch ist die Gefahr einer Metastasierung, wie sie im Rahmen operativer Eingriffe leicht ausgelöst werden kann, nahezu ausgeschlossen. Die zellzerstörenden Effekte betreffen ausschließlich entartete Zellen, wobei gesundes Gewebe unbeeinflusst bleibt.

- ✓ Nahezu schmerzfreie Behandlung
- ✓ Kann ambulant durchgeführt werden
- ✓ Keine Beeinträchtigung der Lebensqualität
- ✓ Eine nachfolgende Chemo- und/oder Strahlentherapie ist meist nicht notwendig

Indikationen für die ECT

- ✓ Krebs der Haut und Schleimhaut (besonders Melanome, Basaliome, Spinaliome)
- ✓ Hautmetastasen
- ✓ Weichteiltumore
- ✓ isolierte Organmetastasen beispielsweise isolierte Leber- oder

Lungenmetastasen
- ✓ Prostatakrebs, Prostatahypertrophie
- ✓ gutartige Wucherungen: Hämangiome, Schilddrüsenadenome, Keloide
- ✓ Brustkrebs, auch Rezidive nach Strahlen und/oder Chemotherapie

Die Therapie in der Praxis

Der Patient liegt bequem. Je nach Tumorart werden Hautelektroden aufgelegt oder – nach erfolgter Lokalanästhesie – unter Spannung stehende isolierte Nadelelektroden in den Tumor eingestochen. Der Stromfluss wird über das computergesteuerte ECT-Gerät genau geregelt und permanent aufgezeichnet.

Der Kurvenverlauf von Widerstand, Spannung und Stromfluss gibt Aufschluss darüber, ob noch bösartiges Gewebe vorhanden ist oder nicht. Je nach Tumorgröße sind ein bis mehrere Sitzungen von 1 bis 3 Stunden erforderlich. Die Behandlung kleinerer Hautmelanome dauert nur ca. 10 bis 30 Minuten.

Therapieverlauf ECT

Die wichtigsten Veränderungen bei biologischen Geweben in der Nähe der Elektroden stehen im Zusammenhang mit den ablaufenden Reduktions – und Oxydationsprozessen, d.h. mit OH^- und H^+ im Gleichgewicht. Die Negativelektrode führt zur Oxydation der Wasserstoffionen und verursacht eine intensive Wasserstoffgasentwicklung, demzufolge entsteht in der Nähe der Negativelektrode aufgrund des Wasserstoffabzuges (verminderte Wasserstoffionen-Konzentration) ein alkalisches Feld.

Im Reduktionsprozess werden die OH- Radikale in der Umgebung der Positivelektrode konzentriert (in Form von H_3O_2- und H/O_4-hydratierten Clusters) und verursachen im Elektrodenumfeld ein saures Milieu. An dieser Elektrode kann man einen Gewebsprozess fast ohne Gasentwicklung sehen.

Je nach Größe des Tumorareals werden ein oder mehrere Elektrodenpaare angelegt. Während des Einführens der Elektroden ist der Strom schon aktiv. Zweck dieser Maßnahme ist es, eventuell sich lösende Tumorzellen im elektrischen Feld zu halten, um so eine Streuung zu verhindern.

Während der Therapiezeit unterliegt der/die Patient/in einer ständigen Überwachung. Der Therapieverlauf erfolgt computergesteuert und kontrolliert. Nebenwirkungen sind so gut wie ausgeschlossen und bisher nicht beobachtet worden. Nach der Behandlung ist der Patient durchaus in der Lage, sich eigenständig nach Hause zu begeben.

Mechanismen

Es gibt eine ganze Reihe von Mechanismen für die Tumorregression oder Remission (Rückgang oder Verschwinden) im Rahmen einer ECT Behandlung. Die wichtigsten in Kürze:

1. Der Autolyse Prozess

An der positiv geladenen Tumorstelle kommt es zu einer signifikanten Abnahme des pH-Wertes, was eine Tumor-Nekrose (Auflösung) nach sich zieht.

2. Erhöhung der Azidität

Die Sauerstoffaufnahmekapazität des Tumors wird durch die Zerstörung der tumornahen roten Blutzellen massiv behindert.

3. Niedriger pH-Wert

Das Tumorareal ist durch eine positive Ladung relativ zum umgebenden normalen Gewebe gekennzeichnet. Die krebsbekämpfenden weißen Blutzellen tragen negative Ladungen auf ihren Membranoberflächen und werden in Folge durch die über die ECT positiv aufgeladenen Tumorareale direkt angezogen.

4. Wasserentzug

Das elektrische Feld am Ort des Tumors entzieht diesem Wasser (Elektroosmose). Der folgende „Wasserdurst" behindert die Blutversorgung des Tumors, der daraufhin schrumpft.

5. Kathodische und anodische Gasbildung

Über elektrolytische Prozesse entstehen sowohl Wasserstoff, Chlor als auch Sauerstoff. Diese Gase erhöhen den Druck im Krebsgewebe, was eine weitere große Belastung für die Tumorstruktur und Blutversorgung des Tumors darstellt.

Ein großer Teil der Forschungstätigkeit wurde den pH-Gradienten zwischen normalen Gewebe und Tumorgewebe und den zu Grunde liegenden Mechanismen der pH-Verschiebung während der Tumorgenese und während der ECT-Behandlung gewidmet. Dabei zeigte sich vor allem, dass die Ansäuerung von Gewebe durch Chlor eine wichtige Rolle bei der Erzeugung von Wasserstoffionen spielt. Dies hat einen direkten Einfluss auf den pH Wert.

Diese Reaktionen sind stark abhängig von der Stromdichte des ECT-Prozesses. Alkalisierung und die Ausbreitung von Hydroxyl-Ionen scheinen die Gewebezerstörung an der Kathode zu beeinflussen. Die Veränderungen des pH-Wertes hemmen die Zellproliferation und bewirken die Abnahme der Lebensfähigkeit der Zellen. Niedrige pH-Werte scheinen die zelluläre Apoptose und Nekrose zu fördern. Hohe pH-Werte scheinen nur die Zellnekrose fördern.

Zusätzlich zu den oben beschrieben fünf ECT Behandlungs-Mechanismen gibt es eine weitere Anzahl zusätzlicher Strom/Ladungs-Wechselwirkungen, die signifikante Einflüsse auf die Zellproliferation, Apoptose, Nekrose, Differenzierung und Dedifferenzierung haben. Diese Effekte scheinen sich vorwiegend an der Zellmembran abzuspielen.

Der Abscopal-Effekt

Wenn der Tumor an Masse verliert ...

Unter dem abscopalen Effekt (lateinisch „ab" = nicht, fern von und dem altgriechischen σκο ός (skopós) = Ziel, Zweck) versteht man eine Tumormassenreduktion, in der Regel die Rückbildung von Metastasen, während andere Tumoranteile durch Bestrahlung oder Hyperthermie behandelt wurde. Der Effekt wurde erstmals 1953 von R. H. Mole beschrieben. Der Wirkmechanismus ist nicht bekannt, es wird eine systemische immunologische Reaktion des Körpers gegen den Tumor vermutet, der durch die lokale Behandlung getriggert wird.

P53 konnte als wichtiger Mediator für diesen Effekt festgestellt werden. Durch die Hyperthermie kann ein Tumor abgetötet werden, und zwar in dem Organ oder dem Gewebe, das er befallen hat. Da die Hyperthermie das gesunde, den Tumor umgebende Gewebe, nicht schädigt, sondern im Gegenteil stimuliert, so dass es sich regenerieren kann, ermöglicht dies dem Immunsystem, das abgestorbene Tumorgewebe als fremd zu erkennen und so eine aktiv spezifische Immunreaktion (ASI) auszulösen.

Da das Immunsystem jetzt über entsprechende aktivierte Lymphozyten verfügt, kann es offensichtlich auch Metastasen in entfernt liegenden Geweben als fremd erkennen und sie bekämpfen, was sich dann klinisch in einer Rückbildung der Metastase zeigt, obwohl sie nicht direkt behandelt wurde.

Je kleiner die Tumorlast ist, umso größer sind die Chancen für das Immunsystem, das restliche Tumorgewebe zu erkennen und zu zerstören, besonders wenn es in dieser Phase durch eine gezielte Immuntherapien unterstützt wird.

Der Abscopal Effekt wurde für verschiedene Tumorentitäten, zum Beispiel für das Melanom, das multiple Myelom, das hepatozelluläre Karzinom, das Ösophaguskarzinom, das Lungenkarzinom (Adenokarzinom), das medulläre Schilddrüsenkarzinom, das

Merkelzellkarzinom, das Zervixkarzinom und für Lymphome in Fallberichten beschrieben und experimentell im Mausmodell erforscht.

Dadurch, dass wir in unserer Klinik zur Krebstherapie ein integratives Behandlungskonzept verfolgen, gelingt es immer häufiger, einen solchen abscopalen Effekt zu sehen beziehungsweise zu induzieren.

Durch eine Insulin potenzierte, niedrig dosierte Chemotherapie können wir in Kombination mit lokaler oder aber auch mit systemischer Hyperthermie eine hohe tumordestruktive Wirkung am Tumor erzielen, ohne das Immunsystem zu zerstören. Im Gegenteil, es wird bei dieser Therapieform geradezu aktiviert und lässt sich damit in dieser Phase auch gut stimulieren. Wendet man nur die Chemotherapie ohne Begleitmaßnahmen mit der in den Leitlinien empfohlenen Menge an, dann lähmt man das Immunsystem oder schädigt es so, dass es nicht mehr richtig arbeiten kann und es nicht mehr in der Lage ist, eine ausreichende Immunabwehr aufzubauen. Auch die Strahlentherapie hat diesen nachteiligen Effekt.

Literatur:
1. R. H. Mole:Whole Body Irradiation—Radiobiology or Medicine? In: The British Journal of Radiology. Band 26, Nr. 305, 1.Mai 1953, S. 234–241, doi:10.1259/0007-1285-26-305-234.
2. G. Daniel Grass, Niveditha Krishna, Sungjune Kim: The immune mechanisms of abscopal effect in radiation therapy. In: Current Problems in Cancer. Band 40, Nr. 1, 1. Februar 2016, S. 10–24, doi:10.1016/j.currproblcancer.2015.10.003, PMID 26612692.
3. Kevin Camphausen, Marsha A. Moses, Cynthia Ménard, Mary Sproull, Wolf-Dietrich Beecken: Radiation abscopal antitumor effect ismediated through p53. In: Cancer Research. Band 63, Nr. 8, 15. April 2003, S. 1990–1993, PMID 12702593.
4. C. Thallinger, G. Prager, H. Ringl, C. Zielinski: [Abscopal effect in the treatment of malignant melanoma]. In: Der Hautarzt; Zeitschrift Für Dermatologie, Venerologie, und verwandte Gebiete. Band 66, Nr. 7, 1. Juli 2015, S. 545–548, doi:10.1007/s00105-014-3567-8, PMID 25576145.
5.Michael A. Postow, Margaret K. Callahan, Christopher A. Barker, Yoshiya Yamada, Jianda Yuan: Immunologic correlates of the abscopal effect in a patient with melanoma. In: The New England Journal of Medicine. Band 366, Nr. 10, 8. März 2012, S. 925–931, doi:10.1056/NEJMoa1112824, PMID 22397654, PMC 3345206 (freier Volltext).
6. Emily F. Stamell, Jedd D.Wolchok, Sacha Gnjatic, Nancy Y. Lee, Isaac Brownell: The abscopal effect associated with a systemic anti-melanoma immune response. In: International Journal of RadiationOncology, Biology, Physics. Band 85, Nr. 2, 1. Februar 2013, S. 293–295, doi:10.1016 / j.ijrobp.2012.03.017, PMID 22560555, PMC 3415596 (freier Volltext).
7. R. J. Bramhall, K. Mahady, A. H. S. Peach: Spontaneous regression of metastatic melanoma – clinical evidence of the abscopal effect. In: European Journal of Surgical Oncology: The Journal of the European Society of Surgical Oncology and the British Association of Surgical Oncology. Band 40, Nr. 1, 2014, S. 34–41, doi:10.1016/j.ejso.2013.09.026, PMID 24139999.
8. Saba R, Saleem N, Peace D.: Long-term survival consequent on the abscopal effect in a patient with multiple myeloma. In: BMJ Case Reports. 2016.
9. Yazan Abuodeh, Puja Venkat, Sungjune Kim: Systematic review of case reports on the abscopal effect. In: Current Problems in Cancer. Band 40,Nr. 1, S. 25–37, doi:10.1016/j.currproblcancer.2015.10.001.

10. M. Zahidunnabi Dewan, Ashley E. Galloway, Noriko Kawashima, J. Keith Dewyngaert, James S. Babb: Fractionated but not single-dose radiotherapy induces an immune-mediated abscopal effect when combinedwith anti-CTLA-4 antibody. In: Clinical Cancer Research. Band 15,Nr. 17, 1. September 2009, S. 5379–5388, doi:10.1158/1078-0432.CCR-09-0265, PMID 19706802, PMC 2746048 (freier Volltext).

Das Prostatakarzinom

Mit dem PCA3-mRNA-Test zum molekularbiologischen Nachweis von Tumorzellen in der Prostata

Obwohl das Prostatakarzinom des Mannes der zweithäufigste Tumor ist, kann es dennoch schwierig sein, ihn sicher zu diagnostizieren. Darüber hinaus ist das Prostata-Ca eine der häufigsten tumorbedingten Todesursachen bei Männern.

Neben erblichen Faktoren spielt das Alter als Risikofaktor eine ganz entscheidende Rolle. Anders ausgedrückt: „Mann" muss nur alt genug werden, um an der Prostata zu erkranken. Oder: „Irgendwann kriegt's jeder Mann!"

Ungeklärt ist noch der Zusammenhang zwischen Hypercholesterinämie und Prostataerkrankungen. Die Tatsache, dass Männer unter Therapie mit Statinen (Lipidsenkern) geringere PSA-Werte haben, spricht für eine positive Korrelation zwischen LDL und PSA.

Bei frühzeitiger Erkennung ist Prostatakrebs zu 80 bis 90 Prozent heilbar. Voraussetzung dafür ist, dass der Tumor die Organgrenzen noch nicht überschritten hat und dass sich noch keine Metastasen gebildet haben. Eine so günstige Prognose gilt allerdings nur für die (häufigen) Adenokarzinome der Prostata.

Die seltenen neuroendokrinen und kleinzelligen Karzinome der Prostata haben eine wesentlich schlechtere Prognose. Ab dem 50. Lebensjahr (bei familiärer Vorbelastung schon ab dem 45. Lebensjahr) sollten Männer daher eine jährliche Untersuchungen zur Früherkennung durchführen lassen.

Symptome eines Prostatakarzinoms

In der Frühphase ist die Erkrankung symptomlos. Erst im fortgeschrittenen Stadium können Beschwerden auftreten. Meist berichten die Patienten über Blasenentleerungsstörungen. Möglich sind viele unterschiedliche Störungen des Wasserlassens:

- ✓ verzögerter Beginn
- ✓ verlängerte Dauer mit schwachem Strahl
- ✓ Nachtropfen
- ✓ Unterbrechung des Harnstrahls
- ✓ häufiger Absatz geringer Urinmengen (Pollakisurie)
- ✓ nächtlicher Harndrang (Nykturie)
- ✓ Blut im Urin (Hämaturie)
- ✓ Schmerzen beim Wasserlassen

In weit fortgeschrittenem Krankheitsstadium kann es wegen Metastasen in den Wirbelkörpern und im Becken zu Schmerzen und spontanen Knochenbrüchen kommen.

Diagnostische Möglichkeiten

1. Rektale Untersuchung
Die einfachste Untersuchungsmöglichkeit ist die digitale rektale Untersuchung der Prostata (DRU). Erfahrene Untersucher können dadurch bereits mit hoher Sicherheit eine veränderte Prostata erkennen.

2. Prostataspezifisches Antigen
Die Blutuntersuchung auf das prostataspezifische Antigen (PSA) ergänzt die DRU. Werte über 4 ng/mL gelten als abklärungsbedürftig.

3. PCA3-Test Prostata Ca-mRNA
Bei unklarem Tastbefund mit oder ohne erhöhtem PSA-Wert bietet sich der PCA3-Test als sinnvolle Maßnahme zur weiteren Abklärung in der Prostatadiagnostik an.

4. Ultraschall
Darüber hinaus gilt die transrektale Ultraschalluntersuchung (TRUS) als sicheres Nachweisverfahren für Umfangsvermehrungen ab einem Durchmesser von 10 mm.

Allerdings wird die TRUS in Deutschland nicht generell als Teil einer regelmäßigen Vorsorgeuntersuchung durchgeführt, da die Kassen diese Leistung ähnlich wie den PSA und den PCA3 nicht bezahlen.

5. Biopsie

Deuten Tast-/Ultraschall- und/oder die PSA-Untersuchung auf eine Prostataveränderung hin oder ist der PCA3-Wert auffällig erhöht, wird meist eine Biopsie der Prostata empfohlen. Durch bildgebende Verfahren wie endorektales MRT plus Spektrographie und Cholin-PET können weitere Information über Ausbreitung und Lokalisation gewonnen werden. Da in vielen Fällen – auch dann, wenn ein Prostatakarzinom nachgewiesen wird – keine aggressive Therapie notwendig ist, kann immer häufiger auch auf die nicht ungefährliche Biopsie verzichtet werden.

Der PCA3-Test

Bisher half zur weiteren Abklärung nach einem unklaren rektalen Tastbefund oder bei einem fraglichen PSA-Wert nur die Biopsie der Prostata mit den bekannten Risiken (Blutungen und Infektionen). Durch den PCA3- Test, die transrektale Sonographie (TRUS), das endorektale MRT mit Spektographie sowie das Cholin-PET stehen nun in der diagnostischen Kaskade weitere Untersuchungen zur Verfügung, mit der ambivalente Vorbefunde vor der Durchführung einer Biopsie weiter abgeklärt werden können.

Beim PCA3 Test handelt sich um einen molekularbiologischen Test, der das diagnostische Spektrum erheblich verfeinert und dem PSA an Spezifität und Sensitivität überlegen ist. Dabei wird die von Prostatazellen gebildete PCA3-mRNA in einer Urinprobe nachgewiesen.

Entartete Prostatazellen exprimieren 60 bis 100 mal mehr dieser mRNA als unveränderte Zellen. Ein niedriger PCA3-Score deutet daher auf eine geringere Wahrscheinlichkeit für das Vorliegen eines Prostatakarzinoms hin.

Der PCA3-Test ersetzt keineswegs den PSA-Test. Er schließt aber eine Lücke zwischen unklaren Vorbefunden (DRU und PSA, mit oder ohne vorausgegangenen negativen Biopsieergebnissen). Als Resultat erhält der Patient den noch besser abgewogenen Rat zur (erneuten) Biopsie oder zu weiterem wachsamen Abwarten. Damit ist die PCA3-Untersuchung ein zusätzliches Instrument zur Entscheidungsfindung, ob bei Männern, mit Verdacht auf Prostatakrebs, eine Prostatabiopsie wirklich nötig ist.

PCA3 ist, anders als das PSA, Prostatakrebs-spezifisch. Dies bedeutet, es wird in dem hohen Maße nur von Prostatakarzinom-Zellen produziert und nicht von der Prostatagröße beeinflusst. Es unterscheidet besser als die PSA-Messung zwischen Prostatakarzinom und gutartigen/nicht-kanzerogenen Prostataerkrankungen, wie etwa der benignen Prostatahyperplasie oder einer Prostatitis.

In der Prostatadiagnostik bedeutet das: Die PCA3-Bestimmung verbessert die Einschätzbarkeit dessen, um was es geht: Ist der Tumor bösartig oder gutartig? Dies ist besonders hilfreich bei nicht ganz eindeutigen Voruntersuchungsergebnissen.

Phytopross

Eine Rezeptur nach Dr. Friedrich Douwes zur unterstützenden Behandlung bei Prostatavergrößerung und Prostatatakrebs.

Der Hersteller von Nahrungsergänzungsmitteln Euro Nutrador B.V. bietet seit Jahren ein Produkt namens Phytopross an, das nach einer Rezeptur von mir hergestellt wurde. Die Inhalte der Kapseln sind eine ideale Kombination zur Unterstützung bei Prostataleiden. Im Einzelnen sind das:

Phellinus Linteus (Sang Huang)

Hierbei handelt es sich um ein in Japan sehr verbreitetes Anti-Krebsmittel. Phellinus linteus (PL), in der chinesischen Medizin „Sang Huang" genannt, ist ein vielversprechender, natürlicher Pilz. In Studien wurde belegt, dass Extrakte dieses Pilzes Anti-Tumor-Eigenschaften an Haut-, Lunge-, Brust- und Prostatakrebs-Zellen zeigen (Sahel). PL kann die Proliferation, die Koloniebildung, die Migration und Adhäsion von hochinvasiven menschlichen Brustkrebszellen hemmen (Sliva et al.). PL bremst die Angiogenese schon sehr früh, indem es die Morphogenese von menschlichen Endothelzellen in den Kapillaren hemmt, indem die Sekretion des vaskulären endothelialen Wachstumsfaktors (VEGF) aus Brustkrebszellen herunterreguliert wird (Silva et al.).

Darüber hinaus gibt es Untersuchung zu den Krebs Präventionsmechanismen von PL. Es hemmt beispielsweise die interzellulären Gap Junction-Kommunikation durch eine mit Wasserstoffperoxid induzierte Unterdrückung (Cho et al.).

Die immunverstärkenden und entzündungshemmenden Eigenschaften von PL rücken immer mehr in den Fokus. Viele Polysaccharide aus Pilzen sind Modifikatoren und haben gezeigt, dass verschiedene Immunantworten mit ihnen in vivo und in vitro (Sahelian) verbessert werden.

Weiterhin hat es sich herausgestellt, dass PL nicht nur in der Lage ist,

Entzündungsmediatoren durch Unterdrückung der Redox basierten Aktivierung von Makrophagen zu hemmen (Kimet al.), sondern auch, die Antikrebseigenschaften von Makrophagen zu erhöhen (Rafael). Es gibt auch zunehmend Berichte mit PL über Fälle über Spontanheilung von Krebs (Rafael). Aufgrund seiner antioxidativen und entzündungshemmenden Eigenschaften wird PL zunehmend verwendet, um eine Vielzahl von Krankheitsprozessen, wie orale Geschwüre, Magen-Darm-Störungen, Entzündungen, lymphatische Erkrankung und den Verlauf von Krebserkrankungen positiv zu beeinflussen.

Panax Ginseng

Oder auch Roter Ginseng - Die Superwurzel wird in der traditionellen chinesischen Medizin schon seit über 5000 Jahren als „Allroundmittel" eingesetzt. Die GinsengWurzel steckt voller Superlative. Sie enthält die Vitamine A, B und C ebenso wie die wichtige Folsäure, lebendige Enzyme, wertvolle Aminosäuren und hochwertige Fettsäuren. Mineralstoffe und Spurenelemente sind sogar in überdurchschnittlichen Mengen in Ginseng zu finden, beispielsweise Selen.

Einzigartig und daher nur im Ginseng anzutreffen, sind die sogenannten Ginsenoside. Sie sind aber nicht der einzige Stoff, der für die Wirkungen des Ginsengs verantwortlich ist, sondern es ist die typische Komposition aller biologisch aktiven Substanzen, die zur Wirkung des roten Ginseng beitragen.

Bei dem Roten Panax-Ginseng in Phytopross handelt es sich um einen qualitativ sehr hochwertigen roten Ginseng.

Serenoa repens, Sägepalmenfrüchte-Extrakt

Aus den Früchten der Sägepalme (Serenoa repens), einer im Südosten der USA heimischen Palmenart, werden Wirkstoffe zur Behandlung der benignen Prostatahyperplasie gewonnen.

Das benigne Prostatasyndrom (BPS) beziehungsweise die benigne Prostatahyperplasie (BPH) bezeichnen das gleiche Krankheitsbild.

Damit wird eine gutartige Vergrößerung der Prostata (Vorsteherdrüse) bezeichnet. Zu einer BPH kommt es gewöhnlich bei Männern im mittleren bis höheren Lebensalter. Bei etwa 25 bis 30 Prozent aller Männer mit einer vergrößerten Prostata treten Symptome auf. Dazu zählen beispielsweise nächtliches Wasserlassen, Harnverhalt oder ein abgeschwächter Harnstrahl. In Deutschland gibt es mehrere Arzneimittel, die Sägepalmenfrüchte-Extrakt enthalten. Die Verträglichkeit von Serenoa-repens-Extrakten wird in der Literatur mit wenigen Ausnahmen als gut bewertet. Unerwünschte Ereignisse waren unter Serenoa-repens-Extrakten sind selten und mild.

Maitake (Grifola frondosa)

Maitake ist eine Pilzart, die in vielen Ländern Asiens heimisch ist. In Deutschland kennt man ihn unter den Namen Gemeiner Klapperschwamm, Laubporling oder Spatelhütiger Porling. Im Handel ist der Pilz als ganzer konservierter Fruchtkörper, vermahlener Fruchtkörper oder Myzel-Extrakt erhältlich. Wie andere Arten dieser Ordnung enthält der Maitake Polysaccharide (α-/β-Homo- und Heteroglykane), Proteine, Nuklein- und Aminosäuren, Mineralstoffe, organisches Selen und andere Spurenelemente, Ergosterin, Vitamine C, E, B1 und B2, Phenole und Flavonoide.

Als wichtigste Inhaltsstoffe gelten die Beta-Glukane aus den Zellwänden des Fruchtkörpers und den Myzelien (Pilzwurzeln). Es gibt Anhaltspunkte aus Phase I/II Studien, dass Maitakeextrakte zu einer möglichen Erhöhung der funktionellen Kapazität von Monozyten, T-Lymphozyten und NK-Zellen bei Patienten mit Tumorkrankheiten führen. In-vitro-Studien und Tiermodelle liefern Evidenz dafür, dass Maitake-Extrakte unter anderem in der Lage sind, Metastasierungen zu hemmen und die Immunosurveillance gegenüber Tumorzellen zu verbessern.

Maitake und dessen Extrakte werden im Allgemeinen gut vertragen. Es kann allerdings zu allergischen Reaktionen kommen.

Grüner Tee

In der traditionellen chinesischen Medizin ist schon lange bekannt, dass grüner Tee vielen Krankheiten und auch den häufigsten Todesursachen vorbeugen kann. Dazu gehören neben den Herz-Kreislauf- auch Krebserkrankungen. Tatsächlich enthält grüner Tee neben einer Vielzahl von Vitaminen (A, B2, B12, C und E) und Mineralien (Calcium, Eisen, Fluorid, Kalium, Magnesium, Natrium, Phosphor und Zink) auch einige sekundäre Pflanzenstoffe wie Catechine, Carotinoide und Flavonoide.

Doch der Krebs hemmende Effekt von grünem Tee konnte erst bewiesen werden, als eine Arbeitsgruppe um Jerzy Jankun vom Medical College of Ohio (Toledo) eine spezielle Substanz nachwies, die ein wichtiges Krebs-Enzym blockiert und den Tumor damit an der Metastasenbildung hindern kann.

Diese entscheidende Substanz ist die Gerbsäure Epigallo-Cathechin-3-O-Gallat, abgekürzt EGCG. EGCG kann die Entstehung von Tumoren und Metastasen behindern oder den Ausbruch der Erkrankung hinaus zögern. Auch verdichten sich die Hinweise auf eine Schutzwirkung gegen Haut-, Darm-, Brust-, Prostata- und Lungenkrebs. Zum Beispiel entwickelten Mäuse, die mit Teesud eingepinselt waren, unter UV-Bestrahlung keinen Hautkrebs. Die Kontrollgruppe hingegen, die nicht eingepinselt war, bekam Krebs.

Epigallo-Cathechin-3-O-Gallat wirkt als Radikalfänger und kann Schadstoffe von den Körperzellen fernhalten. Diesen Schluss lässt eine große Versuchsreihe mit vielen Teilnehmern der amerikanischen University of Kansas City zu.

Zu den Catechinen im grünen Tee gesellen sich jedoch noch weitere sekundäre Pflanzenstoffe, wie zum Beispiel Flavonoide. Sie können vor Entzündungen und Infektionen schützen und damit die Immunabwehr steigern. Die Gerbstoffe im grünen Tee haben zudem eine ähnlich Blut verdünnende Wirkung wie das Aspirin. Sie können so die Blutgerinnung hemmen und verhindern, dass Blutfette wie das Cholesterin sich an den Gefäßwänden absetzen können. Das beugt Gefäßverschlüssen und damit dem Herzinfarkt vor.

Japanische Pharmakologen der Universität Tokio stellten darüber hinaus fest, dass der Genuss von grünem Tee die Blutfettwerte

normalisieren und zu einer Gewichtsreduktion führen kann.

Literatur

CABI Bioscience Databases. CABI Bioscience Databases: Index Fungorum. 2011.

Mayell M: Maitake extracts and their therapeutic potential. Altern Med Rev 6:48-60, 2001. PMID:11207456

Royse DJ: Specialtymushrooms; in: Janick J, (ed): Progress in newcrops.Arlington,VA,ASHS Press, pp 464-475, 1996.

Lindequist U, Rausch R, Fussel A, Hanssen HP: Higher fungi in traditional and modern medicine. Med Monatsschr Pharm 33:40-48, 2010. PMID:20184262

Wang C, Hou Y: Determination of Trace Elements in Three Mushroom Samples of Basidiomycetes from Shandong, China. Biol Trace Elem Res 142:843-847, 2010. DOI:10.1007/s12011-010-8784-0

Yeh JY, Hsieh LH,Wu KT, Tsai CF: Antioxidant properties and antioxidant compounds of various extracts from the edible basidiomycete grifola frondosa (maitake). Molecules 16:3197-3211, 2011. DOI:10.3390/molecules16043197

Naing A, Stephen SK, Frenkel M et al.: Prevalence of complementary medicine use in a phase 1 clinical trials program: The MD Anderson Cancer Center Experience. Cancer 117:5142-5150, 2011. DOI:10.1002/cncr.26164

WuMJ, Cheng TL, Cheng SY et al.: Immunomodulatory properties of Grifola frondosa in submerged culture. J Agric Food Chem 54:2906-2914, 2006. PMID:16608207

Jeurink PV, Noguera CL, SavelkoulHF,Wichers HJ: Immunomodulatory capacity of fungal proteins on the cytokine production of human peripheral bloodmononuclear cells. Int Immunopharmacol 8:1124-1133, 2008. DOI:10.1016/j.intimp.2008.04.004

Tada R,Adachi Y, Ishibashi KI,OhnoN:An unambiguous structural elucidation of a 1,3-beta-d-glukan obtained fromliquid-cultured Grifola frondosa by solution NMR experiments. Carbo-hydr Res 344:400-404, 2009. DOI:10.1016/j.carres.2008.11.005

Deng G, Lin H, Seidman A et al.: A phase I/II trial of a polysaccharide extract fromGrifola frondosa (Maitakemushroom) in breast cancer patients: immunological effects. J Cancer Res ClinOncol 135:1215-1221, 2009. DOI:10.1007/s00432-009-0562-z

Wang Y, Fang J,Ni X et al.: Inducement of cytokine release by GFPBW2, a novel polysaccharide from fruit bodies of Grifola frondosa , through dectin-1 inmacrophages. J Agric Food Chem61:11400-11409, 2013. DOI:10.1021/jf4029915

Masuda Y,Matsumoto A, Toida T et al.: Characterization and antitumor effect of a novel polysaccharide from Grifola frondosa. J Agric Food Chem 57:10143-10149, 2009. DOI:10.1021/jf9021338

Cui FJ, TaoWY, Xu ZH et al.: Structural analysis of anti-tumor heteropolysaccharide GFPS1b fromthe cultured mycelia of Grifola frondosa GF9801. Bioresour Technol 98:395-401, 2007. PMID:16459075

Ulbricht C, Weissner W, Basch E et al.: Maitake mushroom (Grifola frondosa): systematic review by the natural standard research collaboration. J Soc Integr Oncol 7:66-72, 2009. PMID:19476741

Preuss HG, Echard B, Bagchi D et al.: Enhanced insulin-hypoglycemic activity in rats consuming a specific glycoprotein extracted from maitake mushroom.Mol Cell Biochem 306:105-113, 2007. PMID:17671829

Chen JT, Tominaga K, Sato Y et al.:Maitakemushroom(Grifola frondosa) extract induces ovulation in patients with polycystic ovary syndrome: a possible monotherapy and a combination therapy after failure with first-line clomiphene citrate. J Altern Complement Med 16:1295-1299, 2010. DOI:10.1089/acm.2009.0696

Hobbs C.MedicinalMushrooms - An exploration of Tradition, Healing & Culture. Summertown, Botanica Press, 2003.

Chang ST,Miles PG.Mushrooms: Cultivation, Nutritional Value,Medicinal Effect, and Environmental Impact. ed 2, Boca Raton, CRC Press, 2004.

Borchers AT, Stern JS, Hackman RM et al.: Mushrooms, tumors, and immunity. Proc Soc Exp Biol Med 221:281-293, 1999. PMID:10460691

Harada T,Ohno N: Contribution of dectin-1 and granulocytemacrophage-colony stimulating factor (GMCSF) to immunomodulating actions of beta-glucan. Int Immunopharmacol 8:556-566, 2008. DOI:10.1016/j.intimp.2007

Tsoni SV, Brown GD: beta-Glucans and dectin-1. Ann N Y Acad Sci 1143:45-60, 2008. DOI:10.1196/annals. 1443.019

Barreto-Bergter E, Figueiredo RT: Fungal glycans and the innate immune recognition. Front Cell Infect

Microbiol 2014; 4:145, 2014. DOI:10.3389/ fcimb.2014.00145

Goodridge HS,Wolf AJ, Underhill DM: Beta-glucan recognition by the innate immune system. Immunol Rev 230:38-50, 2009. DOI:10.1111/j.1600-065X.2009.00793.x

Lin H, Cheung SW, Nesin M et al.: Enhancement of umbilical cord blood cell hematopoiesis by maitake beta-glucan is mediated by granulocyte colony-stimulating factor production. Clin Vaccine Immunol 14:21-27, 2007. PMID:17093103

Kodama N,Mizuno S, Nanba H, Saito N: Potential antitumor activity of a low-molecular-weight protein fraction from Grifola frondosa through enhancement of cytokine production. J Med Food 13:20-30, 2010. DOI:10.1089/jmf.2009.1029

Vetvicka V, Vetvickova J: Immune-enhancing effects of Maitake (Grifola frondosa) and Shiitake (Lentinula edodes) extracts. Ann TranslMed 2:14, 2014. DOI:10.3978/j.issn.2305-5839.2014.01.05

Lin H, She YH, Cassileth BR et al.:Maitake beta-glucanMD-fraction enhances bonemarrow colony formation and reduces doxorubicin toxicity in vitro. Int Immunopharmacol 4:91-99, 2004. PMID:14975363

Masuda Y, Murata Y, Hayashi M, Nanba H: Inhibitory effect of MD-Fraction on tumor metastasis: involvement of NK cell activation and suppression of intercellular adhesion molecule (ICAM)-1 expression in lung vascular endothelial cells. Biol Pharm Bull 31:1104-1108, 2008. PMID:18520039

Masuda Y, Inoue H, Ohta H et al.: Oral administration of soluble beta-glucans extracted from Grifola frondosa induces systemic antitumor immune response and decreases immunosuppression in tumor-bearing mice. Int J Cancer 133: 108-119, 2013. DOI:10.1002/ijc.27999

Louie B, Rajamahanty S, Won J et al.: Synergistic potentiation of interferon activity with maitake mushroom d-fraction on bladder cancer cells. BJU Int 105:1011-1015, 2010. DOI:10.1111/j.1464-410X.2009.08870.x

FinkelsteinMP, Aynehchi S, Samadi AA et al.: Chemosensitization of carmustine with maitake beta-glucan on androgen-independent prostatic cancer cells: involvement of glyoxalase I. J Altern Complement Med 8:573-580, 2002. PMID:12470483

GevaH, Bar-SelaG, ZhanaDet al.: The use of complementary and alternative therapies by cancer patients in northern Israel. IsrMed Assoc J 7:243-247, 2005. PMID:15847205

Hyodo I,AmanoN, Eguchi K et al.: Survey on Complementary andAlternativeMedicine in Cancer Patients in Japan. J Clin Oncol 23:2645-1654, 2005. PMID:15728227

Study of Grifola Frondosa (Maitake), Azacitidine, and Lenalidomide (https://clinicaltrials.gov/ct2/show/NCT01200004?term=grifola&rank=1). 2013.

Wesa KM, Cunningham-Rundles S, Klimek VMet al.:Maitakemushroomextract inmyelodysplastic syndromes (MDS): a phase II study. Cancer Immunol Immunother 64:237-247, 2015. DOI:10.1007/s00262-014- 1628-6

Kodama N, Komuta K, Nanba H: Effect ofMaitake (Grifola frondosa) D-Fraction on the activation of NK cells in cancer patients. JMed Food 6:371-377, 2003. PMID:14977447

Kodama N, Komuta K, Nanba H: Can maitake MD-fraction aid cancer patients? Altern Med Rev 7:236-239, 2002. PMID:12126464

Kodama N, Komuta K, Sakai N, Nanba H: Effects of D-Fraction, a polysaccharide from Grifola frondosa on tumor growth involve activation of NK cells. Biol Pharm Bull 25:1647-1650, 2002. PMID:12499658

BlackW: Several apparent errors surfaced on reading the article in the June 2002 issue of AlternativeMedicine Review by Kodama et al. entitled "Can maitake MD-fraction aid cancer patients"? Altern Med Rev 7:451-454, 2002. PMID:12495370

Tanaka H, Tsunematsu K, Nakamura N et al.: Successful treatment of hypersensitivity pneumonitis caused by Grifola frondosa (Maitake) mushroom using a HFA-BDP extra-fine aerosol. Intern Med 43:737- 740, 2004. PMID:15468977

Konno S, TortorelisDG, Fullerton SAet al.:Apossible hypoglycaemic effect ofmaitakemushroomon Type 2 diabetic patients. DiabetMed 18:1010, 2001. PMID:11903406

BfR. Caution when using dried mushrooms! Press releases of BfR 6. 28-2-2002.

Brauer D, Kimmons T, Phillips M. Effects of management on the yield and high-molecular-weight polysaccharide content of shiitake (Lentinula edodes) mushrooms. J Agric Food Chem 50:5333-5337, 2002. PMID:12207470

Minato K,MizunoM, Terai H, Tsuchida H. Autolysis of lentinan, an antitumor polysaccharide, during storage of Lentinus edodes, shiitake mushroom. J Agric Food Chem 47:1530-1532, 1999. PMID:10564011

β-D-Glucan (Int J Cancer. 2016 Jan 16. doi: 10.1002/ijc.30002. [Epub ahead of print]

Ning Y1,2, Xu D1, Zhang X1, Bai Y1, Ding J1,2, Feng T1,3,Wang S1, Xu N4, Qian K2,Wang Y3, Qi

C1,2.: β-Glucan restores tumor-educated dendritic cell maturation to enhance antitumor immune responses.

Hormone

Hormonersatztherapien sind bei Frauen ein Thema. Bei Männern leider nicht, dabei profitieren auch sie ab der Lebensmitte von einer Hormonsubstitution.

Es gibt viele völlig unterschiedliche Krankheiten, die etwas mit Hormonen beziehungsweise mit einer Hormonstörung zu tun haben. Bei vielen würde man auf den ersten Blick gar keinen Zusammenhang vermuten. So spielen Hormone eine Rolle bei Frauenkrankheiten wie PMS (prämenstruelles Syndrom), Endometriose, Myome, Osteoporose, Östrogendominanz, zystische Veränderungen der Mamma, Menopausen- Beschwerden, Fibromyalgie, Unfruchtbarkeit, Depressionen, Schlaflosigkeit, Inkontinenz, vaginale Trockenheit, Libidoverlust etc. sowie Schilddrüsenfunktionsstörungen.

Aber auch bei Männerkrankheiten wie männliche Wechseljahre (Andropause), Impotenz, Vitalitätsverlust, Diabetes mellitus, Adipositas, metabolisches Syndrom, ADHS-Syndrom, Restless legs (RLS) und so weiter - die Kette der Erkrankungen ist lang und noch länger, da ich gar nicht alle Krankheiten und Symptome, die wir erfolgreich mit bioidentischen Hormonen behandeln können, hier vollständig aufzeigen kann. Ich beginne daher mit einem aktuellen Thema der letzten Sprechstunde und zwar mit der Andropause oder den männlichen Wechseljahren.

Obwohl die Tatsache oft übersehen wird, produzieren Männer und Frauen die gleichen Hormone. Mit zunehmendem Alter nehmen die meisten Hormone sowohl bei Frauen als auch bei Männern ab. Mit dem Alter treten daher auch bei ihnen tiefgreifende Veränderungen auf, da die Hormone alle Systeme unseres Körpers beeinflussen. Diese Veränderungen, die bei Männern um das 50. Lebensjahr beginnen, nennt man Andropause. Sie zeigt sich im Verlust an:

- ✓ Energie,
- ✓ Libido,
- ✓ Durchhaltevermögen,

✓ Lebensfreude,
✓ Vitalität sowie
✓ Gewichtszunahme im Bauchbereich.

Die Behandlung mit bioidentischen Hormonen ist für Männer genauso wichtig wie für Frauen. Ein niedriger Hormonspiegel bei Männern kann zu

➤ koronarer Herzkrankheit,
➤ Alzheimer,
➤ Prostatakrebs,
➤ Osteoporose,
➤ Depressionen sowie
➤ Neurodegenerativen Veränderungen

führen.

Testosteron

Testosteron ist fraglos das wichtigste Hormon, das bei Männern für eine Hormonersatztherapie in Erwägung gezogen werden sollte. In der Regel betrachtet man Testosteron als Sexualhormon, was natürlich auch richtig ist, es hat aber noch viele andere Aufgaben, die wohl wichtiger sind.

Testosteron ist das wichtigste Hormon zum Schutz vor Alzheimer. Studien der amerikanischen National Institutes of Health belegen das. Es ist auch das wichtigste Hormon für das Herzmuskelgewebe und die Herzkranzarterien sowie das Herzreizleitungssystem. Der Herzmuskel verfügt über mehr Testosteronrezeptoren als irgendein anderer Muskel im Körper.

In jüngster Zeit wurden zwei Studien durchgeführt, die den Nutzen einer Testosteronsubstitution vor allem bei Männern mit schwerem Herzinfarkt, der meist zu Herzmuskelversagen führt, zeigte. Herzmuskelversagen bedeutet eine Schwächung des Herzmuskels mit nachfolgender Flüssigkeitsansammlung im Körper (Beine, Lunge, Bauch). Die Männer, die Testosteron erhielten, entwickelten keine

Herzmuskelschwäche, in der Gruppe ohne Testosteron dagegen verschlimmerte sich die Situation des Herzmuskels.

Beachtet werden muss bei der Gabe von Testosteron, dass dieses in Östrogen umgewandelt werden kann und dann eventuell nachteilige Nebenwirkungen auftreten, die auf das Konto von Östrogenen gehen. Daher ist es sinnvoll, vor einer Hormonersatztherapie mit bioidentischen Hormonen die Hormonspiegel im Speichel oder im Blut zu bestimmen, damit man den Therapieverlauf gut kontrollieren kann.

Osteoporose kommt bei Männern nicht so häufig vor wie bei Frauen, jedoch sind die Konsequenzen bei Männern ernster. Eine durch Osteoporose verursachte Schenkelhalsfraktur steht in engem zeitlichen Zusammenhang mit einer Todesrate innerhalb des ersten Jahres. Testosteron verhütet nicht nur Osteoporose, sondern macht sie auch rückgängig!

Eine häufige Folge von niedrigen Testosteronwerten ist das Einsetzen von Depressionen. Plötzlich sieht man keinen Sinn mehr im Leben, die Energie sinkt, der Testosteronspiegel ist niedrig. Eine Testosteronersatztherapie bringt Energie und Lebensfreude zurück und sorgt für einen gesunden Knochenaufbau.

Sehr oft normalisiert sich auch die Libido. Ich sehe Patienten in ihren 70-ern, die 25 Jahren lang keinen Geschlechtsverkehr mehr hatten. Nach der Einnahme von Testosteron hatten sie plötzlich wieder befriedigenden Sex. Selbstverständlich sollten aber auch die Hormone der Partnerin behandelt werden.

Die richtige Anwendung von Testosteron

Wie alle anderen Hormone muss auch Testosteron richtig angewandt werden, vor allen Dingen, weil Testosteron in andere Hormone umgewandelt werden kann, was unter Umständen Probleme verursacht. In den meisten Fällen ist es daher von Nutzen, Testosteron aus dem Blut oder Speichel zu bestimmen. Wichtig ist auch hier, dass man auch das freie Testosteron und nicht nur das Gesamttestosteron bestimmt.

Der freie Testosteronspiegel zeigt das aktivste Testosteron an, das dem Körper zur Verfügung steht. Die Testosteronwerte schwanken jedoch im Tagesverlauf. Die höchsten Werte findet man am frühen Morgen, noch vor dem Aufwachen. Mit zunehmendem Alter, besonders aber nach dem 50. Lebensjahr, haben schon viele Männer entweder Werte im unteren Normbereich, oder sogar deutlich erniedrigte Werte. Männer, die noch eine morgendliche Erektion (ein ausgezeichneter Indikator für einen ausreichend hohen Testosteronspiegel) haben, haben auch häufig keine Probleme mit ihrer Libido.

Egal, wie niedrig der Testosteronspiegel ist, wenn ein Mann keine sexuellen Probleme hat, verabreiche ich nicht zusätzlich Testosteron. Die Normwerte des freien Testosterons schwanken (je nach Alter) zwischen 8,7 und 27 pg/ml. Die Normwerte des Gesamttestosterons schwanken (ebenfalls je nach Alter) zwischen etwa 3,5 und 9,0 µg/l. Meiner Ansicht nach ist die Überprüfung der Testosteronwerte hilfreich für die Festlegung der korrekten Therapie.

Bei einer Testosteronersatz-Therapie kann das Hormon in andere Hormone umgewandelt werden und unter Umständen unangenehme Nebenwirkungen hervorrufen kann. Zum Beispiel findet mit Hilfe eines Enzyms das hauptsächlich im Fett sitzt (Aromatase) eine Umwandlung in Östradiol (E2) statt. Hohe Östradiolwerte wiederum können einen Prostatakrebs und möglicherweise auch einen Dickdarmkrebs hervorrufen.

Außerdem wird Testosteron durch ein weiteres Enzym, die 5-a-Reduktase, in Dihydrotestosteron (DHT) umgewandelt, was evtl. zu einer Prostatavergrößerung und zu Haarausfall führen kann. Deswegen müssen auch die Spiegel dieser Hormone beobachtet werden. Hohe DHT-Werte lassen sich oftmals durch die korrekte Platzierung des Testosteron Gels auf der Haut verhindern.

Testosteron sollte dort aufgetragen werden, wo keine Haare sind. Enzyme wie beispielsweise die 5-alpha-Reduktase, die sich rund um die Haarfollikel befindet, wandelt Testosteron in DHT um. Daher macht es keinen Sinn, Testosteron auf eine rasierte Hautstelle aufzutragen. Akzeptabel sind die Innenseiten der Oberarme und der Unterarme, die Schultern, Kniekehlen, Fußgelenke und der Damm.

Es gibt mehrere Möglichkeiten, die Östradiol-Werte niedrig zu halten. Der Apotheker kann dem Testosterongel 10% Chrysin beimischen. Chrysin ist ein Extrakt aus der Passionsblume, und er ist ein Aromatasenhemmer. Weil die Aromatase das Testosteron in Östradiol umwandelt, ist es sinnvoll, dieses Enzym zu senken. Arimidex ist auch ein Aromatasehemmer und kann ebenfalls eingesetzt werden, um das Östradiol zu kontrollieren.

Zink ist ein weiteres gutes Ergänzungsmittel, wenn man Testosteron einnimmt, denn die Prostata benötigt mehr Zink als jeder andere Körperteil. Zink wirkt auch als Aromatasehemmer und senkt die Östrogenwerte.

Ein kleiner Hinweis noch am Rande: Auch die Augen profitieren von einer Zinkeinnahme. Zink hilft nämlich auch, eine Makuladegeneration zu verhindern, einem häufigen Grund von Blindheit bei Erwachsenen.

Die Dosis der Testosteroncreme kann folgende sein: 10-50 mg liposomales Testosterongel transdermal, ein- bis zweimal täglich.Wenn Libido und Potenz zurückkehren, ist eine tägliche Einzeldosis von 25-50 mg ausreichend. 1,0 ml eines 5%-igen Testosterongels entsprechen 50 mg.

Folgende Blutwerte sollten bei einer Testosteronersatz-Therapie überwacht werden:

- Freies Testosteron
- Gesamttestosteron
- Östradiol
- DHT
- PSA (Prostataspezifisches Antigen) und freies PSA

Die Vorteile von Testosteron übertreffen bei weitem alle möglichen Nachteile. Aber man sollte es vorsichtig anwenden und auf die

Gesundheit der Prostata achten. Außerdem kann zu viel Testosteron, wie wir es häufiger bei Bodybuildern beobachten, den Cholesterinspiegel erhöhen, Haarausfall hervorrufen, ein Ansteigen der roten Blutkörperchen verursachen und verantwortlich für aggressives Verhalten sein.

Warum Progesteron?

Viele Menschen, sogar einige Ärzte, betrachten Progesteron nicht als männliches Hormon (ist es aber!), und manche wissen auch nicht, dass der Körper eines Mannes ebenfalls Östrogen produziert (tut er aber!). Nochmals: Im Körper von Männern und Frauen wirken die gleichen Hormone, nur in unterschiedlichen Mengen.

Ich verschreibe Progesteron den meisten meiner über 50 Jahre alten männlichen Patienten, und zwar aus verschiedenen Gründen: Wenn Männer altern, sinken ihre Progesteronwerte. Ab dem 50. Lebensjahr sind die Werte fast nicht mehr messbar - und zu ungefähr dieser Zeit entwickeln die Männer auch Bauchfett mit einer hohen Aktivität an Aromatase sowie einer zunehmenden Insulinresistenz.

Die Frage ist nun, könnte da etwa ein Zusammenhang bestehen? Die Antwort ist eindeutig: Ja! Was ist der Grund?

Progesteron ist das wichtigste Hormon zur Senkung des Insulinspiegels, und Insulin ist das Hormon, das für den „Schwimmring" beziehungsweise das Bauchfett verantwortlich ist. In diesem Lebensabschnitt kämpfen Männer mit Nachmittagsmüdigkeit oder werden müde beim Autofahren oder nach dem Essen - also zu den entsprechenden Tageszeiten. Diese Erscheinungen sind typische Kennzeichen für eine Überproduktion von Insulin beziehungsweise einer Insulinresistenz. Geht der Insulinspiegel in die Höhe, sinkt der Blutzucker. Wenn dem Gehirn Zucker fehlt, wird es müde. Der Hauptgrund, warum Menschen beim Autofahren einschlafen, ist die Unterzuckerung. Der Hauptgrund für diese Unterzuckerung ist ein zu hoher Insulinspiegel. Der Hauptgrund für einen zu hohen Insulin-Spiegel aber ist fehlendes Progesteron.

Eine der ersten positiven Reaktionen, die Patienten bemerken, nachdem sie mit der Applikation von Progesteron begonnen haben, ist, dass sie nach dem Essen oder beim Autofahren nicht mehr so müde werden.

Ein weiterer Grund, warum Männer im Alter von über 50 Jahren Progesteron nehmen sollten, ist die Tatsache, dass es Prostatakrebs verhindern kann. Warum? Wenn Männer sich der Andropause nähern, sinkt ihr Progesteron- Spiegel, während ihr Östrogenspiegel steigt. Außerdem sinken ungefähr zur gleichen Zeit die Testosteronspiegel. Das ist die Phase, in der das Risiko steigt, an Prostatakrebs zu erkranken. Da Östrogen an der Auslösung von sechs verschiedenen Krebsarten bei den Frauen beteiligt ist, darf man annehmen, dass hohe Östrogenspiegel wahrscheinlich auch für Männer nicht vorteilhaft sind.

Nicht nur Prostatakrebs, auch Dickdarmkrebs können durch zu hohe Östrogenwerte bei Männern verursacht werden. Weitere Vorteile von Progesteron für Männer sind: die Vermeidung von Morbus Alzheimer, Osteoporose und Herzkranzgefäßverschlüsse sowie die Beseitigung von Depressionen und Asthma.

Kasuistik

Um zu untermauern wie effektiv eine Ersatztherapie mit bioidentischen Hormonen sein kann, lesen Sie bitte dieses Fallbeispiel:

Als Hubert N. in meine Sprechstunde kam, war er 54 Jahre alt. Er setzte sich und sagte ohne weitere Einleitung: "Doktor, hoffentlich können Sie mir helfen, sonst sehe ich schwarz für mein weiteres Leben, sie sind quasi meine letzte Hoffnung."

Worüber klagte er? Über

- Depressionen, und dies war ganz offensichtlich in seinem Gesicht abzulesen,
- er litt unter schwerer Unterzuckerung,
- er hatte Asthma und

- Osteoporose - im Jahr zuvor hatte er einen Oberschenkelhalsbruch, an dessen Folgen er immer noch litt, und er hatte
- Restless legs (RLS)

Ich konnte ihn beruhigen und ihm sagen, dass seine Probleme ziemlich gut gelöst werden könnten, weil er einen Hormonmangel habe. Er schaute mich etwas zweifelnd an und erklärte mir, dass er so etwas überhaupt noch nicht gehört habe. Er hätte viele Ärzte aufgesucht und viel Geld und auch Zeit in seine Gesundheit investiert, sagte er und legte eine dicke Krankenakte vor mich hin. Er hatte hunderte von Untersuchungen und Eingriffe über sich ergehen lassen und kein Arzt hatte jemals das Wort Hormonmangel erwähnt, geschweige denn, seine Hormonwerte bestimmt. Und jetzt, innerhalb weniger Minuten, wollte ich das als sein Problem erkannt haben.

Obwohl er mich sicherlich für einen Scharlatan hielt, stimmte er einer Hormonbehandlung zu. Ich bestimmte seineHormone im Speichel und nahm seine Schilddrüsenwerte ab. Sie waren erwartungsgemäß niedrig. Ich verschrieb ihm Testosteron und Progesteron in einer transdermalen Formulierung sowie Thyreoida sicca (getrocknete Schilddrüse). Nach nur acht Tagen rief er mich an, um mir mitzuteilen, dass er sich in den letzten Jahren noch nie so gut gefühlt habe.

Seine Antwort war genau die, die ich erwartet hatte. So wirkt Progesteron auf die Neurotransmitter im Gehirn und kann deshalb Depressionen schnell beseitigen. Es verhindert die Überproduktion von Insulin und hilft damit schnell gegen Unterzuckerung. Es wirkt großartig bei Asthma, vermutlich aufgrund der „Anti-Östrogen"-Wirkung. Zu hohe Östrogenwerte sind häufig die Ursache von „Asthma" und auch Männer haben häufig zu hohe Östrogenwerte.

Hubert auch! Progesteron wirkt sich neben demTestosteron auch günstig auf seine Osteoporose aus. Mit dem natürlichen Schilddrüsenhormon besserte sich sein Stoffwechsel ebenfalls.

Wir Ärzte lernen in unserer Ausbildung nur wenig über Hormone.Wen wundert es da, dass keiner der Spezialisten, mit denen Hubert über seine Probleme sprach, in der Lage war, sein Problem zu erkennen.

Für mich ist Progesteron das zweitwichtigste Hormon, das bei Männern neben dem Testosteron ersetzt werden sollte. Die Anwendung dieses Hormons hat so gut wie keine Nachteile. Es muss lediglich von einer Herstellungs-Apotheke bezogen werden. Statt Tabletten wird ein liposomales Gel verwendet, da es die Leber nicht belastet. Ich verschreibe in der Regel ein 5- bis 10-prozentiges Progesterongel in einer Dosierung von 50-100 mg pro Hub über einen Zeitraum von zwei Wochen, das entspricht 1,0 ml dieses Gels täglich.

Männer, die zu hoher Produktion von Insulin neigen, benötigen etwas mehr Progesteron. Progesteron lindert auch das sogenannte „Restless-Leg Syndrom" (RLS), ein Zustand der durch zu hohe Adrenalinwerte hervorgerufen wird. Die meisten Ärzte wissen das aber nicht und gehen davon aus, dass die Ursache dieses Syndroms nicht bekannt und dass es deshalb auch nicht heilbar sei. Sie behandeln daher dieses Syndrom mit toxischen Medikamenten, die eigentlich für die Therapie von Parkinson verwendet werden. Auch hier werden dadurch nur Symptome behandelt, nicht aber die Ursache der Krankheit: zu viel Adrenalin. Wenn man jedoch Progesteron anwendet, kann man solche Patienten manchmal innerhalb einer Woche von ihren RLS Symptomen befreien.

Aber nicht nur bei RLS, sondern auch bei ADHS Erwachsener und bei Fibromyalgie kann Progesteron erfolgreich eingesetzt werden, denn diese Leiden sind häufig durch ein Zuviel an Adrenalin verursacht.

Mit dreimal täglich Progesterongel, der Reduktion von Kohlehydraten und der Absenkung des Insulinspiegels kann man diesen Patienten entscheidend helfen.

Melatonin

Das Superhormon für unsere Gesundheit

Melatonin wird über mehrere Zwischenschritte, unter anderem über die Serotonin-Bildung, aus der Aminosäure Tryptophan in der Zirbeldrüse (einem Teil des Zwischenhirns) gebildet.

Das Hormon wird bei Dunkelheit freigesetzt und durch den Schlaf-Wach-Rhythmus gesteuert. Die Information, ob es dunkel ist oder hell, erfährt die Zirbeldrüse über das Auftreffen von Lichtstrahlen auf Photorezeptoren in der Netzhaut des Auges. Die entsprechende Nachricht wird dann an das Gehirn weitergeleitet. Insgesamt ergibt sich dadurch ein typischer Verlauf der Melatonin-Ausschüttung: Bei Einbruch der Dunkelheit steigt die Produktion gleichmäßig an und erreicht ihren Höchstwert gegen zwei Uhr nachts. Anschließend sinkt der Melatonin-Spiegel wieder ab und erreicht niedrige Tageswerte.

Kann Lesen bei künstlichen Licht spät abends oder das Lesen von SMS in der Nacht das Risiko erhöhen, an Krebs zu erkranken? Ja es kann! Setzt man sich künstlichem Licht in der Nacht aus, schaltet unser Körpers die Produktion des so wichtigen Hormons Melatonin ab.

Melatonin und seine Rolle bei der Krebsprävention und der Stärkung unseres Immunsystems

Melatonin kann aber auch die zelluläre Alterung verlangsamen und damit eine wichtige Rolle beim Anti-Aging spielen. Über 100 wissenschaftliche Publikationen belegen das. Melatonin ist das Superhormon unseres Körpers, das „Superhormon der Nacht".

Im vergangenen Jahrhundert haben sich drastische Veränderungen vollzogen: Immer mehr Licht wurde in die Nacht gebracht und dadurch wurden die Nächte immer kürzer. Aber diese Lichtverschmutzung durch moderne Technologien fordert einen drastischen biologischen Zoll von uns, aber auch von anderen Formen des Lebens.

Seit mehr als 200.000 Jahren haben wir Menschen sowie andere Lebewesen Organe entwickelt, die spezifisch auf Umweltreize reagieren. Wir haben eine biologische Uhr entwickelt, die von den Licht- und Dunkelzyklen unserer Erde bestimmt wird. Künstliches Licht stört diese biologische Uhr und damit die Melatonin-Produktion. Das wirkt sich leider negativ auf unsere Gesundheit aus. Licht kann also in diesem Zusammenhang einen sehr negativen Effekt auf unsere Gesundheit haben.

Bei uns befindet sich, wie bei allen Säugetieren, die biologische Uhr im suprachiasmatischen Kern unseres Gehirns (SCN), der Teil des Hypothalamus ist. Signale, die von künstlichem Licht ausgehen sagen der dem SCN und damit der Zirbeldrüse, wann es Zeit ist, Melatonin zu sezernieren. Licht kommt durch die Augen und reist über die Sehnerven in den SCN, der sehr empfindlich auf Zyklen von Licht und Dunkelheit reagiert. Schaltet man beispielsweise nachts Licht an, werden sofort Fehlinformationen über den Hell-Dunkel-Zyklus ans Gehirn gegeben. Das Gehirn interpretiert Licht als Tag und weist unsere biologische Uhr beziehungsweise unsere Zirbeldrüse an, sofort die Produktion von Melatonin einzustellen. Ob man das Licht für eine Stunde oder nur für Sekunden einschaltet, der Effekt ist der gleiche: Die Melatonin Produktion wird abgeschaltet und schaltet sich nicht wieder ein, auch wenn das Licht wieder ausgeschaltet wird.

Da sich die Menschen im Schein von Feuer entwickelt haben, unterdrücken die gelben, orangen und roten Wellenlängen die Melatonin Produktion nicht so sehr wie die weißen und blauen Wellenlängen. Der Lichtbereich, der das Melatonin hemmt, ist ziemlich schmal: 460 bis 480 nm. Wenn man also sein Melatonin nach Sonnenuntergang schützen möchte, könnte man eigentlich nur noch eine 5-Watt Salzlampe benutzen.

Wie Melatonin auf unsere Gesundheit wirkt

Das Hormon Melatonin bewirkt eine Reihe von gesundheitlichen Vorteilen beispielsweise auf unser Immunsystem. Es ist ein starkes Antioxidans und freier Radikalfänger und unterstützt den Körper bei der Bekämpfung von Entzündungen. Die Wirkung von Melatonin ist so wichtig für unser Immunsystem, dass ein Melatoninmangel eine Atrophie, also eine Verkleinerung der Thymusdrüse bewirkt.

Melatonin spielt daher auch eine wichtige Rolle bei der Alterung und Verlangsamung unseres Gehirns. Neben der wichtigen Wirkung auf unseren Schlaf und das Immunsystem hat Melatonin auch eine beeindruckende Anti-Krebs-Wirkung. Melatonin hemmt die Ausbildung verschiedener Tumore, indem es bei Krebszellen eine Apoptose (Selbstzerstörung) auslöst. Das Hormon stört vor allem auch die neue Blutversorgung von Tumoren der Neoangiogenese, die für das schnelle Wachstum (Angiogenese) der Tumore verantwortlich ist. Melatonin kann die Wirksamkeit einer konventionellen Krebs-Chemotherapie steigern und deren Toxizität verringern.

Die Wirkung von Melatonin auf Brustkrebs

Peer-geprüfte wissenschaftliche Publikationen haben gezeigt, dass Melatonin einen besonders starken Schutz gegen hormonabhängige Tumore bietet. Alle unsere Körperzellen, auch Krebszellen, haben Melatonin-Rezeptoren. Also wird während der nächtlichen Melatoninproduktion die Zellteilung verlangsamt.

Das Hormon hat eine antiöstrogene Wirkung auf Brustkrebszellen. Melatonin hat aber auch eine sedierende Wirkung auf andere reproduktive Hormone, dies erklärt möglicherweise, warum Melatonin vor hormonabhängigem Krebs wie Eierstock-, Endometrium-, Brust-, Prostata- und Hodenkrebs schützen kann. GreenMedInfo führt zwanzig Studien auf, die zeigen, wie Melatonin seine präventive Wirkung gegen Brustkrebs ausübt.

Aber Melatonin hat nicht nur eine gute Wirkung auf unseren Schlaf-Wachrhythmus und beeinflusst unseren Alterungsprozess positiv, sondern es hat diese enorme Antikrebskapazität, bei der es auf die Apoptose, die Angiogenese und die Proliferation von Krebszellen einwirkt. Melatonin steigert die Produktion von immunstimulierenden Substanzen wie Interleukin 2 und hilft mutierte Zellen zu identifizieren, die zu Krebs führen könnten. Durch diese breite

Wirkung wird Melatonin zu einem wahren Gesundheitselixier.

Das größte Gebiet der Melatonin-Forschung beschäftigt sich mit Brustkrebs. Frauen, die überwiegend nachts arbeiten, haben ein erhöhtes Risiko, an Brustkrebs zu erkranken. Frauen, die in Nachbarschaften von heller nächtlicher Beleuchtung leben, erkranken häufiger an Brustkrebs als diejenigen, die in Gebieten leben, in denen nachts Dunkelheit herrscht.

Von Teilnehmern an der „Nurses' Health Study" wurde festgestellt, dass Krankenschwestern, die Nachtdienst hatten, eine um 36 Prozent höhere Rate an Brustkrebs hatten. Blinde Frauen, die kein Licht erkennen können und so eine gute Produktion von Melatonin haben, erkranken auch weniger an Brustkrebs als der Durchschnitt.

Melatonin verbessert die Langlebigkeit von Krebs-Patienten

Ein Glioblastom ist ein sehr bösartiger und aggressiver Hirntumor mit einer schlechten Prognose. Zuverlässige Behandlungen in der konventionellen Onkologie existieren nicht. Jedoch gibt Melatonin Anlass zu einiger Hoffnung. In einer klinischen Studie wurden 12 Patienten mit einem Glioblastom entweder bestrahlt und erhielten regelmäßig größere Mengen Melatonin oder sie wurden nur bestrahlt. 23 Prozent der Patienten, die das Melatonin erhielten,waren nach einem Jahr noch am Leben während keine von denen, die nur Bestrahlung erhielten, noch am Leben waren. Wir haben daher Melatonin als integralen Bestandteil in unsere Glioblastom-Therapie mit einbezogen.

Weitere Studien zeigten, dass Melatonin das Wachstum von Prostatakrebs reduziert. Die Prostata hat den höchsten Besatz an Melatonin-Rezeptoren. Ältere Männer mit niedrigem oder fehlendem Melatonin müssen daher häufig nachts die Toilette aufsuchen. Hier kann Melatonin helfen, dieses Symptom zu beseitigen.

Studien zur Krebstherapie mit Melatonin zeigen ermutigende Ergebnisse auch bei Lungen-, Pankreas-, Darmkrebs und anderen Krebsarten. Die signifikante Reduktion der Todesraten, die geringen

Nebenwirkungen und die niedrigen Kosten, die bei dieser Behandlung entstehen, unterstreichen das große Potential von Melatonin für die Behandlung von Krebs.

Aufgrund der Beweiskraft wissenschaftlicher Forschung entschied die Weltgesundheitsorganisation (WHO) 2007, dass Schichtarbeit als ein "wahrscheinliches Karzinogen" zu klassifizieren sei. Das stellt die Nachtschichtarbeit in die gleiche Gesundheitsrisiko-Kategorie wie die Exposition gegenüber toxischen Chemikalien wie Trichlorethylen, Vinylchlorid und polychlorierte Biphenyle (PCB). Dies ist ein Beweis für die Bedeutung von Melatonin für die menschliche Gesundheit.

So optimiert man seinen Melatoninspiegel!

Die zwei Umweltfaktoren „Lärm" und „Lichtverschmutzung" gestalten den Schlaf schwierig. Daher können die folgenden Vorschläge dazu dienen, die Schlafhygiene zu verbessern und die Melatonin-Produktion zu optimieren.

Fernsehen oder am Computer arbeiten sollte man mindestens etwa eine Stunde vor dem Schlafengehen nicht mehr. Diese Geräte emittieren blaues Licht, das die Melatonin-Produktion unterdrückt. Normalerweise beginnt die Melatonin-Produktion zwischen 21.00 und 22.00 Uhr.

Wichtig ist auch, sich tagsüber hellem Licht auszusetzen, denn die Zirbeldrüse produziert Melatonin grob in Annäherung an den Kontrast der hellen Sonneneinstrahlung am Tag und der völligen Dunkelheit in der Nacht. Wenn man also den ganzen Tag im Dunkeln oder Halbdunkeln verbringt, kann die Zirbeldrüse keinen Unterschied erkennen und wird deshalb die Melatonin-Produktion nicht optimal ankurbeln.

Wichtig ist auch, in völliger Dunkelheit zu schlafen und eventuell, wenn nötig, mit Schlafbrille, denn die geringsten Lichtquellen stören bereits die biologische Uhr und somit unsere Melatonin-Produktion. Sogar das kleinste Licht am Radiowecker oder das Standby-Licht am Fernseher können unseren Schlaf stören. Alle elektrischen Geräte sollten mindestens einen Meter vom Kopf bzw. vom Bett entfernt sein.

Installieren Sie eine gelbe, orange oder rote Glühlampe mit niedrigem Stromverbrauch, beispielsweise eine Salzlampe, wenn man nachts eine Lichtquelle benötigt, um beispielsweise auf die Toilette zu gehen. Licht mit dieser Wellenlänge schaltet die Melatonin Produktion nicht so drastisch ab wie das weiße und blaue Licht.

Auch sollte die Temperatur im Schlafzimmer nicht höher als 18°C sein. Viele Menschen halten ihre Häuser zu warm (vor allem ihre Schlafzimmer im Obergeschoss). Studien zeigen, dass die optimale Raumtemperatur für den Schlaf zwischen 18 und 20°C ist.

Auch kann ein heißes Bad 90 bis 120 Minuten vor dem Schlafengehen nützlich sein. Baden erhöht die Körpertemperatur, und wenn man aus dem Bad kommt, senkt das ziemlich abrupt die Körpertemperatur, was dem Körper signalisiert, dass man bereit ist zu schlafen. Auch laute Wecker sollte man vermeiden: laute Weckgeräusche stressen. Wer genügend Schlaf bekommt, wacht ohne Stress von allein auf.

Ein bisschen Sonne sollte man sich am Morgen gönnen, denn sie stimuliert den circadianen Rhythmus, und der benötigt helles Licht. Zehn bis 15 Minuten Morgensonne senden eine starke Nachricht an unsere innere Uhr, dass wir im Tag angekommen sind.

Mehr Sonne ist erforderlich,wenn man älter ist. Vor allem aber sollte man elektromagnetische Felder (EMF) im Schlafzimmer vermeiden. Sie können nämlich die Zirbeldrüse und ihre Melatonin-Produktion stören und können auch andere negative biologische Effekte auslösen. Will man den EMF-Pegel in verschiedenen Bereichen seines Hauses messen, nutzt man am besten ein Gauss-Messgerät.

Wann und wie sollte man Melatonin substituieren?

Aktuelle wissenschaftliche Forschungen deuten darauf hin, dass ein Melatonin-Mangel mit tiefgreifenden biologischen Veränderungen einhergeht wie beispielsweise mit chronischen Entzündungen, einem geschwächten Immunsystem und einem erhöhten Krebs-Risiko. Eine

Supplementierung von Melatonin kann vorteilhaft sein, aber natürlich ist es viel günstiger, seinen Körper bei der Produktion von Melatonin zu unterstützen. Auf diese Weise erhält man die "perfekte" Melatonin-Dosis, nicht zu viel und nicht zu wenig, weil der Körper die wichtigen Rückkopplungsschleifen verwendet, um die Dosis genau richtig einzustellen.

Wenn man, aus welchem Grund auch immer, nicht mehr in der Lage ist, genügend Melatonin zu bilden, sollte man unbedingt eine Substitution in Betracht ziehen. Hierzu ist aber der Rat eines erfahrenen Arztes erforderlich.

Literatur:
1 GreenMedInfo.com,Melatonin Research Database
2 BrainWorld September 9, 2012
3 Neuro Endocrinol Lett February-April 2004
4 The Cancer-Light Connection January 2004
5 National Cancer Institute:Melatonin, Chronobiology and Cancer
6 Eu J Cancer November 1999
7 Epidemiology January 2001
8 Cancer Causes Control December 2010
9 J Nat Cancer Inst August 2001
10 Epidemiology September 1998
11 Washington Post February 20, 2008
12 Oncology January-February 1996
13 Prostate April 1, 2005
14 Life ExtensionMagazine January 2004
15 J Pineal Res November 2005
16 NBC News November 29, 2007

Progesteron

Prävention und Therapie maligner Erkrankungen mit Hormonen: Ein neuer Ansatz in der Krebstherapie.

Obwohl die Bemühungen, das Krebsproblem therapeutisch zu lösen, unverkennbar sind, ist die Häufigkeit von Krebserkrankungen leider gestiegen und steigt jedes Jahr weiter. Es muss also etwas falsch daran sein, wie das Krebsproblem gegenwärtig angegangen wird.

Jeder Tumor ist - ähnlich wie die Person, die ihn trägt - einzigartig. Dennoch können einige Gemeinsamkeiten bei allen Tumoren aufgezeigt werden, die es uns möglich machen, Gesetzmäßigkeiten zu finden, die die Entwicklung der Krebskrankheit und das Überleben beeinflussen können.

Percival Potts' Beobachtung, dass bei Schornsteinfegern gehäuft Skrotalkrebs auftrat, führte beispielsweise zu einem besseren Verständnis der Karzinogenese durch polyzyklische Kohlenwasserstoffe. Die Ähnlichkeit dieser Vorgänge mit der karzinogenen Wirkung von Östrogenen ist unverkennbar. Über Jahrzehnte haben zahlreiche Studien bestätigt, dass eine langzeitige und kontinuierliche Exposition verschiedener Gewebe mit bestimmten Östrogenen (E1, E2) karzinogen wirkt und dass Progesteron diesen krebserregenden Prozess verhindern kann. Frauen mit einem erhöhten Östrogenspiegel (Östrogendominanz) und einem gleichzeitigen Mangel an Progesteron haben in erhöhtem Maße Brust- und Uteruskrebs.

Bis heute nimmt man an, dass Hormone nur durch Hormonrezeptoren wirksam werden können, weil hierdurch Proteine gebildet werden, die bestimmte Gene aktivieren. Das ist ebenso falsch wie die genetischen Veränderungen, die zu Krebs führen sollen.

Viele Forscher, ob Chemiker, Biochemiker, Zytologen, Embryologen, Endokrinologen, Neurologen, Onkologen und weitere haben die Wirkung von Östrogenen (Östron E1, Östradiol E2 sowie Östriol E3) untersucht und dabei enorme Erkenntnisse gewonnen, die aber nicht die Verbreitung erreichten, um entsprechend klinisch umgesetzt zu werden (Rothenberg, 2005). Alle diese komplexen und subtilen Arbeiten waren nämlich uninteressant für die Gruppe von Wissenschaftlern, die ihre genetische Sicht in die Biologie implementiert haben und die heute die Krebsforschung beherrschen.

Der Entdecker des Östrogenrezeptors, Elwood Jensen, zeigte, dass sich Östrogene an charakteristische Zellstrukturen binden, um ihre physiologische Wirkung zu entfalten, ohne sich dabei chemisch zu verändern. Doch dies ist nur ein Teil der komplexen Wirkung der Hormone, denn praktisch jedes Gewebe verstoffwechselt Östrogene beispielsweise Östron (E1) zu Östradiol (E2) und umgekehrt. Das Enzym (17ßHSD), das das schwächere Östron (E1) in das stärkere Östradiol (E2) umwandelt, ist ein wichtiger Faktor um die Wirkung des Östrogens auf bestimmte Gewebe zu bestimmen.

Progesteron ist in der Lage, den Zellstoffwechsel so zu beeinflussen, dass der oxidative Stoffwechselweg dominiert, um die Östrogenbildung zu reduzieren. Östrogen-dominates Gewebe dagegen ist häufig mehr in Richtung Reduktion als Oxidation verschoben, was dazu führt, dass die Konzentration an aktivem Östradiol steigt. Die unmittelbaren Effekte von Östrogen und Progesteron treten ein, lange bevor die Gene aktiviert werden. Diese Tatsache wird gerne von den Befürwortern der Rezeptorentheorie übersehen.

Einige der exzitatorischen oder antiexzitatorischen Effekte der Hormone bewirken strukturelle Veränderungen, die zu einer Mobilisation von Kalzium innerhalb der Zelle führen und/oder zur Aktivierung oder Hemmung von Phosphorsäure. Die Kontrolle dieser frühen exzitatorischen Effekte der Östrogene (E1und E2) durch Progesteron ist so fundamental, dass man Progesteron als ein Antiöstrogen klassifizieren muss. Es stoppt die durch Östrogene hervorgerufene Zellteilung und andere Mitogene. Die Kontrolle der Kalziumaktivierung und der Phosphorylierungseffekte von Östrogen durch Progesteron beeinflusst fast alles in der Zelle, was die spezifische Natur der Zelle ausmacht.

Zwar haben „Reduktionisten" gewisse Probleme mit der „nicht

genomischen" Wirkung der Hormone, besonders wenn sie durch Östrogenrezeptoren getriggert werden. Deshalb ist es wichtig, alle Östrogenwirkungen zu analysieren und sie der kontrollierenden Wirkung von Progesteron gegenüberzustellen.

Wenn eine Zelle stimuliert oder leicht gestresst wird, werden Homöostase-Mechanismen aktiviert, um der Zelle zu helfen, in den Ruhezustand zurückzukehren. Die Mobilisierung des Kalzium- und des Phosphorylierungs-Systems lösen die Bildung von Cholesterin und die Aktivierung von Glukose und Glycogen aus. Cholesterin selbst ist ein Schutzfaktor und wird in manchen Zellen massiv in Progesteron umgewandelt. Progesteron ist dann sehr wichtig für die Wiedererlangung der Homöostase.

Im Ovar werden die Enzyme, die Cholesterin zusammen mit Progesteron synthetisieren, durch das Hypophysenhormon FSH, aber auch durch Östrogen aktiviert. In der Leber, im Uterus und im Gefäßendothel sowie in Geweben, die nicht spezialisiert sind, Progesteron zu bilden, kann Östrogen die Enzyme dazu stimulieren, die Bildung von Cholesterin zu vermehren.

Wenn Zellen ernsthaft verletzt oder stark gestresst werden, kann es sein, dass sie sich nicht direkt erholen, sondern dass sie ihre Systeme mobilisieren, die zuständig sind für Wachstum und Replikation, um auf diese Art und Weise die geschädigten Zellen zu ersetzen. Eine verlängerte Östrogenexposition, die nicht durch Progesteron beendet werden kann, überführt Zellen in eine Wachstumsphase, ähnlich wie bei anderen bekannten exzitatorischen Prozessen wie beispielsweise ionisierende Strahlen.

Eine der grundlegenden Reaktionen auf eine Verletzung ist es, die Zellen vom oxidativen Stoffwechsel zum glykolytischen Stoffwechsel zu „shiften". Dieser Stoffwechselshift ist jedoch ineffektiv hinsichtlich Energiegewinnung, unterstützt aber die Zellteilung. Histochemische Färbungen zeigen, dass sich die Zellen während einer Zellteilung im reduzierten Zustand befinden mit reichlich Sulfhydrylgruppen, reduziertem Glutathion und Sulfhydryl-Eiweiß. Dieser „Shift" erhöht die Bildung von aktivem Östradiol aus Östron. In entzündeten, östrogendominanten Zellen werden Enzyme wie die Cyclooxigenase

(COX), die Arachidonsäure in Prostaglandin verwandelt, aktiviert. Beta-Glucuronidase und Sulfatasen werden ebenfalls aktiviert und erhöhen weiter das intrazelluläre Östrogen, indem sie die wasserlöslichen Sulfate und Glucoronate von dem dadurch bereits inaktivierten Östrogen lösen. Die Entgiftungsenzyme, die diese Moleküle an Östrogen ankoppeln, werden sozusagen in der östrogendominanten Zelle inaktiviert. Die Prostaglandine, die aus der Arachidonsäure gebildet werden, stimulieren das Enzym Aromatase (Östrogensynthetase), die dann Androgene in Östrogene überführt.

Also, solche Prozesse, die durch Stress oder Verletzung beziehungsweise Exzitation hervorgerufen werden, erhöhen den Östrogenspiegel und steigern damit die Exzitation weiter. Progesteron wirkt diesen Prozessen entgegen, indem es die Aktivität der fünf genannten Enzyme modifiziert und damit den Östrogenspiegel in der Zelle verringert.

Obwohl viele Proteine Östrogen binden, ist das Protein, das Jensen „Östrogenrezeptor" genannt hat, hauptsächlich verantwortlich für die Fähigkeit des Uterus und der Brust, hohe Konzentrationen von Östrogen zu speichern. Der Rezeptor wird variiert durch zahlreiche Stimulatoren wie Hitze und Sauerstoffmangel, das Östrogen selbst vermehrt den intrazellulären Östrogenrezeptor. Der Östrogenrezeptor aktiviert nicht nur Gene, sondern er kann zum Beispiel an das Tumorsuppressor Gen p53 binden und es inaktivieren.

Das p53 Tumorsuppressor Gen ist normalerweise für die Reparatur geschädigter Zellen zuständig. Progesteron kann den Östrogenrezeptor eliminieren. Unter den zellaktivierenden Faktoren finden sich außer Östrogen Stoffe, die als Onkogene angesehen werden und die ebenfalls in die Karzinogenese involviert sind. Zahlreiche dieser Stoffe werden durch Östrogene aktiviert. Der Begriff „onkogen" bezieht sich auf alle Gene, die zur Krebsentwicklung beitragen.

Zahlreiche Proteine fördern die Zellaktivität und Replikation unter dem Einfluss von Östrogen. Der Transskriptionsfaktor AP1, der die Wirkung zahlreicher anderer Transkriptionsfaktoren koordiniert, ist sehr wichtig innerhalb verschiedener Zelltypen und wird durch Östrogene aktiviert und durch Progesteron in seiner Aktivität gebremst. Wenn dem Progesteronrezeptor Progesteron fehlt, hat er genau den gegenteiligen Effekt von Progesteron.

Der generelle Prozess der Exzitation/Aktivierung kann besonders gut gezeigt werden an der die Nerven hemmenden Wirkung von GABA und den die Nerven erregenden Glutamat und N-Methyl-DAspartat (NMDA). In Brustkrebszellkulturen hemmt GABA das Wachstum, während NMDA das
Wachstum fördert. Wie im Hirn fördert Progesteron die Wirkung von GABA und hemmt die von NMDA und anderen exzitatorischen Aminosäuren, während Östrogen den Effekt der exzitatorischen Aminosäuren fördert und die Wirkung von GABA herabsetzt.

Sowohl die exzitatorischen Aminosäuren und spezifischen Peptide aktivieren Entzündungsvorgänge und stimulieren die Bildung des Tumornekrose Faktors (TNF), außerdem aktivieren sie das Enzym, das Östrogen bilden kann, nämlich dieAromatase. Östrogen selbst kann auch über den Transkriptions-Faktor NF-kB aktiviert werden und TNF bilden, was dann wiederum das Krebswachstum und die Metastasierung fördert. Zahlreiche antiinflammatorische Stoffe wie beispielsweise Aspirin, Progesteron, Testosteron, Omega-3-Fettsäuren und Glycerin können die Bildung von NF-kB reduzieren.

Ein Enzym, von dem man annimmt, dass es hauptsächlich im Hirn vorkommt, ist die Catechol-O-Methyl-Transferase (COMT). Sie wird von Östrogenen gehemmt, was zu zentraler Erregung führen kann. Normalerweise entgiftet das Enzym Catecholestrogen und schützt damit die Zellen vor DNA-Schäden. Wenn aber die Aktivität dieses Enzyms generell niedrig ist, dann findet sich ein erhöhtes Risiko für Brustkrebs. Progesteron hingegen erhöht die Aktivität von COMT. Andere Enzymsysteme, die die Körperreaktionen gegenüber Stress beeinflussen und die Entzündungreaktionen und das Wachstum modifizieren, sind die Monoaminoaxidasen. Diese werden unterschiedlich von Östrogen und Progesteron beeinflusst. Die Östrogen- Effekte sind teilweise begleitet von einer zunehmenden Bildung von Serotonin, Progesteron dagegen vermindert es.

Die Östrogeneffekte auf das zentrale Nervensystem schließen, wie bereits betont, die Aktivierung basaler Stresshormone ein. Im

215

Hypothalamus kommt es zu einer ansteigenden Bildung von Pro-opiomelanocortin (POMC). Hierbei handelt es sich um eine Vorstufe von ACTH, das die Nebennieren und Endorphine aktiviert, die wiederum Wachstumsprozesse steuern. Sowohl Endorphine als auch Adrenalin kann in Brustkrebsgewebe gefunden werden. Dabei stimuliert ACTH die Bildung von Cortisol. Das schützt zwar vor lokaler Entzündung und lokalem Wachstum, trägt aber zum Verlust von lokaler Abwehr bei und erhöht die Östrogensynthese. Ein Protein mit dem Namen Sigma Rezeptor, bekannt wegen seiner Rolle bei der Kokainwirkung, bindet Progesteron und kann so das Wachstum von Krebs verhindern. Manche Anaesthetika (Procain) haben ähnliche Effekte auf das Tumorwachstum, da sie ebenfalls über dieses Protein beziehungsweise diesen Rezeptor wirken. Der Sigmarezeptor in Verbindung mit Progesteron oder Pregnenolon schützt so auch vor exzitatorischen Aminosäuren.

Das extrazelluläre Medium ändert sich während der Tumorentwicklung ständig. Gereizte hypoxische Zellen und durch Östrogen stimulierte Zellen erhöhen beispielsweise die Kollagenproduktion. Dichtes Kollagen interferiert mit der normalen Zellfunktion. Progesteron reduziert die Bildung von Kollagen und sorgt für geregelten Ab-und Umbau.

Naloxone beziehungsweise Naltrexone blockiert die Wirkung von Endorphinen und Morphinen und wird daher auch benutzt, um das Wachstum ganz unterschiedlicher Krebsentitäten zu verlangsamen, beispielsweise bei Brust- und Prostatakrebs.

Leptin, das durch Östrogen gefördert wird, ist ein Hormon, das von Fettzellen produziert wird und wie Östrogen das „POMC-related Endorphin Stress System" stimuliert. Die Endophine aktivieren zudem Histamin, ein weiteres Hormon, das die Entzündung und damit die Krebszellteilung vorantreibt.

Progesteron bewirkt auf vielfache Weise das Gegenteil der beschriebenen biochemischen Effekte vor allem dadurch, dass es die ACTH Freisetzung moduliert, umso das gefährliche Cortisol zu zügeln und Leptin zu hemmen.

Bei einer Bestrahlung, aber auch bei anderen negativen Prozessen wie Verletzungen oder Stress, entstehen vermehrt Mediatoren wie NO, TNF, COX und Prostaglandine, die eine Entzündung verursachen und die Bildung von Östrogen forcieren.

Zellteilungen weisen keine Mutationen oder Degenerationen auf, solange sie Teil der kontinuierlichen Erneuerung des Körpers sind. Wenn aber die Zellteilung induziert wird beispielsweise durch Mediatoren einer Entzündung oder einer Verletzung, führt dies zu einer Änderung der angeborenen Aufgabe, zum Verlust verschiedener wichtiger Funktionen und damit eventuell auch zu genetischer Instabilität.

Wenn die Zellteilung so verändert ist, dass eine größere Anzahl von Chromosomen abnormal werden, dann nimmt die Instabilität dieser Zellen zu und damit auch ihre Fähigkeit zu überleben. Wenn aber die Entzündung persistiert, dann fahren sie fort, andere abnormale Zellen zu ersetzen. Die toxischen Abfallprodukte von sterbenden Zellen können einen solchen Grad erreichen, dass sie nicht mehr entfernt werden können. In dieser Situation tragen sie dann weiter zur Entzündung und zum Erhalt der Wunde bei. Die geschädigten Zellen in der Umgebung verteilen ihren negativen Einfluss auch durch das Krebsgewebe und schädigen damit noch mehr Zellen.

Einer der wichtigsten Effekte, die in der Umgebung des Krebsgewebes stimuliert werden, ist die Bildung neuer Blutgefäße, die Angiogenese. Milchsäure stimuliert die Bildung neuer Blutgefäße, aber auch die Sekretion von Kollagen und nicht zuletzt auch das Tumorwachstum. Darum kann die Alkalisierung und Reduktion der Milchsäure bei der Behandlung von Krebs sehr wichtig sein. Niedriger Sauerstoff (NO), Kohlenstoffmonoxid (CO), Prostaglandine und andere Gewebeprodukte können das Wachstum und die Bildung neuer Blutgefäße stimulieren. In dem Augenblick, in dem sie das Tumorwachstum stimulieren, wird der oxidative Stoffwechsel beeinträchtigt.

Einige dieser Stoffe aktivieren auch andere Stoffe und schaukeln sich gegenseitig hoch. Die moderne Tumortherapie ist sehr stark beeinflusst von der Mutationstheorie. Sie sieht die Mutation als Initiator von

Krebs. Dies hat daher bei vielen Onkologen zu der Auffassung geführt, dass man nur durch die Abtötung von Krebszellen Krebs heilen kann. Aber wenn der Körper den Entzündungsprozess stoppen kann, dann haben die normalen Reparaturmechanismen Gelegenheit, das Gewebe zu reparieren und den Tumor zu eliminieren. Sogar die Fibroblasten, die normalerweise Kollagen bilden, können sich an der Eliminierung beteiligen. Es ist einfach, die Milchsäure therapeutisch zu eliminieren, was die Funktion der Fibroblasten entscheidend verändern und verbessern kann.

Obwohl die Wirkung von Milchsäure, insbesondere der linksdrehenden Milchsäure, auf die Angiogenese seit Jahrzehnten bekannt ist und therapeutisch eingesetzt werden könnte, glauben Forscher mehr an ein antiangiogenetisches Peptid, das über die Blockade des VEGF Krebswachstum stopt. Die Substanz Bivacizumab (Avastin®) hat sich aber als nicht besonders wirksam erwiesen, auch waren die Nebenwirkungen zu hoch, so dass die Indikation heute sehr eingeschränkt ist. Je fortgeschrittener ein Tumorleiden ist, umso mehr Wachstumsfaktoren werden gebildet, der Körper wird dadurch immer schwächer und hat immer weniger Möglichkeiten, diese Faktoren zu kontrollieren.

Die Suche nach einem toxischen Faktor beziehungsweise der goldenen Kugel, Krebs zu eliminieren, hat wenig Chancen auf eine dauerhafte effektive Krebstherapie. Sogar Methoden, die von der Annahme ausgehen, Krebs sei immunologisch zu zerstören, sind nicht ohne Probleme, weil auch sie die Natur des Krebses verkennen. Zum Beispiel wurde der Tumornekrose Faktor (TNF) in den sechziger Jahren von Lawrence Burton entdeckt. Er extrahierte diesen Faktor aus dem Blut und konnte damit in ungewöhnlich schneller Zeit Krebs abtöten. In der richtigen Zusammensetzung ist TNF in die Tumordestruktion involviert, wenn aber die Co-Faktoren fehlen, kann er nicht nur die Situation verschlechtern, sondern sogar das Krebswachstum fördern.

Burton war ganz auf Faktoren des Immunsystems fokussiert, aber er ignorierte die grundlegenden Probleme von Gewebsdegeneration, die der Krebs hervorbringt und die komplex und ständig wechselnd sind. In einer auf Erfolg ausgerichteten Therapie sollten alle Faktoren, die

Krebs fördern und den Verlauf unterstützen, in die Therapie einbezogen werden.

Zwei ubiquitäre Karzinogene, die ohne Toxine manipuliert werden können, sind polyungesättigte Fettsäuren (PUFA) und Östrogen. Diese interagieren eng miteinander, daher gibt es mehrere Wege, wie sie moduliert werden können, beispielsweise indem man die Zellen in einem gut oxigenierten Zustand mit optimaler Schiddrüsenfunktion hält. Ein solcher Zustand shiftet beispielsweise Östradiol mehr hin zum schwächeren Östriol. Die Schilddrüsen-Stimulation verursacht, dass die Leber Östrogen schneller ausscheidet und hilft dabei zu verhindern, dass die Aromatase in den Geweben gebildet wird. Eine niedrige Körpertemperatur, die ja für die meisten Krebskranken typisch ist, ist ebenfalls ein Faktor, der die Bildung von Östrogen fördert. Milchsäure, Serotonin, Stickstoffmonoxid (NO), Prostaglandine und die Endorphine reduzieren allesamt einen effektiven oxydativen Stoffwechsel. Progesteron dagegen erhöht die Stoffwechselrate und hilft zusammen mit der Schilddrüse, die Körpertemperatur zu erhöhen. Schilddrüsenhormone bewirken einen „Shift" weg vom Östrogen und Serotonin und erniedrigt Prolaktin, welches ja seinerseits beim Wachstum mehrerer Krebsentitäten beteiligt ist.

Vitamin D und Vitamin K haben antiöstrogene Effekte. Vitamin D und Kalzium erniedrigen das entzündungsfördernde Parathormon (PTH). Polyungesättigte Fettsäuren (PUFA) aus der Nahrung zu eliminieren ist wichtig, da sie Entzündungsprozesse unterhalten. Aspirin und Salicylsäure kann viele karzinogene Effekte der PUFA blockieren. Gesättigte Fettsäuren haben antientzündliche Wirkung und Antikrebswirkung. Einige dieser Effekte sind direkt, andere, indem sie die karzinogene Wirkung der PUFA reduzieren. Es dauert lange, bis die PUFA aus den Geweben eliminiert sind.

Niacinamid hemmt die Lipolyse. Will man die Überproduktion von lipolytischen ACTH vermeiden, benötigt man ausreichend Schilddrüsenhormone und die Anpassung der Ernährung an eine geringe Schwankung des Blutzuckerspiegels.

Die Endorphine sind Progesteronantagonisten. Werden sie minimiert, tendiert Progesteron anzusteigen und deutlich effektiver zu werden. Die Medikamente Naloxon und Naltrexon, welche die Effekte der Endorphine blockieren, haben eine Wirkung, die denen des Progesterons entsprechen. Naltrexon konnte daher erfolgreich bei Krebs eingesetzt werden, besonders bei Brust- und Prostatakrebs.

Opiate werden häufig eingesetzt zur Schmerzbekämpfung bei Krebspatienten, obwohl schon seit vielen Jahren bekannt ist, dass sie die Entzündung und das Krebswachstum fördern, indem sie das Immunsystem unterdrücken und einen Gewebskatabolismus provozieren. Damit fördern sie den körperlichen Abbau, der ohnehin in Verbindung mit Krebs zu erwarten ist. Der Einsatz von Alternativen zur Schmerzbehandlung wie Procain, Aspirin und Progesteron gehören nicht zum Repertoire der Ärzte.

Stress und Östrogen tendieren dazu, eine Alkalose zu erzeugen, während Schilddrüsenhormone und eine adäquate Versorgung des Körpers mit Proteinen helfen, eine solche Alkalose zu vermeiden. Antihistaminika wie Cemitidin, aber auch Antiserotonin, Stoffe wie beispielsweise das dopaminerge Lisurid und Bromocriptin, sind ebenfalls vorteilhaft in der Krebstherapie. Der sicherste Weg, Serotonin zu reduzieren, ist, den Konsum von L-Tryptophan zu reduzieren und eine exzessive Cortisolbildung zu vermeiden, da sie Typtophan aus den Muskeln mobilisiert. Pregnenolon und Sucrose beugen einer Überproduktion von Cortisol vor.

In der Brust verwandelt COX-2 die Arachidonsäure in Prostaglandine, die dann wieder um die Aromatase aktivieren und die wiederum bildet Östrogene aus Androgenen. Bis das Gewebe befreit ist von PUFA, können Aspirin verabreicht werden, um die Synthese von Prostaglandinen zu minimieren. Schilddrüsenhormon wird benötigt, um die Zellen mehr in einem oxidativen als in einem reduzierten Zustand zu halten. Progestgeron wird überall dort gebildet, wo sich die Zellen in einem oxidativen Status befinden. Progesteron hilft, Östrogen aus den Zellen zu entfernen und inaktiviert damit den Zustand, der eine erneute Östrogenbildung in der Zelle erlauben würde.

Schilddrüsenhormone und Kohlenstoffdioxyd verhindern die Bildung von toxischer linksdrehender Milchsäure. Wenn genügend CO_2 in den Geweben ist, versucht die Zelle, ihren oxidativen Status zu erhalten und damit wird die Bildung freier Radikale unterdrückt. Daher wird auch an einigen Orten Tumorpatienten eine Kohlendioxydbehandlung angeboten.

In den 1930-iger Jahren wurden sowohl bei Primaten als auch bei Nagetieren gezeigt, dass Östrogen einen karzinogenen, während Progesteron einen protektiven Effekt hat. In den 1950-iger Jahren wurde der antikarzinogene Effekt in den Ergebnissen von Tierexperimenten so deutlich, dass selbst das „National Cancer Institute" in die Erforschung involviert war.

Aber bereits zu der Zeit hatte die Östrogenindustrie damit begonnen, eine Kampagne gegen Progesteron zu führen. Sie konnte die meisten Ärzte überzeugen, dass Progesteron inaktiv und wirkungslos ist. Sie zeigten auch, dass Progesteron den neu entwickelten „Progestinen" unterlegen war. Als Ergebnis von damals wurde aber Folgendes in einer klinischen Studie klar festgehalten. Man gab 17 Frauen mit tastbarem und bioptisch nachgewiesen Uterus- und Cervixkarzinomen Progesteron in einer öligen Suspension von 250 mg täglich. Die Injektionen verursachten lokale Schmerzen und Entzündungsreaktionen. Aber die Studie konnte zeigen, dass nach 31 Tagen, 50 Tagen und 65 Tagen die Besserung eindeutig war. Alle Verläufe wurden fotografisch festgehalten.

Die untersuchenden Ärzte beschrieben, dass die Tumore weicher und weniger schmerzhaft waren und Blutungen völlig sistierten. Sie bestätigten nicht nur eine Reduktion der sichtbaren Tumore, sondern auch eine Reduktion der palpablen Tumormasse, einen Rückgang der Kontaktblutungen sowie eine Epithelisierung der vorher rauen Krebsgeschwüre. Auch die Infiltration der Parametrien war zurückgegangen.

In 10 Fällen war der Rückgang dramatisch, nur in einem Fall sah man kein rechtes Ansprechen. In den Fällen von Frauen, die ähnliche Befunde hatten, die während der Zeit der Studie auf ihre Operation warteten und kein Progesteron erhielten, sah man solche Regressionen nicht. Die schmerz-lindernde Wirkung von Progesteron ist gut belegt, dabei können Dosen zur Anwendung kommen, die den Progesteronspiegeln entsprechen, die während einer Schwangerschaft auftreten, also bis zu 1000 mg täglich. Mit der transdermalen Applikation sind solche Dosen möglich, bei der oralen Applikation geht zu viel bei der Leberpassage verloren beziehungsweise wird inaktiviert und in nicht gewollte Metaboliten umgewandelt.

Die nicht ausreichende Dosierung von Progesteron hat den Einsatz zur Krebstherapie bisher negativ beeinflusst, denn die pharmakologischen Gestagene beziehungsweise Progestine haben eine andere Wirkung und sind daher nur bedingt zu gebrauchen.

Wenn Progesteron an Krebszellkulturen getestet wird, ist man enttäuscht, da man nicht viel sehen kann, weil das Progesteron im Medium präzipitiert und so die Krebszellen gar nicht erreicht. Ein weiteres wesentliches Hindernis, Progesteron in größerem Maße zur Therapie beziehungsweise Krebstherapie einzusetzen, liegt in der allgemeinen Auffassung, dass die Krebszelle das Problem darstellt und nicht so sehr das sie umgebende Milieu. Substanzen werden auf ihre Wirkung getestet, Krebszellen zu töten, basierend auf der Annahme, dass mutierte Gene die Ursache der Krebserkrankung darstellen.

Die Krebsindustrie begann vor ein paar Jahren, chemische Stoffe mit Chemotherapeutika zu kombinieren, beispielsweise, indem sie Koffein zu Paclitaxel oder Cisplatin hinzugaben oder Histamin zu Doxorubicin, um die Toxizität gegenüber dem Tumor zu erhöhen. Wie jeder weiß, ist die Polychemotherapie eine Schrotschusstherapie, weil ihr die Präzision der goldenen Kugel fehlt, nach der verbissen gesucht wird. Wäre Krebs ein Werwolf, dann wäre die Suche der Krebsindustrie nach mehr raffinierter Abtötung gerechtfertigt, aber die Annahme, dass Krebs ein ausschließlich genetisches Problem ist, ist genauso mystisch wie Werwolf und Vampire.

Eine sichere und physiologische Krebstherapie basiert auf dem gegensinnigen Verhalten von Östrogen und Progesteron. Sie ist anwendbar bei allen Krebstypen, die durch Östrogen gefördert werden oder die durch Faktoren bedingt sind, die eine östrogene Wirkung erzeugen, und das umfasst alle bekannten Krebsentitäten. Östrogen wirkt auch auf Zellen, die keine Östrogenrezeptoren besitzen.

Östrogerezeptoren aber werden in allen Organen gefunden. Da die nicht-feminisierenden Eigenschaften der Östrogene zunehmend mehr erkannt werden und dass sie bedeutsame Beiträge leisten bei der Entstehung von so wichtigen Erkrankungen wie Alzheimer, Herzerkrankungen, rheumatoide Erkrankungen und so weiter. Die Idee einer Begleitfunktion und das Feld der Zelldegeneration kann eventuell den Weg ebnen für einen rationalen Gebrauch von Stoffen, die bereits existieren und über deren Wirkung man viel weiß und die wissenschaftlich belegt sind.

Es gibt viele Medikamente, die auf das den Krebs umgebende Milieu wirken, beispielsweise um das Kohlenstoffdioxyd im Gewebe zu erhöhen wie die Carboanhydrase (Acetazolamid oder Diamox). Medikamente, die Serotonin und Prolaktin senken wie Bromocritin, oder Antiopiate beispielsweise Naloxon, Antiexzitotoxika und GABAerge Stoffe, Lokalanästhetika wie Procain, Antihistaminika wie Cimetidin, Anticholinergika, Salizylsäure, COX-2 Inhibitoren wie Celebrex - all diese Stoffe könnten nützlich sein in einer ganzheitlichen Krebstherapie.

Man muss allerdings davon ausgehen, dass diese Komplextherapie solange nicht erforscht wird, solange die Krebstherapie darauf ausgelegt ist, Krebszellen zu töten. Prävention oder die Korrektur der Störung im Milieu beziehungsweise morphogenetischen Umfeld sollte aber im Blickpunkt stehen.

Literatur:
• Biochem Biophys Res Commun. 1991 Mar 15;175(2):625-30. Antitumor activity of naltrexone and correlation with steroid hormone receptors. Abou-Issa H, Tejwani GA.
• Contraception 1981 Apr;23(4):447-55. Comparison of plasma and myometrial tissue concentrations of estradiol-17 beta and progesterone in nonpregnant women. AkerlundM, Batra S, Helm G.
• Obstetrics and gynecology New York 2001 vol.97 no.4 (Supplement) page S10. Topical progesterone cream has antiproliferative effect on estrogen-stimulated endometrium, Anasti, James N. Leonetti, H B.Wilson, K J.
• Proc Natl Acad Sci U S A. 1996 Jun 11;93(12):6169-74. Modulation of AP-1 activity by the human progesterone receptor in endometrial adenocarcinoma cells. Bamberger AM, Bamberger CM, Gellersen B, Schulte HM.
• J Gynecol Obstet Biol Reprod (Paris). 1990;19(3):269-74. [The in vivo effect of the local administration of progesterone on themitotic activity of human ductal breast tissue. Results of a pilot study] Barrat J, de Lignieres B, Marpeau L, Larue L, Fournier S, Nahoul K, Linares G, Giorgi H, Contesso G. "Mean mitotic activity was significantly lower in progesterone treated group (0.04/1,000 cells) than in placebo (0.10/1,000 cells) or in estradiol (0.22/1,000 cells) treated groups. High concentration of progesterone sustained in human breast tissue in vivo during 11 to 13 days does not increase, but actually decreases mitotic activity in normal lobular epithelial cells." Randomized Controlled Clinical Trial
• Clin Endocrinol (Oxf) 1979 Dec;11(6):603-10. Interrelations between plasma and tissue concentrations

of 17 beta-oestradiol and progesterone during human pregnancy. Batra S, Bengtsson LP, Sjoberg NO
• Endocrinology 1976 Nov; 99(5): 1178-81. Unconjugated estradiol in the myometrium of pregnancy. Batra S.
• J Steroid Biochem 1989 Jan;32(1A):35-9. Tissue specific effects of progesterone on progesterone and estrogen receptors in the female urogenital tract. Batra S, Iosif CS.
• Lancet. 1989 Oct 28;2(8670):1008-10. Saturation of fat and cholecystokinin release: implications for pancreatic carcinogenesis. Beardshall K, Frost G,Morarji Y, Domin J, Bloom SR, Calam J.
• FASEB J. 2006Oct;20(12):2009-16. Therapeutic levels of aspirin and salicylate directly inhibit amodel of angiogenesis through a Cox-independentmechanism. Borthwick GM, Johnson AS, PartingtonM, Burn J,Wilson R, Arthur HM.
• Br J Cancer. 2002Oct 7;87(8):876-82. The association of breastmitogenswithmammographic densities. Boyd NF, Stone J,Martin LJ, Jong R, Fishell E, YaffeM, Hammond G,Minkin S.
• Eur J Pharmacol. 1995 May 15;278(2):151-60. Sigma binding site ligands inhibit cell proliferation in mammary and colon carcinoma cell lines and melanoma cells in culture. Brent PJ, Pang GT.
• Fertil Steril 1995; 63(4):785-91. Influences of percutaneous administration of estradiol and progesterone on human breast epithelial cell cycle in vivo.
• Chang KJ, et al. The effect of transdermal estradiol (1.5 mg), transdermal progesterone (25 mg), and combined transdermal estradiol and progesterone (1.5mg and 25mg) on human breast epithelial cell cycles was evaluated in vivo. Results demonstrated that estradiol significantly increases cell proliferation, while progesterone significantly decreases cell replication below that observed with placebo. Transdermal progesterone was also shown to reduce estradiol-induced proliferation.
• Br J Cancer. 1997;75(2):251-7. Type I insulin-like growth factor receptor gene expression in normal human breast tissue treated with oestrogen and progesterone.
• Clarke RB,HowellA,Anderson E. "The epithelial proliferation of normal human breast tissue xenografts implanted into athymic nudemice is significantly increased frombasal levels by oestradiol (E2), but not progesterone (Pg) treatment at serum concentrations similar to those observed in the luteal phase of the humanmenstrual cycle." "The data indicate that the IGFR-ImRNA is up-regulated by two to threefold compared with untreated levels by 7 and 14 days E2 treatment. In contrast, 7 or 14 days Pg treatment down-regulates the receptor mRNA to approximately half that of untreated levels, where as combination E2 and Pg treatment produced a twofold increase in IGFR-I mRNA levels compared with untreated tissue."
• Brain Res. 2006 Dec 18;1126(1):2-26. Functional significance of the rapid regulation of brain estrogen action:Where do the estrogens come from? Cornil CA, Ball GF, Balthazart J.
• Am J Epidemiol. 1981 Aug;114(2):209-17. Breast cancer incidence in women with a history of progesterone deficiency.
• Cowan LD, Gordis L, Tonascia JA, Jones GS. "Women in the PD [progesterone deficiency] group had 5.4 times the risk of premenopausal breast cancer as compared to women in the NH group." "Women in the PD group also experienced a 10-fold increase in deaths fromallmalignant neoplasmcompared to the NH group."
• Growth. 1975 Dec;39(4):475-96. Cancer-related aspects of regeneration research: a review. Donaldson DJ,Mason JM.
• Int J Cancer. 1992 May 28;51(3):416-24. Capacity of adipose tissue to promote growth and metastasis of a murine mammary carcinoma: effect of estrogen and progesterone.
• Elliott BE, Tam SP, Dexter D, Chen ZQ. "Estrogen can stimulate growth of SPI in adipose tissue sites, whereas progesterone inhibits growth."
• Breast Cancer Res Treat. 2002 Jul;74(2):167-76. Regulation ofMCF-7 breast cancer cell growth by betaestradiol sulfation. Falany JL,Macrina N, Falany CN.
• Br J Cancer 1981 Aug;44(2):177-81. Morphological evaluation of cell turnover in relation to the menstrual cycle in the "resting" human breast. Ferguson DJ, Anderson TJ
• Eur J Cancer. 1992;28A(6-7):1143-7. Fatty acid composition of normal and malignant cells and cytotoxicity of stearic, oleic and sterculic acids in vitro. Fermor BF,Masters JR,Wood CB,Miller J, Apostolov K, Habib NA.
• Fertil Steril. 1998May;69(5):963-9. Estradiol and progesterone regulate the proliferation of human breast epithelial cells.
• Foidart JM, Colin C, Denoo X, Desreux J, Beliard A, Fournier S, de Lignieres B. "Exposure to progesterone for 14 days reduced the estradiol-induced proliferation of normal breast epithelial cells in vivo." Randomized Controlled Trial
•Mol Cell Biochem1999 Dec;202(1-2):53-61. Bcl-2, survivin and variant CD44 v7-v10 are downregulated

and p53 is upregulated in breast cancer cells by progesterone: inhibition of cell growth and induction of apoptosis. Formby B,Wiley TS."This study sought to elucidate themechanismbywhich progesterone inhibits the proliferation of breast cancer cells." "The results demonstrated that progesterone does produce a strong antiproliferative effect on breast cancer cell lines containing progesterone receptors, and induced apoptosis. The relatively high levels of progesterone utilized were similar to those seen during the third trimester of human pregnancy."

• Ann Clin Lab Sci 1998 Nov-Dec;28(6):360-9. Progesterone inhibits growth and induces apoptosis in breast cancer cells: inverse effects on Bcl-2 and p53. Formby B,Wiley TS.
• Cancer Lett 1999 Jul 1;141(1-2):63-71. Progestins suppress estrogen-induced expression of vascular endothelial growth factor (VEGF) subtypes in uterine endometrial cancer cells.
• Fujimoto J, Sakaguchi H, Hirose R, Ichigo S, Tamaya T.Mol Cell Biol. 2006 Oct;26(20):7632-44. TReP-132 Is a Novel Progesterone Receptor Coactivator Required for the Inhibition of Breast Cancer Cell Growth and Enhancement of Differentiation by Progesterone.
• Gizard F, Robillard R, Gross B, Barbier O, Revillion F, Peyrat JP, Torpier G, Hum DW, Staels B.
• AmJ Physiol. 1982 Oct;243(4):H619-27. NAD/NADH: redox state changes on cat brain cortex during stimulation and hypercapnia. Gyulai L, Dora E, Kovach AG.
• Drug Metab Dispos. 1995 Mar;23(3):430-2. Induction of catechol-O-methyltransferase in the luminal epithelium of rat uterus by progesterone: inhibition by RU-486. Inoue K, Creveling CR.
• Hertz R, Cromer J.K., Young J.P. andWestfall B.B., pages 366-374, in Symposiumon Steroids in Experimental and Clinical Practice, AbrahamWhite, Blakiston, 195.
• Cancer Res. 2005 Jul 15;65(14):6450-8. Progesterone receptor in non-small cell lung cancer--a potent prognostic

factor and possible target for endocrine therapy. Ishibashi H, Suzuki T, Suzuki S, Niikawa H, Lu L, Miki Y, Moriya T, Hayashi S, Handa M, Kondo T, Sasano H. "Cell proliferation was inhibited by progesterone in these progesterone receptor-positive NSCLC cells in a dose-dependent manner, which was inhibited by progesterone receptor blocker. Proliferation of these tumor cells injected into nude mice was also dose-dependently inhibited by progesterone, with a concomitant increase of p21 and p27 and a decrease of cyclin A, cyclin E, and Ki67. Results of our present study suggested that progesterone receptor was a potent prognostic factor in NSCLCs and progesterone inhibited growth of progesterone receptor-positive NSCLC cells. Therefore, progesterone therapy may be clinically effective in suppressing development of progesterone receptor-positive NSCLC patients." Naunyn Schmiedebergs

• Arch Pharmacol. 1986 Aug;333(4):368-76. Effect of progesterone on the metabolismof noradrenaline in rabbit uterine endometriumandmyometrium. Kennedy JA, de la Lande IS.
• Agressologie 1971;12(2):105-112. [The inhibiting effect of atmospheres oxygenatedwithout CO2 on the respiration of rat tissue slices (brain, liver). Physiopathological implications]. Laborit H, Lamothe C, Thuret F
• Am J Respir Crit Care Med. 2004 Jan 1;169(1):46-56. Hypercapnic acidosis attenuates endotoxin-induced acute lung injury. Laffey JG, Honan D, Hopkins N, Hyvelin JM, Boylan JF,McLoughlin P.
• *Endocrinology. 1996 Apr;137(4):1505-6.
• [Comment on: Laidlaw, et al., Endocrinology. 1995 Jan;136(1):164-71.] Experiments on proliferation of normal human breast tissue in nudemice do not showthat progesterone does not stimulate breast cells. PikeMC, Ursin G, Spicer DV. Letter
• *Endocrinology. 1995 Jan;136(1):164-71. The proliferation of normal human breast tissue implanted into athymic nude mice is stimulated by estrogen but not progesterone. Laidlaw IJ, Clarke RB, Howell A,Owen AW, Potten CS, Anderson E. "We conclude that E2 is sufficient to stimulate human breast epithelial cell proliferation at physiologically relevant concentrations and that P does not affect proliferation either alone or after E2 priming."
• Agressologie 1971;12(2):105-112. [The inhibiting effect of atmospheres oxygenatedwithout CO2 on the respiration of rat tissue slices (brain, liver). Physiopathological implications]. Laborit H, Lamothe C, Thuret F
• Endocrinology. 1995 Jan;136(1):164-71. The proliferation of normal human breast tissue implanted into athymic nude mice is stimulated by estrogen but not progesterone. Laidlaw IJ, Clarke RB, Howell A, Owen AW, Potten CS, Anderson E.
• Int J Cancer. 2005 Nov 20;117(4):561-8. Gene regulation profile reveals consistent anticancer properties of progesterone in hormone-independent breast cancer cells transfected with progesterone receptor. Leo JC,Wang SM, Guo CH, Aw SE, Zhao Y, Li JM, Hui KM, Lin VC."Progesterone consistently suppressed the expression of genes required for cell proliferation andmetastasis and increased the expression of many tumor-suppressor genes."

• Fertil Steril. 2003 Jan;79(1):221-2. Topical progesterone cream has an antiproliferative effect on estrogen- stimulated endometrium. Leonetti HB,Wilson KJ, Anasti JN. Randomized Controlled Trial

• Prostate. 1995Apr;26(4):194-204.Growth inhibition of androgen-insensitive human prostate carcinoma cells by a 19-norsteroid derivative agent, mifepristone. Lin MF, Kawachi MH, Stallcup MR, Grunberg SM, Lin FF. "Mifepristone, also known as RU 486, is a 19-norsteroid derivative. Currently, mifepristone is being tested in clinical trials onmeningioma and breast cancer.""The results demonstrated that while both DHT and Dex alone had essentially no effect on cell growth, progesterone alone resulted in a 20%growth inhibition, whilemifepristone hadmore than 60%inhibition with a 16-day exposure. At an equal concentration, the degree of growth inhibition of PC-3 cells bymifepristone or progesterone was partially diminished by simultaneous exposure to Dex."

• AmJ Pathol. 2003 Jun;162(6):1781-7. Progesterone induces cellular differentiation inMDA-MB-231 breast cancer cells transfectedwith progesterone receptor complementary DNA. Lin VC, Jin R, Tan PH, Aw SE,Woon CT, Bay BH.

• Endocrinology. 2003 Dec;144(12):5650-7. Distinct molecular pathways mediate progesterone-induced growth inhibition and focal adhesion. Lin VC,Woon CT, Aw SE, Guo C.

• Int J Cancer. 2005 Nov 20;117(4):561-8. Gene regulation profile reveals consistent anticancer properties of progesterone in hormone-independent breast cancer cells transfected with progesterone receptor. Leo JC,Wang SM, Guo CH, Aw SE, Zhao Y, Li JM, Hui KM, Lin VC.

• Int J Biometeorol. 1987 Sep;31(3):201-10. Effects of chronic normobaric hypoxic and hypercapnic exposure in rats: prevention of experimental chronic mountain sickness by hypercapnia. Lincoln B, Bonkovsky HL, Ou LC.

• J Steroid BiochemMol Biol. 2000 Jun;73(3-4):171-81. Progesterone effect on cell growth, ultrastructural aspect and estradiol receptors of normal human breast epithelial (HBE) cells in culture. Malet C, Spritzer P, Guillaumin D, Kuttenn F. "On a culture systemof normal human breast epithelial (HBE) cells, we observed an inhibitory effect on cell growth of a long-termP treatment (7 days) in the presence or absence of E2, using two methods...." "Cells exhibited a proliferative appearance after E2 treatment, and returned to a quiescent appearance when P was added to E2." "Moreover, the immunocytochemical study of E2 receptors indicated that E2 increases its own receptor levelwhereas P and R5020 have the opposite effect, thus limiting the stimulatory effect of E2 on cell growth. In the HBE cell culture system and in long-term treatment, P and R5020 appear predominantly to inhibit cell growth, both in the presence and absence of E2."

• Horm Res. 1987;28(2-4):212-8. Antiestrogen action of progesterone in breast tissue. Mauvais-Jarvis P, Kuttenn F, Gompel A. "Most data indicate that progesterone and progestins have a strong antiestrogen effect on breast cell appreciated by the decrease of estradiol receptor content, the decrease of cell multiplication and the stimulation of 17 beta-hydroxysteroid activity which may be considered as a marker of breast cell differentiation dependent of progesterone receptor."

• BiochemBiophys Res Commun 1982 Jan 29;104(2):570-6. Progesterone-induced inactivation of nuclear estrogen receptor in the hamster uterus ismediated by acid phosphatase.MacDonald RG,OkuliczWC, LeavittWW.

• Cancer Lett. 2005 Apr 18;221(1):49-53. Effects of progesterone on ovarian tumorigenesis in xenografted mice. McDonnel AC, Van Kirk EA, Isaak DD, MurdochWJ.

• Int J Cancer. 2004 Nov 1;112(2):312-8. Endogenous sex hormones and subsequent breast cancer in premenopausal women. Micheli A, Muti P, Secreto G, Krogh V, Meneghini E, Venturelli E, Sieri S, Pala V, Berrino F.

• J Clin Endocrinol Metab 2000 Sep;85(9):3442-52. Progesterone withdrawal up-regulates vascular endothelial growth factor receptor type 2 in the superficial zone stroma of the human andmacaque endometrium: potential relevance to menstruation. Nayak NR, Critchley HO, Slayden OD, Menrad A, Chwalisz K, Baird DT, Brenner RM.

• Endocrinology 1981 Dec;109(6):2273-5. Progesterone-induced estrogen receptor-regulatory factor in hamster uterine nuclei: preliminary characterization in a cell-free system. OkuliczWC,MacDonald RG, Leavitt WW In vitro studies have demonstrated a progesterone-induced activity associated with the uterine nuclear fraction which resulted in the loss of nuclear estrogen receptor.

•Mol Endocrinol. 1991 May;5(5):709-17. Progestins induce down-regulation of insulin-like growth factor-I (IGF-I) receptors in human breast cancer cells: potential autocrine role of IGF-II. Papa V, Hartmann KK, Rosenthal SM,Maddux BA, Siiteri PK, Goldfine ID.

• Gynecol Endocrinol. 1999 Jun;13 Suppl 4:11-9. Biological effects of progestins in breast cancer. Pasqualini
JR, Ebert C.

226

• Gynecol Endocrinol. 2001 Dec;15 Suppl 6:44-52. Biological effects of progestins in breast cancer. Pasqualini JR, Ebert C, Chetrite GS.

• J Steroid Biochem Mol Biol. 2005 Feb;93(2-5):221-36. Recent insight on the control of enzymes involved in estrogen formation and transformation in human breast cancer. Pasqualini JR, Chetrite GS.

• Cancer Epidemiol Biomarkers Prev. 2002 Apr;11(4):361-8. Steroid hormone levels during pregnancy and incidence of maternal breast cancer. Peck JD, Hulka BS, Poole C, Savitz DA, Baird D, Richardson BE. "When estrogen-to-progesterone ratios were evaluated, there was an indication of a modest increased incidence of breast cancer for those with high total estrogens and high estrone levels relative to progesterone."

• Br JUrol. 1990Mar;65(3):268-70. Erythrocyte stearic to oleic acid ratio in prostatic carcinoma. Persad RA, Gillatt DA, Heinemann D, Habib NA, Smith PJ.

• Int J Cancer. 2006 Nov 9; Inflammation and IGF-I activate the Akt pathway in breast cancer. Prueitt RL, Boersma BJ, Howe TM, Goodman JE, Thomas DD, Ying L, Pfiester CM, Yfantis HG, Cottrell JR, Lee DH, Remaley AT, Hofseth LJ,Wink DA, Ambs S.

• Biology of reproduction 15, 153-157, 1976, Sex steroids in reproductive tract tissues: Regulation of estradiol concentrations by progesterone. Resko JA, Boling JL, Brenner RMand Blandau RJ.

• Carla Rothenberg,History of hormone therapy, http:leda.law.harvard.edu/leda/data/711/Rothenberg05.pdf. 2005.

• J Clin Endocrinol Metab 1996 Apr;81(4):1495-501. Characterization of reproductive hormonal dynamics in the perimenopause. Santoro N, Brown JR, Adel T, Skurnick JH. "Overallmean estrone conjugate excretion was greater in the perimenopausal women compared to that in the younger women [76.9 ng/mg Cr (range, 13.1-135) vs. 40.7 ng/mg Cr (range, 22.8-60.3); P = 0.023] and was similarly elevated in both follicular and luteal phases. Luteal phase pregnanediol excretion was diminished in the perimenopausal women compared to that in younger normal subjects (range for integrated pregnanediol, 1.0-8.4 vs. 1.6-12.7microg/mg Cr/luteal phase; P = 0.015)." "We conclude that altered ovarian function in the perimenopause can be observed as early as age 43 yr and include hyperestrogenism, hypergonadotropism, and decreased luteal phase progesterone excretion. These hormonal alterations may well be responsible for the increased gynecological morbidity that characterizes this period of life."

• Cancer Res. 1984 Feb;44(2):841-4. High testosterone and lowprogesterone circulating levels in premenopausal patientswith hyperplasia and cancer of the breast. Secreto G, Recchione C, Fariselli G, Di Pietro S.

• Gen Comp Endocrinol. 1988 Dec;72(3):443-52. Progesterone down-regulation of nuclear estrogen receptor: a fundamental mechanism in birds and mammals. Selcer KW, LeavittWW.

• Clin ExpObstet Gynecol 2000;27(1):54-6. Hormonal reproductive status ofwomen atmenopausal transition compared to that observed in a group ofmidreproductive-agedwomen. Sengos C, IatrakisG,Andreakos C, Xygakis A, Papapetrou P. "CONCLUSION: The reproductive hormonal patterns in perimenopausal women favor a relatively hypergonadotropic hyper-estrogenic milieu."

• J Natl Cancer InstMonogr. 1994;(16):85-90.Menstrual timing of treatment for breast cancer. Senie RT, Kinne DW.

• J Neurosci. 2001 Aug 1;21(15):5723-9. Progesterone blockade of estrogen activation of mu-opioid receptors regulates reproductive behavior. Sinchak K,Micevych PE.

• J Clin Pathol. 2005 Oct;58(10):1033-8. Proliferating fibroblasts at the invading tumour edge of colorectal adenocarcinomas are associatedwith endogenousmarkers of hypoxia, acidity, and oxidative stress. Sivridis E, Giatromanolaki A, KoukourakisMI.

• Neuroscience. 1991;42(2):309-20. Progesterone administration attenuates excitatory amino acid responses of cerebellar Purkinje cells. Smith SS.

• Cancer Causes Control. 2004 Feb;15(1):45-53. Serumlevels of sex hormones and breast cancer risk in premenopausalwomen: a case-control study (USA). Sturgeon SR, PotischmanN,Malone KE,Dorgan JF,Daling J, Schairer C, Brinton LA. "For luteal progesterone, the RR for the highest versus lowest tertile was 0.55 (0.2-1.4)."

• Biomed Pharmacother 1984;38(8):371-9. Breast cancer and oral contraceptives: critique of the proposition that high potency progestogen products confer excess risk. Sturtevant FM A recent report by Pike et al. fromthe U. S. A. concluded on the basis of epidemiologic evidence that an increased risk of breast cancer was manifested by young women who had used combination oral contraceptives (OC) with a high "potency" of progestogen over a prolonged period. This conclusion is criticized in the present article, centering on three cardinal defects in the Pike study: (1) The assigned potencies of OC's are fiction and were derived from out-dated delay-of-menses data; (2)Well-known risk factors for breast cancerwere ignored; (3) Themethod assumed no error of recall ofOC brand, dose and duration of use occurring many years before telephone interviews. Noting that others have not been able to confirm these findings, it is concluded that there is no scientific basis for accepting the suggestion of Pike et al. • Cancer Res. 2004 Nov 1;64(21):7886-92. Reduction of human metastatic breast cancer cell aggressiveness on introduction of either forma or B of the progesterone receptor and then treatment with progestins. Sumida T, Itahana Y, Hamakawa H, Desprez PY.

• Endocr Relat Cancer 1999 Jun;6(2):307-14.Aromatase overexpression and breast hyperplasia, an in vivo model--continued overexpression of aromatase is sufficient tomaintain hyperplasiawithout circulating estrogens, and aromatase inhibitors abrogate these preneoplastic changes in mammary glands. Tekmal RR, Kirma N, Gill K, Fowler K "To test directly the role of breast-tissue estrogen in initiation of breast cancer,we have developed the aromatase-transgenicmousemodel and demonstrated for the first time that increasedmammary estrogens resulting fromthe overexpression of aromatase inmammary glands lead to the induction of various preneoplastic and neoplastic changes that are similar to early breast cancer." "Our current studies show aromatase overexpression is sufficient to induce and maintain early preneoplastic and neoplastic changes in female mice without circulating ovarian estrogen. Preneoplastic and neoplastic changes induced in mammary glands as a result of aromatase overexpression can be completely abrogated with the administration of the aromatase inhibitor, letrozole. Consistentwith complete reduction in hyperplasia,we have also seen downregulation of estrogen receptor and a decrease in cell proliferationmarkers, suggesting aromatase-induced hyperplasia can be treatedwith aromatase inhibitors.Our studies demonstrate that aromatase overexpression alone,without circulating estrogen, is responsible for the induction of breast hyperplasia and these changes can be abrogated using aromatase inhibitors."

• Ann N Y Acad Sci 1986;464:106-16. Uptake and concentration of steroid hormones inmammary tissues. Thijssen JH, van LandeghemAA, Poortman J "For estradiol the highest tissue levels were found in the malignant samples.No differenceswere seen in these levels between pre- and postmenopausalwomen despite the largely different peripheral blood levels." "Striking differenceswere seen between the breast and uterine tissues for the total tissue concentration of estradiol, the ratio between estradiol and estrone, and the subcellular distribution of both estrogens.At similar receptor concentrations in the tissues these differences cannot easily be explained." "Lower concentrations of DHEAS and DHEA were observed in the malignant tissues compared with the normal ones and the benign lesions."

• Cancer. 1983 Jun 1;51(11):2100-4. Elevated serum acute phase protein levels as predictors of disseminated breast cancer. Thompson DK, Haddow JE, Smith DE, Ritchie RF.

• Crit CareMed. 2003 Nov;31(11):2705-7. Carbon dioxide: a "waste product" with potential therapeutic utilities in critical care. Torbati D.

• J Steroid BiochemMol Biol 2000 Jun;73(3-4):141-5. Elevated steroid sulfatase expression in breast cancers. Utsumi T, YoshimuraN, Takeuchi S,MarutaM,Maeda K,HaradaN. In situ estrogen synthesismakes an important contribution to the high estrogen concentration found in breast cancer tissues. Steroid sulfatase which hydrolyzes several sulfated steroids such as estrone sulfate, dehydroepiandrosterone sulfate, and cholesterol sulfatemay be involved. In the present study,we therefore, assessed steroid sulfatase mRNA levels in breast malignancies and background tissues from 38 patients by reverse transcription and polymerase chain reaction. The levels in breast cancer tissueswere significantly increased at 1458.4+/-2119.7 attomoles/mg RNA (mean +/- SD) as compared with 535.6+/-663.4 attomoles/mg RNA for non-malignant tissues (P<0.001). Thus, increased steroid sulfatase expressionmay be partly responsible for local overproduction of estrogen and provide a growth advantage for tumor cells.

• Fed Proc. 1980 Jun;39(8):2533-8. Influence of endogenous opiates on anterior pituitary function. Van Vugt DA,Meites J.

• Clin Endocrinol (Oxf) 1978 Jul;9(1):59-66. Sex hormone concentrations in post-menopausal women. Vermeulen A, Verdonck L. "Plasma sex hormone concentrations (testosterone, (T), androstenedione (A), oestrone (E1) and oestradiol (E2) were measured in forty post-menopausal women more than 4 years post-normalmenopause." "Sex hormone concentrations in this group of postmenopausalwomen (greater than 4YPM) did not showany variation as a function of age,with the possible exception of E2 which showed a tendency to decrease in the late post-menopause."

• J Steroid Biochem 1984 Nov;21(5):607-12. The endogenous concentration of estradiol and estrone in normal human postmenopausal endometrium. Vermeulen-Meiners C, Jaszmann LJ, Haspels AA, Poortman J, Thijssen JH The endogenous estrone (E1) and estradiol (E2) levels (pg/g tissue) were measured in 54 postmenopausal, atrophic endometria and comparedwith the E1 and E2 levels in plasma (pg/ml). The results fromthe tissue levels of both steroids showed large variations and therewas no

228

significant correlation with their plasma levels. The mean E2 concentration in tissue was 420 pg/g, 50 times higher than in plasma and the E1 concentration of 270 pg/g was 9 times higher. The E2/E1 ratio in tissue of 1.6, was higher than the corresponding E2/E1 ratio in plasma, being 0.3.We conclude that normal postmenopausal atrophic endometria contain relatively high concentrations of estradiol and somewhat lower estrone levels. These tissue levels do not lead to histological effects.

• J Natl Cancer Inst Monogr. 2000;(27):67-73. Endogenous estrogens as carcinogens through metabolic activation. Yager JD.
• Regul Pept. 2003 Jul 15;114(2-3):101-7. Inhibition of cytosolic phospholipase A2 mRNA expression: a novelmechanismfor acetylsalicylic acid-mediated growth inhibition and apoptosis in colon cancer cells. Yu HG, Huang JA, Yang YN, Luo HS, Yu JP,Meier JJ, Schrader H, Bastian A, SchmidtWE, Schmitz.
• Brain Res. 1999 Aug 28;839(2):313-22.Opioid growth factor and organ development in rat and human embryos. Zagon IS,Wu Y,McLaughlin PJ.
• J Biol Chem. 2005 Apr 29;280(17):17480-7. Epub 2005 Feb 22. A novel antiestrogenic mechanismin progesterone receptor-transfected breast cancer cells. Zheng ZY, Bay BH, Aw SE, Lin VC.

Phyto-Östrogene und bioidentische Hormone

Natürliches Progesteron und seine Vorteile

Natürliches Progesteron ist das Gestagen der ersten Wahl. Kein anderes Hormon unterstützt gleichzeitig und auf so komplexe, vielfältige Weise wichtige gesundheitsregulierende Prozesse unseres Körpers wie Progesteron.

Die vielfältigen Wirkungen von natürlichem Progesteron auf den Körper und die Seele der Frau wurden lange Zeit vollkommen unterschätzt, weil die meisten Forschungen an synthetischem Progesteron durchgeführt wurden und der Wert des bioidentischen Progesterons vernachlässigt wurde. Dabei greift gerade bioidentisches Progesteron entscheidend in den gesamten weiblichen und männlichen Organismus ein.

Das Spektrum seiner Wirkung reicht von der

- ✓ Sicherung der Fortpflanzung
- ✓ über gesundheitsstimulierende und
- ✓ immunstimulierende Effekte bis hin zur
- ✓ Erhaltung von Kraft und Vitalität
- ✓ und Schutz des Nervensystems (neuroprotektiv).

Im medizinischen Sprachgebrauch wird das körpereigene Progesteron oft als Gestagen bezeichnet, hingegen werden synthetische Gestagene, Progestagene oder Progestine genannt. Dies führt häufig zu Verwirrungen bis hin zu der Tatsache, dass natürliches Progesteron synthetischem Gestagen gleichgesetzt wird. Dabei unterscheiden sich synthetische Gestagene in ihrer molekularen Struktur zum Teil erheblich vom natürlichen Progesteron. So weisen synthetische Gestagene auch nicht das breite biologische Wirkspektrum wie bioidentisches Progesteron auf. Dafür zeigen sie aber deutlich mehr Nebenwirkungen.

Behandlung mit natürlichem Progesteron

Entsprechend den verschiedenen Möglichkeiten einer gestörten Balance im weiblichen Hormonsystem sind die Anwendungsmöglichkeiten des natürlichen und bioidentischen Progesterons vielfältig und gehen von

> ➢ Blutungsstörungen bei jungen Frauen bis zur
> ➢ kombinierten Hormonersatztherapie bei Wechseljahres-beschwerden.

Natürliches mikronisiertes Progesteron ist dabei genauso effektiv wie synthetische Gestagene und bewirkt einen sicheren Schutz der Gebärmutterschleimhaut. Verglichen mit synthetischen Gestagenen wirkt Progesteron aber stoffwechselneutral: Blutgerinnung, Fettstoffwechsel, Blutzucker und Blutdruck werden nicht wie mit synthetischen Gestagenen negativ beeinflusst. Deshalb empfehlen wir Frauen mit intakter Gebärmutter bei therapie-bedürftigen klimakterischen Beschwerden natürliches Progesteron als Gestagen der ersten Wahl in Kombination mit einem transdermalen Östradiol/Östriol-Dosiergel.

Erst kürzlich wurden die Ergebnisse einer großen Untersuchung des französischen Nationalen Gesundheitsinstituts bekannt. In einer siebenjährigen Studie mit fast 70.000 Frauen wurde festgestellt: Natürliches mikronisiertes Progesteron bewirkte auch bei längerfristiger Anwendung als einziges Gestagen kein gesteigertes Brustkrebsrisiko. Das Risiko war am höchsten bei der Kombination mit synthetischen Gestagenen. Wurden hingegen transdermal (über die Haut) verabreichte Östrogene in Kombination mit natürlichem Progesteron angewandt, lag das Brustkrebsrisiko nicht höher als das von Frauen, die gar keine Hormone zuführten.

Art und Dauer der Anwendung

Natürliches mikronisiertes Progesteron zur kombinierten Hormonersatztherapie wird als transdermales Gel oder Creme verabreicht. Die Tagesdosis entspricht 25 bis 100 mg. Aufgrund der schlaffördernden Wirkung empfiehlt es sich, gerade auch bei Schlafstörungen liposomales Progesterongel vor dem Zubettgehen aufzustreichen. Die Anwendung beginnt mit dem 11. Tag nach der Periode und wird dann über 14 Tage fortgesetzt. Wir verwenden eine bestimmte Sequenz von bioidentischen Hormonen, die den normalen Zyklus der Frau imitieren. Das heißt, wir beginnen in der ersten 14 Tagen mit einer Kombination von Östradiol und Östriol im Verhältnis 20% Östradiol zu 80% Östriol, ab dem 11. Tag nach Beginn der Östradiol/Östriol-Behandlung beginnt die Progesteron-Applikation und wird bis zum 25. Tag fortgeführt. Dann erfolgt eine 3-tägige Pause. Im Allgemeinen erfolgt dann nach 3 Tagen die Periode. Mit dem 1. Tag der Periode beginnt man wieder mit der Östrogentherapie.

Das Wunderhormon Progesteron hat wichtige Funktionen

Progesteron besitzt in dieser Kombination eine ganze Reihe wichtiger Effekte an unterschiedlichen Organen. Größte Bedeutung hat die günstige Wirkung auf Knochen, Haut und das Gehirn, die man als positive Zusatzeffekte einer Hormonersatztherapie mit bioidentischen Hormonen nutzen kann. Progesteron wirkt osteoprotektiv, es schützt die Knochen, das heißt, es stimuliert die Regeneration von Knochenmasse.

Auch die Haut wird durch Progesteron positiv beeinflusst, sie wird glatter und schöner. In den Schichten der Lederhaut befinden sich besonders viele Kollagenfasern, Elastin und Hyaluronsäure. Das sind alles Substanzen, die die Haut glätten und stabilisieren. In den Wechseljahren gehen pro Jahr etwa fünf Prozent dieser hautstraffenden Substanzen verloren. Diesen Prozess kann man mit Progesteron aufhalten, denn das Hormon unterdrückt bestimmte Enzyme, die für den Gewebe- und Kollagenabbau verantwortlich sind.

Progesteron ist zudem in der Lage, die Zellteilungsrate zu verlangsamen. Daneben hat Progesteron eine diuretische Wirkung, fördert also die Wasserausscheidung. Deutlich wird dieser Effekt bei Neigung zu Wassereinlagerungen und Brustspannen.

Positive Wirkung von Progesteron auf unser Gehirn

Im Gehirn entwickelt Progesteron seine Wirkung durch die Bindung an spezielle Rezeptoren. Progesteron wirkt dadurch beruhigend, angstlösend und hat einen günstigen Einfluss auf Schlafstörungen und die Schlafqualität. Daher wird das Progesteron auch gern als Neurohormon bezeichnet. Nach den jüngsten Ergebnissen einer Schlafstudie des Max-Planck-Institutes nahmen die Wachzeiten bei der abendlichen Einnahme von natürlichem Progesteron im ersten Drittel des Nachtschlafes um 30 Prozent ab. Die für den Körper so wichtigen Traumphasen nehmen dagegen sogar zu.

In unserer Hormonsprechstunde werden wir Sie gerne dahingehend beraten, wie in Ihrem Fall eine Hormonersatztherapie aussehen könnte und wie sie zum Beispiel auch bei Tumorpatienten ohne Risiko eingesetzt werden kann.

Aromatasehemmer und Östrogen-Dominanz

Gesundheitsprobleme bei Frauen während der Menopause sind bekannt und gehen meist mit einem niedrigen Östrogenspiegel einher.

Viele der in den Wechseljahren auftretenden klinischen Symptome können gebessert werden, wenn man die zu schwache Produktion von Östrogenen auf natürliche Weise erhöht und dadurch die Konzentration von Östrogen im Körper erhöht.

Trotz der weit verbreiteten Annahme, die Östrogenabnahme sei das Merkmal der Menopause, hat sich gezeigt, dass Frauen nicht nur während und sondern auch schon vor der Menopause höheren Östrogen-Spiegel haben können. Eine Östrogen-Dominanz kann bei Frauen schon früh beginnen. Es gibt junge Frauen, die darunter leiden, ohne dass die Diagnose gestellt wird, weil viele Ärzte dieses Krankheitsbild nicht kennen.

Die Östrogen-Dominanz ist gekennzeichnet durch

- ✓ Menstruationsbeschwerden mit unterschiedlichen Menstruationszyklen
- ✓ prämenstruellen Beschwerden wie schmerzhafte Schwellung der Brüste
- ✓ Migräne,
- ✓ Wassereinlagerung
- ✓ Gemütsstörungen

Gelegentlich wird diesen Patientinnen die Pille verschrieben, um die Periode zu regulieren, was aber das Problem des relativen Progesteronmangels bei diesen Patientinnen nicht löst. Häufig ist das Ganze durch anavulatorische Zyklen bedingt. Der Eisprung ist aber für die Produktion des corpus luteums (Gelbkörper) erforderlich. Man findet sie an der Oberfläche des Eierstocks nach einem Eisprung, zur Herstellung von Progesteron für die letzte Hälfte des Menstruationszyklus. Ohne Eisprung wird weniger Progesteron produziert, was dann bei manchen Frauen die Ursache für eine

Östrogen-Dominanz sein kann.

Krankheiten oder Probleme, die auf ein Übermaß an Östrogen und unzureichendem Progesteron zurückzuführen sind, können sein:

> Gewichtszunahme
> Bindegewebeveränderungen in der Brust (Mastopathie)
> Verschiedene Arten von PMS (prämenstruellem Syndrom)
> Migräne
> Menstruationsstörungen – unregelmäßige und schwere Blutungen
> Endometriose, eine Fehlfunktion des Gebärmuttergewebes, das die Östrogen-Blocker unterstützt
> Fibrome. Sie sind ein Merkmal dafür, dass die Gebärmutter ein übermäßiges Fassungsvermögen entwickelt hat, was wiederum einen nicht ausreichenden Progesteron-Spiegel verursacht
> Eierstockzysten

Wir leben in einer östrogenifizierten Welt

Verschiedene Chemikalien sind in unserer Umwelt und unserer Nahrung. Eins davon ist das Insektizid DDT, das wie ein Östrogen wirkt. Wir sprechen hier von Xenoöstrogenen. DDT wandelt sich in DDE um, und DDE ahmt im Körper die Wirkung des weiblichen Sexualhormons Östrogen nach. DDT wurde im Jahr 1972 verboten, ist aber immer noch in unserer Umwelt zu finden.

Chlor- und Hormon-Rückstände in Fleisch und Milchprodukten können ebenso Östrogen-Reaktionen auslösen. Bei Männern können diese Xeno-östrogene die Beschaffenheit der Spermien verändern und deren Anzahl reduzieren, was zu Problemen mit der Fruchtbarkeit führt. Bei Frauen können sie zu einer Vielzahl von Frauenkrankheiten führen, die alle auf ein Übermaß an Östrogen und einer unzureichenden Menge an Progesteron zurückzuführen sind.

Aromatase

Aromatase ist ein Enzym, das zur Umwandlung von Androgenen in

Östrogene benötigt wird. Die Hemmung durch Aromatase sorgt dafür, dass die Östrogen-Konzentration im Körper zurückgeht, was zu einer Rückbildung von Tumoren führen kann. Sie werden gewöhnlich eingesetzt als „zweite" Therapie (nach Tamoxifen) zur adjuvanten Therapie bei Frauen mit Brustkrebs in den Wechseljahren.

Die Aromatase findet man in der Leber. Sie ist für die Umwandlung der Androgene Androstenedion und Testosteron in die Östrogene Estron und Estradiol verantwortlich. Mit dem Hemmstoff Aromatase produziert der Körper weniger Östrogen und behält einen höheren Testosteron-Spiegel bei. Klinisch gesehen gibt es viele Gründe, Aromatase-Hemmer einzusetzen:

- für ein gesundes Brustgewebe
- für richtige Östrogen-Spiegel
- für eine gesunde Muskelmasse
- zu Behandlung des Gebärmutter-Fibroms

Bei Männern steigt die Aromatase-Aktivität mit dem Alter, es verwandelt Testosteron in Östrogen und sorgt dafür, dass Männer im fortgeschrittenen Alter niedrige Testosteronspiegel und hohe Spiegel von Östrogen haben. Dies ist der Grund für viele Probleme: Beispielsweise wächst die Prostata, die Potenz lässt nach, Prostatakrebs tritt häufiger auf und der Fettansatz wird weiblich. Es ist bekannt, dass Aromatase-Hemmer von Bodybuildern für den Muskelaufbau und die Fettverbrennung genutzt werden.

Klinisch gesehen gibt es viele Gründe, Aromatase-Hemmer für Männer zu verschreiben:

- für ein gesundes Prostatagewebe,
- für richtige Testosteron-Spiegel,
- für eine gesunde Spermienzahl.

Die lange geglaubte Theorie, dass Testosteron Prostatakrebs verursacht und Testosteron daher für alte Männer schlecht sei, gerät immer mehr ins Wanken. Es wird immer deutlicher, dass Prostatakrebs mehr mit Östrogen als mit Testosteron zu tun hat. Ältere Männer wandeln zu viel Testosteron in Östrogen um. Dieses Übermaß an Östrogen ist eine der Ursachen für eine Prostata-Vergrößerung oder einen Prostata-Krebs.

Für Männer ist eine Überproduktion von Östrogen mit vielen Probleme vergesellschaftet. Beide Geschlechter wandeln unter Einwirkung von Aromatase Testosteron in Östrogen um. Bei Frauen ist die Aromatase aktiver und wandelt eine größere Menge von Testosteron in Östrogen um als bei Männern. Das meiste Testosteron bei einem gesunden Mann bleibt Testosteron, und nur wenig wird zu Östrogen umgewandelt. Der Grund für steigende Östrogenwerte beim Mann sind entweder genetisch oder ernährungs- und umweltbedingt.

Östrogen-Blocker und Aromatase-Hemmer

Indol-3-Carbinol
Diesen Inhaltsstoff findet man in Gemüse wie Kohl, Rosenkohl, Blumenkohl und Brokkoli. Er hilft, den Östrogenstoffwechsel positiv zu beeinflussen, so dass dieses Produkt sowohl Frauen mit Brustkrebs als auch Männer mit Prostatakrebs nehmen dürfen. Es konnte gezeigt werden, dass auch Brustkrebszellen in ihrem Wachstum gestoppt wurden, da Indol-3 Carbinol speziell die Aromatase hemmt.

Chrysin
Das Flavonoid Chrysin kommt in der Passionsblume (Passiflora incarnate) vor und ist ein kraftvoller, natürlicher Aromatase Hemmer. In einer 1993 veröffentlichten Studie wurde Chrysin im Vergleich mit zehn weiteren Flavonoiden, als der potenteste Aromatase-Hemmer befunden. Es agiert ähnlich stark wie das verschreibungspflichtige Aminoglutethimid. Chrysin kann daher auch zur Krebsprophylaxe von Brust- und Prostatkrebs eingesetzt werden. Siehe auch das folgende Kapitel über Chrysin.

Apigenin
Das Flavon Apigenin kommt in den meisten Arten der Kamille vor und ist ein ebenso sanfter wie wirksamer Aromatase-

Hemmer, der eine ebenso hemmende Wirksamkeit hat wie Chrysin.

Isoflavone

Die Isoflavone in Soja, insbesondere Genistein und Daidzein, zeigen in Studien ebenfalls eine deutliche Aromatase-Hemmung. Ein Vorteil beim Gebrauch von Pflanzenextrakten zur Steigerung von Testosteron an Stelle von Medikamenten ist, dass Pflanzenextrakte zusätzliche Vorteile für die Gesundheit haben. Chrysin zum Beispiel ist ein gutes Antioxidans und hat zudem durch die Hemmung der Enzyme 5-Lipoxigenase und Cyclooxigenase eine entzündungshemmende Wirkung gezeigt.

Durch diese Naturstoffe, die in klinischen Studien gezeigt haben, dass sie das Enzym Aromatase hemmen, können wir heute die Therapien bei Mamma- und Prostatakarzinomen sowie die Therapien weiterer hormonabhängiger Erkrankungen unterstützen.

Studien:
1. Pelissero C, Lenczowski MJ, Chinzi D, Davail-Cuisset B, Sumpter JP, Fostier Effects of flavonoids onaromatase activity, an in vitro study. J Steroid Biochem Mol Biol. 1996 Feb; 57 (3–4): 215–23.
2. Jeong HJ, Shin YG, Kim IH, Pezzuto JM. Inhibition of aromatase activity by flavonoids. Arch Pharm Res. 1999 Jun; 22 (3): 309–12.
3. Kellis JT Jr, Vickery LE. Inhibition of human estrogen synthetase (aromatase) by flavones. Science. 1984 Sep 7; 225 (4666): 1032–4.
4. Kao YC, Zhou C, Sherman M, Laughton CA, Chen S. Molecular basis of the inhibition of human aromatase (estrogen synthetase) by flavone and isoflavone phytoestrogens: A site-directed mutagenesis study. Environ Health Perspect. 1998 Feb; 106 (2): 85–92.

Chrysin

Dieses Bioflavonoid kann Testosteron natürlich steigern, verändert den Hormonstoffwechsel und steigert die Liebeslust.

Chrysin ist nicht nur der gelbe Farbstoff in manchen Blüten. Im menschlichen Organismus hemmt es die Umwandlung von Testosteron in Östrogen, was nicht nur Männer potenter macht, sondern auch starke und positive gesundheitliche Aspekte für Frauen und Männer hat.

Chrysin ist ein natürlich vorkommendes Bioflavonoid. Es kann daher aus ganz unterschiedlichen Pflanzen extrahiert werden. Am bekanntesten ist die Gewinnung aus der Passionsblume, Passiflora coerulea und incarnata.

Chrysin ist ein Aromatasehemmer

Chrysin (chemisch 5,7-Dihydroxyflavon) ist ein Mittel, welches das Enzym namens Aromatase in unserem Körper hemmen kann. Aromatase ist beim Mann für die Umwandlung von Testosteron in Östrogen (weibliche Geschlechtshormone) verantwortlich und bei der Frau für die Aktivierung von Östrogenvorstufen zu aktivem Östradiol.

Mittel, die dieses Enzym Aromatase hemmen, werden „Aromatasehemmer" genannt. Sie blockieren das Enzym Aromatase, das beim Mann für den Umwandlungsprozess von Testosteron in Östrogen benötigt wird und bei der Frau, um das Östrogen zu aktivieren.

Die Aromatase ist im Fettgewebe des Mannes besonders aktiv. Mit zunehmendem Alter wird daher immer mehr Testosteron in Östrogen umgewandelt. Dadurch nimmt mit zunehmenden Alter beim Mann die Muskelmasse ab und die Fettmasse zu. Herzprobleme werden häufiger, der Blutdruck steigt. Die Abnahme des Testosterons und die relative Zunahme der Östrogene führen unter anderem aber auch zu

Impotenz, erektiler Dysfunktion und Prostatabeschwerden. Auch Prostatakarzinome entstehen am häufigsten, wenn die Testosteronwerte am niedrigsten und die Östrogenwerte am höchsten sind.

Wird nun dieses Enzym (Aromatase) wirksam gehemmt, wird weniger Östrogen produziert. Dies ist auch in der Onkologie wünschenswert, wenn Tumore behandelt werden, deren Wachstum durch Östrogene angefacht werden wie beispielsweise manche Mammakarzinome.

Wirksam wie ein Arzneimittel

Eine Studie im Journal of Steroid Biochemical Molecular Biology zeigte, dass Chrysin von allen Bioflavonoiden die ausgeprägteste aromatasehemmende Potenz hat. Dabei wurden zehn Bioflavonoide (Rutin, Genistein, Tee-Catechine u.a.) mit der Wirkung des Arzneistoffes Aminoglutethimid verglichen.

Bei Aminoglutethimid handelt es sich um einen zugelassenen, rezeptpflichtigen Aromatasehemmer, der seine hauptsächliche Anwendung beim hormonpositiven Mammakarzinom hat. Nur Chrysin war genauso wirksam wie das rezeptpflichtige Arzneimittel.

Während der krebsvorbeugende Effekt von Chrysin hauptsächlich für Frauen von Interesse ist, hilft es Männern, ihren Testosteronspiegel zu heben. Ein hoher Testosteronspiegel steigert die Potenz und die Vitalität, hellt die Stimmung auf, beugt Herz-Kreislauferkrankungen und Diabetes vor und vermindert den altersbedingten Muskelschwund sowie das Bauchfett.

Chrysin kann noch mehr

Chrysin ist jedoch nicht nur ein Aromatasehemmer, sondern hat auch viele weitere, positive Eigenschaften. Zum einen ist es ein hervorragendes Antioxidans mit entzündungshemmenden, antidiabetischen und anxiolytischen Eigenschaften. Da es immer deutlicher und offensichtlicher wird, dass Altern einem ständigen fortschreitenden chronisch-entzündlichem Prozess entspricht, gilt

Chrysin auch als wirkungsvolles Anti-Aging-Mittel.

Die angstlösenden Eigenschaften von Chrysin wurden in einem Placebo-kontrollierten Tierversuch untersucht, wobei Mäusen entweder Chrysin, Diazepam (Valium) oder ein Placebo gegeben wurde. Dabei zeigt sich, dass die „Chrysin-Mäuse" genauso entspannt waren wie die Diazepam-Mäuse. Sie litten jedoch nicht unter den Nebenwirkungen, wie beispielsweise Müdigkeit, sondern waren ständig hellwach.

Eine weitere Studie an Ratten bestätigte 1997 die entspannenden Eigenschaften von Chrysin und zeigte, dass Chrysin im Unterschied zu Diazepam weder das Gedächtnis noch die Konzentration beeinträchtigt.

Chrysin als Nahrungsergänzungsmittel

Der menschliche Darm nimmt Chrysin nur schwer auf, das heißt, er kann es nicht richtig resorbieren. Dieses Problem kann aber leicht überwunden werden, wenn dem Chrysin schwarzer Pfeffer hinzugefügt wird, denn dann wird die Bioverfügbarkeit erheblich gesteigert. Es gibt im Handel verschiedene Chrysine, denen bereits Piperine (Schwarzer Pfeffer) zugefügt wurde, beispielsweise Andromir von Euro Nutrador. Für dieses Nahrungsergänzungsmittel gilt die Dosierung: 3 x 1 bis 3 x 2 Kapseln pro Tag.

Studien:
Cao, G., Sofic, E. and Prior, R.L. (1997) Antioxidant and prooxidant behavior of flavonoids: structureactivityrelationships. Free Radical Biol. Med. 22, 749 – 760. Havsteen, B. (1983) Flavonoids, a class of natural products of high pharmacological potency. Biochem. Pharm. 32, 1141 – 1148.
Laranjinha, J., Vierira, O., Almeida, L. and Madeira, V. (1996) Inhibition of metmyoglobin/H2O2-dependent low density lipoprotein lipid peroxidation by naturally occurring phenolic acids. Biochem. Pharm. 51, 395 – 402.
Nakayama, T., Yamada, M., Osawa, T. and Kawakishi, S. (1993) Suppression of active-oxygen induced cytotoxicity by flavonoids. Biochem. Pharm. 45, 265 – 267.
Nakayama, T. (1994) Suppression of hydroperoxide-induced cytotoxicity by polyphenols. Cancer Res. 54, 1991 – 1993.
Ogasawara, H., Fujitani, T., Drzewiecki, G. and Middleton, E. (1986) The role of hydrogen peroxide in basophil histamine release and the effect of selected flavonoids. J. Allergy Clin. Immunol. 78, 321 – 328.
Rice-Evans, C.A., Miller, N.J., Bolwell, P.G., Bramley, P.M. and Pridham, J.B. (1995) The relative antioxidant activities of plant-derived polyphenolic flavonoids. Free Radical Res. 22, 375 – 383.
Van Acker, S.A., Van den Berg, D.J., Tromp, M.N., Griffioen, D.H., Van Bennekom, W.P., Van der Wugh, W.J. and Bast, A. (1996) Structural aspects of antioxidant activity of flavonoids. Free Radical Biol. Med. 20, 1019 – 1026.

Pregnenolon

Das sogenannte "Großmutterhormon" hilft bei Stresszuständen, Erschöpfung, Ermüdung, Altersbeschwerden, Hirnleistungsstörungen, Leistungsabfall, Immunschwäche, Gelenkerkrankungen, Schlaf- und Menstruationsstörungen sowie Wechseljahresbeschwerden.

Pregnenolon wird aus Cholesterin gebildet und ist die Vorläufersubstanz für zahlreiche wichtige, körpereigene Hormone. Unter anderem kann aus Pregnenolon Progesteron, Cortisol und Aldosteron gebildet werden, aber auch DHEA, die Muttersubstanz von Sexualhormonen wie Testosteron und Östrogen.

Pregnenolon findet sich besonders hoch konzentriert im Gehirn. Sein Stoffwechsel ist sehr komplex. Es ist das erste Steroidhormon, das nach der Aufnahme von Cholesterin in den Mitochondrien entsteht und ist der wichtigste Baustein zur Produktion aller Steroidhormone. Da Pregnenolon eine Vorläufersubstanz ist, produziert der Organismus immer die Menge an Bausteinen, die aktuell benötigt wird. Mit zunehmendem Alter sinkt der Pregnenolonspiegel. Dies erklärt, warum soviel ältere Menschen eine Pregnenolon-Mangel haben und damit die typischen Symptome, die mit Pregnenolon Mangel einhergehen. Sie leiden an:

- Müdigkeit
- Abgeschlagenheit
- Konzentrations- und Gedächtnisschwäche
- Rheumaschmerzen
- Arthritis
- Schlafstörungen etc.

Die regelmäßige ergänzende Zufuhr von Pregnenolon kann diese Stoffwechselfunktionen wieder aktivieren und zahlreiche Erkrankungen günstig beeinflussen. Weil es zudem vor altersbedingtem körperlichen Abbau schützt, wird Pregnenolon ähnlich wie DHEA als „Jungbrunnen-Hormon" bezeichnet.

Wie wirkt Pregnenolon?

Pregnenolon selbst kann als Hormon wirken oder über seine Metaboliten wie DHEA oder Progesteron. Es kann aber bei Bedarf auch in Progesteron umgewandelt und als solches genutzt werden. Diese Umwandlung in DHEA oder Progesteron geschieht bedarfsabhängig bei psychisch-körperlichen Belastungen, manifesten Erkrankungen oder während bestimmter Lebensphasen wie beispielsweise die Wechseljahre. Dann werden weitere Hormone wie Stress- und Sexualhormone produziert. Dies ist aber nur gewährleistet, wenn genügend Pregnenolon zur Verfügung steht.

Die Verbesserung der Konzentration und Gedächtnisleistung sind direkte Pregnenolon-Effekte. Zahlreiche andere Wirkungen entstehen wahrscheinlich indirekt über die aus Pregnenolon hervorgegangenen Hormone, die eine herausragende Wirkung bei Rheuma, Morbus Bechterew und Gelenkerkrankungen haben.

Warum sollte man Pregnenolon einnehmen?

1. Entzündliche Gelenkerkrankungen
Pregnenolon wurde zur Behandlung rheumatischer Gelenkerkrankungen bereits in den 1940-er Jahren mit Erfolg eingesetzt. Dabei erwies sich Pregnenolon als deutlich besser verträglich als Kortison, Salicylate, Gold und andere Rheumamittel (Antirheumatika).

2. Chronische Müdigkeit, Stress und Erschöpfung
Mehrere Studien belegten, dass mit einer Tagesdosis von 50 mg Pregnenolon Ermüdung und Stress wirksam gebessert werden können. Wenn man Pregnenolon regelmäßig in niedriger Dosierung einnimmt, kann man von den stressmindernden und leistungssteigernden Pregnenolon-Effekten sehr profitieren. Außerdem ist es bei Depressionen, Angstzuständen und Schlafstörungen wirksam.

3. Gedächtnis

Zahlreiche Studien der vergangenen dreißig Jahre konnten nachweisen, dass mit niedrig dosiertem Pregnenolon die Gedächtnisleistung, insbesondere das Langzeitgedächtnis, verbessert werden kann. Pregnenolon wird deshalb auch als «Smart Drug» bezeichnet. Offensichtlich schützt Pregnenolon auch vor altersbezogenen Hirnfunktionsstörungen und Demenz-Erkrankungen wie dem Alzheimer-Syndrom. Gesunde und jüngere Menschen, die häufig Stresszuständen ausgesetzt sind, können ebenfalls die hirnleistungssteigernde Pregnenolon-Qualität nutzen.

4. Frauenbeschwerden

Da Pregnenolon die Ausgangssubstanz für die Sexualhormone Progesteron und Östrogen ist, kann sich die Einnahme von Pregnenolon positiv auf die weibliche Sexualfunktion auswirken, wie bei Menstruationsstörungen oder Wechseljahresbeschwerden (Menopause). Pregnenolon hilft Frauen nach der Menopause sicher und ohne die gefürchteten Östrogen-Nebenwirkungen.

Das aus Pregnenolon gebildete Progesteron hat positive Effekte auf die Gesundheit der Frau und auch des Mannes.

5. Altersbeschwerden

Pregnenolon gilt als "Anti-Aging-Substanz", da es altersbedingte kognitive und körperliche Funktionsstörungen und Abbauprozesse günstig beeinflussen kann. Die Wirkung entsteht direkt durch Pregnenolon selbst und indirekt durch die aus Pregnenolon hervorgehenden Hormone DHEA und Progesteron.

6. Diabetes

Eine Pregnenolon-Behandlung ist bei allen Diabetikern über 40 Jahren vorteilhaft und ist manchmal auch für jüngere Patienten und Patienten mit juvenilem Diabetes geeignet. In Versuchen konnte gezeigt werden, dass Pregnenolon die Beta-Zellen der Bauchspeicheldrüse anregt und erneuert, dies ist zweifelsfrei bei Diabetes und beim metabolischen Syndrom hilfreich.

Interessanterweise kann die zusätzliche Einnahme von DHEA die Wirkung verstärken, da Pregnenolon ein direkter Vorläufer von DHEA ist. Pregnenolon kann mit oder ohne DHEA auch in Verbindung mit Melatonin optimal genutzt werden: Pregnenolon aktiviert die Energie und Leistungsfähigkeit tagsüber. Melatonin gewährleistet die Energierückgewinnung während des Schlafes. Beide Hormone sichern die Energiebalance, Stresskontrolle sowie die Erholung und erhöhen die Widerstandskraft gegen Gesundheitsstörungen in allen Körperbereichen bis ins hohe Alter.

Risiken und Nebenwirkungen

- ✓ Bei einer Dosierung zwischen 50 -100 mg/Tag sind keine Nebenwirkungen zu erwarten.
- ✓ Vorsicht ist bei Personen geboten, die an Epilepsie leiden, da Pregnenolon theoretisch Krampfanfälle auslösen kann.
- ✓ Schwangere und stillende Frauen sollten Pregnenolon nicht ohne ärztliche Rücksprache anwenden.

Testosteron

Das Hormon des Mannes

Sinkende Hormonspiegel beim Mann sind nicht nur eine Frage des Alters - Testosteron, Zucker- und Fettstoffwechsel beeinflussen sich gegenseitig. Testosteronmangel kann zum metabolischen Syndrom führen, gekennzeichnet durch Adipositas mit erhöhtem BMI und Bauchumfang, Diabetes Typ II mit erhöhtem Risiko für Herz-Kreislauferkrankungen und Krebs. Bis zu 40 Prozent der Männer mit dickem Bauch, gestörtem Stoffwechsel oder auch einem Diabetes mellitus Typ 2 mangelt es am Geschlechtshormon Testosteron.

Der Testosteronspiegel sinkt ab dem 40. Lebensjahr um ein bis zwei Prozent jährlich. Testosteron beeinflusst beim Mann nicht nur Sexualität und Psyche, es regt den Aufbau von Muskeln und Knochen an und verringert die Fettmasse. Warum? Weil Körpergewicht und der Spiegel des männlichen Geschlechtshormons eng zusammenhängen. Sobald der Testosteronspiegel abfällt, setzt sich ein Teufelskreis in Gang: mit der Zunahme des Fettgewebes und den damit assoziierten Stoffwechselstörungen. Je größer der Bauch, umso niedriger das Testosteron. Fettleibige und diabeteskranke Männer weisen daher häufig niedrige Testosteronwerte auf. Insbesondere das Bauchfett und damit ein ungünstiges Verhältnis von Taillenumfang und Körpergröße sind zudem Warnzeichen für Herz-Kreislauferkrankungen und Krebs.

In vielen Fällen kann eine Therapie mit Testosteron für Betroffene ein Ausweg aus diesem Teufelskreis sein. Doch bevor man mit einer Substitution beginnt, sollte eine ausführliche Hormonanalyse durchgeführt werden.

Mit Testosteron Bauchfett verlieren

Mehr als die Hälfte der Männer im Alter von 30 bis 50 Jahren und fast drei Viertel der 50- bis 70-Jährigen sind heute übergewichtig. Eine dauerhafte Gewichtsabnahme gelingt aber nur wenigen Männern. In dieser Situation kann sich eine Testosteronsubstitution günstig auf

Gewicht, Fett- und Muskelmasse sowie den Stoffwechsel auswirken.

Kleinere Studien belegen derartige Effekte: Mit Testosteron behandelte Männer mit einem Typ 2-Diabetes mellitus verlieren Bauchfett und Gewicht. Das zuckerregulierende Hormon Insulin wirkt bei ihnen besser und der Diabetes lässt sich wirksamer behandeln.

Testosteron ist zwar als Medikament verfügbar, wir verwenden es aber nur als transdermal zu applizierendes bioidentisches Testosteron. Die tägliche Dosis beträgt 7 bis 10 mg/Tag. Das entspricht in etwa der Menge Testosteron, die ein junger Mann täglich produziert. Die Spezialrezeptur kann in unserer Klinik angefragt werden.

DHEA

Die Mutter der Steroidhormone und Superstar

Vierzig Prozent des DHEA werden von den Eierstöcken (Ovarien) oder den Hoden produziert. Nach der Menopause stellen die Ovarien dieses Hormon nicht mehr her. DHEA ist die Mutter einiger Steroidhormone, da es der Vorläufer insbesondere von Östrogen und Testosteron ist. Es liegt auf der Hand, dass bereits der alleinige Ersatz dieses Hormons helfen kann, Hitzewallungen und Schweißausbrüche zu verhindern und die Libido zu normalisieren.

Die Hauptquelle der restlichen 60 Prozent von DHEA sind die Nebennieren. Mit zunehmendem Alter nimmt die DHEA-Produktion durch die Nebennieren jedoch ab. Menschen, die in ihrem Leben viel Stress ausgesetzt waren, haben daher sehr oft niedrige DHEA-Werte. DHEA wird auch gerne als Anti-Aging-Hormon bezeichnet.

Es scheint, als bestünde eine direkte Verbindung zwischen unseren DHEA-Werten und einem langen Leben: Menschen mit den höchsten DHEA-Werten leben am längsten. Vielleicht hat es damit zu tun, dass DHEA die Produktion des menschlichen Wachstumshormons (Human Growth Hormone, kurz: HGH) anregt. Manchmal wird HGH auch als "hormoneller Jungbrunnen" bezeichnet.

DHEA beeinflusst das Immunsystem, hilft Krebs und Arthritis zu verhindern und ist nützlich für das Herz-Kreislauf-System. Es hat die gleiche Auswirkung wie das „gute" HDL-Cholesterin auf das „schlechte" LDL-Cholesterin, da es seine Oxidation verhindert, was wiederum die Koronararterien schädigen kann.

Man kennt DHEA auch als Fett verbrennendes Hormon. Höchstwahrscheinlich ist es günstig für die Gewichtsabnahme, weil es Insulin reduziert, genauso wie es Progesteron und Testosteron tun.

Die Anwendung muss jedoch, genau wie bei anderen Hormonen, sehr sorgfältig überwacht werden. Da DHEA sich in andere Hormone umwandeln kann, ist es äußerst wichtig, die Blutwerte zu bestimmen, bevor dieses Hormon eingesetzt wird. Wenn man DHEA-Werte bestimmen will, ist es besser, die DHEA-S-Werte zu messen als die DHEA-Werte.

Nachdem die DHEA-Werte mit dem Alter abnehmen, sind die sogenannten Normwerte nach der Meno- und Andropause ziemlich niedrig. Ich ersetze DHEA in einer Größenordnung, dass die Werte denen gleichen, die man im Alter von 40 Jahren hatte, was ungefähr 250 mcg/dl entspricht. Liegen die Werte einer Frau nur bei etwa 30 mcg/dl oder noch niedriger, beginne ich mit einer DHEA-Dosis von 25 mg täglich. Frauen mit Werten um 100 mcg/dl verschreibe ich 12,5 mg täglich.

Ich empfehle immer, DHEA über eine herstellende Apotheke zu beziehen; dann kann man sicher sein, ein Präparat zu erhalten, das den Wirkstoff langsam freisetzt. Wenn man DHEA als frei verkäufliches Produkt bezieht, beispielsweise über das Internet, ist es nicht ganz so zuverlässig, da die Produktstandards unter den pharmakologischen liegen oder überhaupt nicht existieren. Hormone sind potente Substanzen und der Umgang mit ihnen sollte von größter Sorgfalt gekennzeichnet sein.

Häufig vorkommende Nebenwirkung von DHEA

Die am häufigsten vorkommende Nebenwirkung von DHEA ist Akne - ein Zeichen, dass die größte Menge des DHEA in Testosteron umgewandelt wird. Man sollte dann entweder die Dosis oder die Häufigkeit der Einnahme verringern. Alternativ kann man auch auf ein Präparat mit dem Wirkstoff 7-Keto-DHEA umsteigen. Diese Form von DHEA wird nicht in Testosteron umgewandelt. Die empfohlene Dosis liegt bei 100 mg täglich.

DHEA, egal in welcher Form, wird am bestens abends vor dem Schlafengehen eingenommen.

Vagustonus und Krebs

*Ein hoher Vagustonus ist eng mit der Prognose bei Krebs assoziiert.
Folgende Konsequenzen ergeben sich daraus für die Therapie.*

Der Vagusnerv ist einer von zwölf Hirnnerven. Er dehnt sich im
gesamten menschlichen Körper (Kehlkopf, Trachea, Speiseröhre,
Herz, Lunge, Magen und Bauchorgane) aus und übt dabei eine
Vielzahl wichtiger Funktionen aus, wie beispielsweise die Peristaltik
im Verdauungssystems.

Er ist auch der wichtigste Nerv des parasympathischen
Nervensystems. Er hilft, unseren Körper nach einer Stressreaktion
wieder zu beruhigen. Der Vagus verlangsamt unter anderem unsere
Herzfrequenz und senkt unseren Blutdruck. Die Vagusnervenaktivität
kann unter Verwendung der Herzfrequenzvariabilitäts-Analyse (HRV-
A) gemessen werden, die dann in einer speziellen Vorrichtung
aufgezeichnet wird. Verschiedene klinische Studien haben gezeigt,
dass eine höhere HRV mit einer besseren Prognose (längeren
Überlebensraten oder niedrigeren Tumormarkern) für verschiedene
Krebskrankheiten assoziiert ist.

Krebs ist eine der führenden Todesursachen weltweit

Bisher wurde die Prognose weitgehend von der Histologie und vom
Tumorstadium abhängig gemacht. Aber das wissenschaftliche
Verständnis, wie sich Krebstumoren und Metastasen bilden und
entwickeln, hat sich in den letzten Jahren grundlegend verändert.
Heute wird sehr viel stärker auf den Stoffwechsel, die Umgebung, das
Milieu beziehungsweise die extrazelluläre Matrix (ECM) geachtet, da
hierdurch über eine Reihe regulierender Prozesse Einfluss auf die
Prognose der Krebserkrankung genommen werden kann.

Solche Prozesse, die reguliert werden, können sein: chronische
Entzündung (silent inflammation), oxidativer Stress mit möglichen
DNS- Schädigungen und Veränderungen von sympathischen
Neurotransmittern. Das sind die biochemischen Träger, die eine

Stressreaktion im Körper auslösen, wie beispielsweise eine Erhöhung der Herzfrequenz. Die Aktivität des Nervus Vagus kann alle diese Prozesse verändern oder zumindest abmildern.

Neuere Forschung zeigt jetzt, dass die Aktivität des Vagusnervs daher tatsächlich den Verlauf einer Krebskrankheit beeinflussen kann. Eine wichtige Funktion der klinischen Forschung ist es daher, solche Faktoren zu identifizieren, die uns helfen können, die Prognose und die Lebensqualität unserer Patienten positiv therapeutisch zu beeinflussen. Bei Krebs hängt die Prognose vom Stadium des Tumors, dem Alter, von genetischen Faktoren, entzündlichen Parametern und von den Organfunktion ab, aber - und das ist für viele von uns neu, doch wie ich zeigen werde, Realität - auch der Vagustonus kann die Krebs-Prognose in hohem Maße beeinflussen.

Der Vagustonus gibt Auskunft über die gegenwärtige Aktivierung des Vagusnervs, er beeinflusst das parasympathische Nervensystem (PNS), das die Ruhe- und Reparaturfunktion des Körpers reguliert. Es konnte wiederholt gezeigt werden, dass ein hoher Vagustonus das Tumorwachstum verlangsamen kann, da es besonders die Mechanismen hemmt, die für die Tumorprogression verantwortlich sind, wie beispielsweise der oxidative Stress, die chronischen Entzündungen und eine übermäßige Aktivierung des sympathischen Nervensystems (SNS). Bekanntlich innerviert der Vagus die großen viszeralen Organe, in denen sich viele Malignome entwickeln, wie beispielsweise Lunge, Magen-Darm, Bauchspeicheldrüse und Dickdarm.

Der Vagustonus wird durch die Messung der Atmungs-Sinus-Arrhythmie (RSA) mit der sogenannten Herzfrequenzvariabilitäts-Analyse (HRV-A) beurteilt. Wir benutzen ein Gerät, das uns eine reproduzierbare Information über die Stresssituation und den Vagustonus unserer Patienten gibt. Die respiratorischen Sinus-Arhythmien (RSA) beziehen sich auf die rhythmische Zunahme und Abnahme der Herzfrequenz, die synchron mit der Atmung auftritt. Während der Inhalation nehmen die Herzfrequenzen über die Wirkung des Sympathikus (SNS-Einfluss) und des vagalen Einfluss ab, während sich bei der Ausatmung die Herzfrequenz verringert, da der Vagus Einfluss zunimmt (PNS-Einfluss). Höhere Werte der RSA-

Variabilität weisen auf einen größeren Vagustonus hin und spiegeln die Fähigkeit des Körpers wider, auf steigende metabolische Anforderungen und Umweltprobleme zu reagieren.

Einfluss des Vagustonus auf das Tumorwachstum bei fortgeschrittenem Prostata- und Darmkrebs

Die Rolle des Vagustonus als möglicher Moderator der Tumor-Progression wird in jüngster Zeit intensiv untersucht. In einer belgischen Studie wurde der Verlauf von 72 Patienten mit Darmkrebs (CRC) und 113 Patienten mit Prostatakrebs (PC) beobachtet. Bei allen wurde ein Elektro-kardiogramm (EKG) aufgezeichnet, da das EKG die Maßeinheit zur Bestimmung der RSA liefert. In der Studie wurden natürlich auch Marker bestimmt, die das Tumorwachstum wiedergeben, wie beispielsweise das Prostata Specific Antigen (PSA) oder das Carcinoembryonale Antigen. Diese Tumormarker wurden ebenso regelmäßig kontrolliert wie der klinische Verlauf mit bildgebenden Verfahren.

Für Patienten mit Prostatakrebs in den Stadien 1 (kleiner Tumor, auf die Prostata begrenzt) bis zum Stadium 4 (metastatischer Krebs) zeigten nur diejenigen nach 12 Monaten einen klinischen Progress, die zu Beginn der Studie einen erniedrigten Vagustonus in der HRV-A hatten. Diese Ergebnisse waren unabhängig vom Alter des Patienten und der Art der Behandlung das heißt, unabhängig auch von Operation, Hormontherapie oder Chemotherapie.

Ebenso zeigten auch bei den CRC Patienten nur diejenigen einen Progress, die zu Beginn der Therapie einen erniedrigten Vagustonus hatten. Zusammenfassend bedeutet dies, dass ein Patient mit einem höheren Vagustonus und mit einer niedrigeren Tumorlast eine sehr gute Prognose hat, umgekehrt kann aber auch ein höherer Vagustonus bei einem Patienten mit höherer Tumorlast und fortgeschrittenerem Stadium eine bessere Prognose haben als ein Patient mit geringerer Tumorlast aber niedrigem Vagustonus.

Diese Studie ist eine der ersten ihrer Art, die die möglichen Effekte des Vagustonus, gemessen mit HRV-A, auf den Verlauf von Prostata-und

Darmkrebs haben kann. Die Ergebnisse zeigen deutlich, dass der Vagustonus ein potenzieller Prognose-Faktor besonders in fortgeschrittenen Krebsstadien sein kann, das heißt, dass man in der Nachsorge häufiger den Vagustonus bestimmen sollte um frühzeitig Hinweise auf Rezidive und/oder den Progress zu erhalten.

Der Vagustonus beeinflusst die Progression in fortgeschrittenen Stadium bei Brustkrebs

In einer weiteren Studie mit einer Beobachtungszeit von 7-8 Jahren wurde die Beziehung zwischen Vagustonus und den Überlebensraten bei 87 Frauen mit metastasierendem und rezidivierendem Brustkrebs (MRBC) untersucht. Auch hier zeigte sich, dass die Patientinnen mit einem hohem Ruhe-HRV eine mediane Überlebensrate von 34,9 Prozent nach 37 Monaten hatten, wohingegen die Patientinnen mit niedrigem HRV eine Mortalitätsrate von 50 Prozent aufwiesen. Dies unterstreicht erneut, dass Brustkrebs-Patientinnen mit hohem Vagustonus eine höhere Überlebensrate haben als die mit einem niedrigen. Wie so häufig gibt es für dieses Phänomen mehrere mögliche Erklärungen.

1. Der hohe Vagustonus kann ein Marker für das "entzündliche Geschehen" sein, mit dem der Vagusnerv das Gehirn über den Tumor informiert und es durch Feedback an das neuroendokrine und das Immunsystem zu modulieren versucht.
2. Ein hoher Vagustonus ist mit einer verbesserten Selbstregulierung von Emotionen und sozialer Aktivität verbunden. Durch eine entsprechende erfolgreiche Therapie kann so ein nicht medikamentöser Einfluss auf den Verlauf der Erkrankung genommen werden.
3. Ein erhöhter Vagustonus ist bekanntlich auch seltener mit Depressionen assoziiert.

In der Tat bestätigen neuere Forschungsergebnisse, dass Personen mit hohem Vagustonus widerstandsfähiger gegen Stress sind und dies kann natürlich sehr vorteilhaft bei einer Krebstherapie sein. Diese Befunde stehen auch im Einklang mit anderen Untersuchungen, die zeigen, dass Menschen mit einer hohen Vagusnervenaktivität schneller mit akutem

Stress fertig werden, da sie eine schnellere Rückkehr zu den Ausgangswerten der entzündlichen, endokrinen und kardiovaskulären Funktion aufweisen als jene mit niedriger HRV.

Zusammengefasst zeigen diese Studien, dass eine hohe vagale Aktivität einen Schutzfaktor darstellt, der die Überlebenszeit für Männer und Frauen mit Prostata-, Kolorektal- und Brustkrebs verlängert. Entspannungstechniken wie Yoga, Meditation und/oder intermittierende Hypoxämie/Hyperoxämie-Therapie (IHHT) sind dafür bekannt, die SNS-Aktivität zu verringern und die PNS-Dominanz zu erhöhen und so die vagale Aktivierung zu stimulieren.

Alle diese Praktiken können für Krebspatienten die Langlebigkeit erhöhen und die Lebensqualität verbessern. Weitere Studien sind erforderlich, diese Feststellungen erneut zu bestätigen, und um die Techniken für die Stimulation des Vagustonus klinikreif zu machen.

Artemisinin

Ein altes chinesisches Heilmittel bekämpft Krebs

Artemisinin ist ein sekundärer Pflanzenstoff, chemisch ein Sesquiterpen, der in den Blättern und Blüten des Einjährigen Beifußes (Artemisia annua) vorkommt. Charakteristika der Artemisinin-struktur sind ein Trioxanringsystem und eine Peroxidbrücke. Artemisinin wird in Vietnam, China und Afrika zur Behandlung von Infektionen mit multiresistenten Stämmen von Plasmodium falciparum eingesetzt, dem Erreger der Malaria tropica.

Bei uns ist Beifuß vielen wohl nur als Hauptbestandteil von Absinth und Wermut bekannt. Seit Jahrhunderten wird eine Wermutart, Artemesia annua, als Heilpflanze in China verwendet. Vor wenigen Jahren entdeckten Henry Lai und Narendra Singh von der Universität Washington das Wermutderivat Artemisinin auch als vielversprechendes Mittel gegen Krebs.

Die Chinesen verwendeten Artemisinin zur Behandlung von Malaria. Seine Verwendung war lange Zeit in Vergessenheit geraten. Erst in den siebziger Jahren des letzten Jahrhunderts wurden bei einer archäologischen Grabung antike Heilmittelrezepte gefunden – darunter auch das für Artemisinin. Seither muss man von einer tollen Erfolgsgeschichte des Stoffes sprechen, da er jetzt in Asien und Afrika häufig zur Bekämpfung von Malaria eingesetzt wird.

Das Geheimnis der Wirkung von Artemisinin

Das Geheimnis seiner Wirkung liegt in seiner Reaktion mit Eisen, das sich in hohen Konzentrationen in Malariaerregern findet. Gerät Artemisinin in Kontakt mit Eisen, kommt es zu einer chemischen Reaktion, durch die freie Radikale erzeugt werden. Sie sind die eigentliche Waffe gegen die Malariaparasiten, denn sie greifen die Zellmembrane an, reißen sie förmlich auseinander und vernichten so den Erreger.

Da Krebszellen große Mengen an Eisen verbrauchen, um bei der Zellteilung ihre DNS zu reproduzieren, finden sich darin auch wesentlich höhere Konzentrationen als in normalen Zellen. Die Krebszellen können deshalb mehr Eisen aufnehmen, weil sich an ihrer Oberfläche viele Transferrin-Rezeptoren befinden. Diese binden die Eisenteilchen und schleusen sie in das Zellinnere.

Krebszellen werden mit so viel Eisen wie möglich vollgepumpt. Gibt man Artemisinin, wird die gleiche Reaktion wie bei Malaria in Gang gesetzt: Es kommt zur massiven Freisetzung von Sauerstoffradiakalen in der Krebszelle, was zu ihrem Untergang führt. Sie werden vernichtet.

Bestätigt wurden diese Befunde an Brustkrebszellkulturen. Acht Stunden nach Exposition gegen Artemisinin waren 75 Prozent der Zellen vernichtet, nach 16 Stunden lebten so gut wie keine mehr. Noch beeindruckender waren Tests mit Leukämiezellen. Diese waren bereits nach acht Stunden völlig zerstört. „In Zellkulturen ist Artemisinin allein etwa 100-mal mehr wirksam, Krebszellen zu töten, als bekannte Zytostatika", sagte Lai.

Neben seiner hohen Effektivität hat Artemisinin viele Vorteile:

- Es ist selektiv. Es wirkt auf
- Krebszellen toxisch, doch auf
- normale Zellen hat es fast keinen negativen Effekt. Auch
- Krebszellen, die gegenüber Zytostatika resistent sind, reagieren bzw. werden abgetötet.

Alle Krebsarten reagieren und sind empfindlich (Intern. J. Oncology 18: 767 – 773, 2001 Effert et al.)!

Bedeutsam bei diesen Versuchen war auch, dass bei einem Experiment Brustkrebszellen verwendet wurden, die zuvor auf eine Strahlenbehandlung nicht angesprochen hatten, wohl aber auf Artemisinin empfindlich reagierten. Das bedeutet, dass eine Krebsbehandlung mit Artemisinin auch bei Krebsarten erfolgreich sein könnte, bei denen konventionelle Therapien bislang nicht anschlugen.

Von der Idee zur Behandlung

Bei aggressiveren Krebsarten, wie beispielsweise Bauspeicheldrüsenkrebs oder akuter Leukämie, sind die Testergebnisse sehr vielversprechend. Diese Krebsarten zeichnen sich durch eine extrem schnelle Zellteilung und damit durch noch höhere Eisenkonzentrationen aus. Neuere Untersuchungen haben gezeigt, dass Artemisinin auch Einfluss auf die Neoangiogenese nimmt. Das bedeutet, der Stoff kann möglicherweise verhindern, dass der Tumor sich neue Wege im Organismus schafft und Metastasen bildet.

Artemisinin im Rahmen einer komplementären Tumortherapie

Im Rahmen einer komplementären Tumortherapie werden Krebspatienten vor dem Einsatz von Artemisinin mit Eisen geprimt (1 – 2 Tage, zum Beispiel mit Ferinject oder Ferlecitin). Danach werden 3 – 6 Milligramm Artemisinin pro Kilo Körpergewicht gegeben. Nach sechs Wochen erfolgt ein erneutes Priming mit Eisen, danach wieder eine sechswöchige Gabe von Artemisinin.

Artemisinin kann gezielt Krebszellen töten, während normale Zellen unverletzt bleiben. Weil sich Krebszellen so schnell vermehren, brauchen die meisten Krebszellen mehr Eisen als normale Zellen für die DNS-Replikation. Damit Krebszellen Eisen auch vermehrt aufnehmen können, haben sie vermehrt Transferrin-Rezeptoren auf ihrer Oberfläche, deutlich mehr als gesunde Zellen. Diese Rezeptoren ermöglichen einen schnellen Transport von Eisen in die Krebszelle.

Transferrin

Bei Transferrin handelt es sich um ein Eisen bindendes Protein. Transferrin dient als Trojanisches Pferd: Weil die Krebszellen Transferrin als natürliches Protein erkennen, nehmen sie vermehrt Eisen auf, das dann applizierte Artemisinin kann dann aus seinem gebundenem Wasserstoffperoxyd aggressive Sauerstoffradikale freizusetzen.

Artemisinin wirkt dabei ähnlich wie bei Malaria, weil durch die

Malaria-Parasiten hohen Eisen-Konzentrationen angesammelt werden, bei denen Artimisinin dann bei Kontakt Wasserstoffperoxid freisetzt, was zum Tod der Parasiten führt. Seine gute Verträglichkeit stellte Artemisinin tausendfach bei der Malariabehandlung unter Beweis.

Wir verwenden Artemisinin von Euro Nutrador B.V. Die Kapsel enthält 100 mg.

Zu Beginn starten wir nach dem initialen Eisenpriming mit 2 x 2 Kapseln Artemisinin täglich. Danach geben wir etwa sechs Wochen lang 2 x 1 Kapsel täglich.

Galaktose

Der Zucker gegen die Vergesslichkeit: D-Galaktose ist enger Verwandter des Traubenzuckers (Glucose) und kann Studien zufolge zur Verbesserung der Gedächtnisleistung beitragen und gegen leichte Formen von Demenz helfen.

Die Suche nach einem Medikament für Demenzkranke hat bislang noch keinen Durchbruch gebracht. Diese Medikamente haben nur geringe Wirkung und werden vielfach wegen ihrer Nebenwirkungen auch nicht gut vertragen.

Viele Einzelberichte von Patienten über die positive Wirkung von Galaktose gibt es inzwischen, die zu belegen scheinen, dass ihnen Galaktose besser hilft ihre Gedanken zu ordnen als die zuvor vom Arzt verordneten Medikamente. Mit Kosten von rund 30 bis 40 Euro pro Monat ist Galaktose zudem ein erschwingliches Lebensmittel.

Der Dünndarm spaltet Milchzucker in Galaktose und Traubenzucker auf

Galaktose – das Wort enthält den griechischen Begriff für Milch. Und tatsächlich ist es der Milchzucker Laktose, der im Dünndarm in Galaktose und Glukose aufgespalten wird. Viel Milch oder Milchprodukte zu sich zu nehmen reicht trotzdem nicht, um die Gehirnzellen mit ausreichend Galaktose zu versorgen. Denn zum einen muss ein Konzentrationsgefälle zwischen Blut und Hirnzellen vorliegen, damit die Galaktose auf einfachem Weg in die Zellen gelangen kann und zum anderen vertragen rund 10 Prozent der erwachsenen Mitteleuropäer Laktose überhaupt nicht oder nur in kleineren Mengen, weil sie einen Mangel an dem Enzym Laktase haben. Größere Mengen an laktosehaltigen Milchprodukten können sie daher nur um den Preis von Bauchkrämpfen und Durchfall vertragen.

Zur Verbesserung der Gedächtnisleistung und gegen leichte Ausprägungen von Verwirrtheit und Demenz ist es besser, reine Galaktose einzunehmen, etwa den Tee damit zu süßen. Galaktose ist ein Lebensmittel, kein Medikament. Schädliche Wirkungen sind nicht zu befürchten.

Einzige Ausnahme sind Menschen mit einem erblichen Enzymmangel, der den Abbau dieser Zuckerform verhindert. Die Störung nennt man Galaktosämie, sie ist jedoch, im Unterschied zur Laktose-Unverträglichkeit, extrem selten und wird schon bei Neugeborenen erkannt.

Wie wirkt D-Galaktose?

Das Wirkprinzip ist leicht verständlich. Unser Gehirn ist für seine Arbeit auf Glucose angewiesen, rund 150 Gramm davon braucht es jeden Tag. Doch unter Umständen hat der Traubenzucker (Glukose), den wir mit der Nahrung zuführen, Schwierigkeiten, im Gehirn anzukommen. Etwa, wenn das für die Glukoseverwertung wichtige Insulin wegen einer Zuckerkrankheit (Diabetes) oder einer Vorstufe, der Insulinresistenz, nicht mehr wirkt. Damit die Glucose im Gehirn wirken kann, braucht es an den Zellen biochemische „Antennen“, die sogenannten Insulinrezeptoren. Fehlen sie oder sind sie Funktion geschwächt, kann es trotz reichlicher Zufuhr von Glucose in unserem Zentralnervensystem zu einem Mangel kommen.

Dies spielt auch bei der Entwicklung einer Demenz eine Rolle. Um eine solche Situation vermeiden zu können, hat die Natur eine Hintertür offengelassen. Galaktose, der Schwesterzucker der Glukose, kann im Gegensatz zur Glukose unabhängig vom Insulin in die Zellen gelangen. Dabei ist ein Transporter-Eiweiß namens GLUT-3 im Spiel, für dessen Funktionieren kein Insulin nötig ist.

Vor kurzem wurde in der Fachzeitschrift „Neuropharmacology“ ein interessantes Experiment vorgestellt. Ratten, deren Insulin-Andockstellen (die Insulinrezeptoren) gezielt durch die Gabe von Streptozotocin zerstört wurden und unweigerlich dement geworden wären, weil es zu einem chronischen Zuckermangel im Gehirn gekommen wäre, verloren ihr Gedächtnis nicht, wenn sie danach mit dem Trinkwasser Galaktose bekamen. Die Tiere aber, die nach dieser Blockade der Insulinrezeptoren nur ihr normales Futter und Wasser angeboten bekamen, fanden ihre gewohnte Futterstelle dagegen nicht mehr von allein, weil sie dement wurden. Ihr Gedächtnis hatte empfindlich unter dem chronischen Glukosemangel gelitten. Die Galaktose Gabe über das Trinkwasser wirkte sich wohltuend auf Lernen und Gedächtnis der Tiere aus.

Kognitive Defizite beim Menschen, die auf einen schlecht funktionierenden Glukosestoffwechsel zurückzuführen sind, können durch eine regelmäßig Einnahme von D-Galaktose abgemildert oder auch verhindert werden.

Paradox: Das Gehirn von Zuckerkranken "hungert" nach Zucker

Diabetiker und auch Menschen mit einer Insulinresistenz haben Probleme die Glucose im Gehirn richtig zu verwerten. Bei ihnen gibt es trotz ihres hohen Blutzuckerspiegels einen Mangel an Glukose. Ein Mangel, der sich auf das Gedächtnis auswirkt. Eine Studie, die in der Fachzeitschrift „Neurology" veröffentlicht wurde, zeigt, dass selbst bei Noch-Gesunden die Gedächtnisleistung umso schlechter ist, je höher die Langzeitwerte des Blutzuckers sind. Ist der dafür maßgebliche HbA1C-Wert dagegen niedrig, dann sind die Zellen empfindlicher für die Wirkung von Insulin und können Glukose besser aufnehmen.

Was nachweislich dabei hilft, die Stoffwechsellage in diese gewünschte Richtung zu verbessern, ist Abnehmen und körperliche Aktivität. Der stichhaltige Beweis dafür, dass auch Galaktosepulver dem Gedächtnis von Menschen mit einer leichten Demenz aufhelfen kann, deren Antennen für Insulin nicht mehr hinreichend funktionieren, steht dagegen noch aus. Dafür wäre eine große und kostspielige klinische Studie nötig.

Galaktose – klingt nach einem galaktischen Wunderprodukt ...

Falsch. Galaktose ist ein absolut irdischer Stoff. Von Traubenzucker, also von Glukose, unterscheidet er sich nur durch eine etwas andere chemische Struktur. Galaktose kommt hauptsächlich im natürlichen Milchzucker vor, in der Laktose. Diese besteht aus zwei Bausteinen, nämlich einem Galaktose- und einem Glukosemolekül. Wir nehmen

Galaktose also hauptsächlich durch Milchprodukte auf – sofern wir diese vertragen.

Der Körper benötigt Galaktose für den Bau und die Funktion der Zellen, um die lebenswichtigen Hormone und Gerinnungsfaktoren im Blut herzustellen. Besonders Säuglinge sind für ihr Wachstum und ihre Entwicklung auf diesen Zucker angewiesen, darum steckt er hochkonzentriert in Muttermilch. Einmal in die Zelle gelangt, wird Galaktose in Glukose umgewandelt und zwecks Energiegewinnung verbrannt oder als Baumaterial für Zellen verwendet. Für die meisten Ernährungswissenschaftler schien die Sache deshalb bislang klar: Ein Erwachsener brauche keine Galaktose, was der Organismus an Galaktose benötige, bilde er sich aus Glukose.

Völlig anders sieht das Dr. Hasso Thalmann: „Ich halte Galaktose für etwas Besonderes, weil sie über andere Transportsysteme als Glukose in die Zelle gelangt." Glukose kann der Körper nur mithilfe von Insulin für die Zellen verfügbar machen. Bei vielen Menschen sprechen aber die Zellen nicht gut auf dieses Hormon an – als Folge davon haben sie ein Problem, Glukose zu verwerten.

Hinter dem 'Einfachzucker D-Galaktose' verbirgt sich ein enormes Potential zur Vorbeugung von Demenz! Wie ich bereits mehrfach betont habe, ist D-Galaktose ist als lebenswichtiger („Einfach")-Zucker ein Grundbaustein des Lebens, er wird zwar vom eigenen Körper produziert - wenn er gesund ist - etwa zwei Gramm täglich.

D-Galaktose ist für den menschlichen Organismus essentiell. Als Säugling erhalten wir sie über den Milchzucker der Muttermilch. Sie sichert die positive Entwicklung des jungen Menschen. D-Galaktose ist ein wichtiger Bestandteil des extrazellulären weichen Bindegewebes, in welchem die Zellen gelagert sind.

D-Galaktose kommt außer in Muttermilch in allen anderen Milcharten und in Molke vor. D-Galaktose ist Teil der Substanz des Zellgerüstes,welches die Zellen stabil hält. Galaktose überzieht flächig jede Zelle und sichert so den Kontakt der Zellen untereinander über ihre Außenhaut. D-Galaktose sichert das Erkennen von Signalen, die von außerhalb der Zelle kommen. Dies ist eine Bedingung für die lebenswichtigen Informationsübertragungen von Zelle zu Zelle und von Zelle zu Organen. Sie leitet Signale der Körper-Elektrizität optimal weiter – insbesondere im Gehirn – und ist somit essentiell für alles Informationsgeschehen im Körper. D-Galaktose ist somit ein wichtiger Schutzfaktor vor Demenzgeschehen jeder Art.

Die im Handel befindliche D-Galaktose wird aus einem eiweißfreien Destillat aus Molke und Milchzucker gewonnen (durch physikalische Aufspaltung der Laktose durch hohen Druck). Sie wird ausschließlich „hochrein" angeboten, das heißt 98%-ig bis 99%-ig. Der Unterschied zwischen 98%-iger und 99%-iger Galaktose ist kein qualitativer. Der enorme technischere Aufwand in der Produktion für das eine Prozent mehr, schlägt sich deutlich im Preis nieder. Wir empfehlen deshalb 98%-ige D-Galaktose.

Nebenwirkung

Galaktose kann in hoher, unüblicher Dosierung abführend wirken. Es gibt nur eine einzige Gegenanzeige, das ist ein schwerer genetischer Defekt, die Galaktosämie, die bereits in den ersten Lebenstagen diagnostiziert wird. Selbst bei Milchunverträglichkeit (Milchzuckerunverträglichkeit, Laktose-Intoleranz) ist D-Galaktose bestens geeignet – und gerade hier, da bei Milchunverträglichkeit der Körper vermindert D-Galaktose produziert!

Auch wer keine Milchunverträglichkeit hat, sollte keine Milch trinken! Dass Milch gesund sei ist ein Werbemärchen: Milch verfault im Darm und ist für den Körper nicht nur nutzlos, sie ist mitverantwortlich für ein gestörtes Darm-Milieu.

Einnahme-Empfehlung

Vorbeugung: 1 x am Tag mindestens 4 Gramm (1 gehäufter Messlöffel D-Galaktose Vita)
Kur: 2 x am Tag 4 Gramm (1 gehäufter Messlöffel D-Galaktose Vita)
Bei aktivem Geschehen: 3 x am Tag 4 Gramm (1 gehäufter Messlöffel D-Galaktose Vita)
Einnahmezeit: 1,5 Stunden vor oder nach den Mahlzeiten. Der

Insulinspiegel befindet sich zu diesen Zeiten in einem Ruhezustand, was die Effektivität der Einnahme steigert. Man kann die D-Galaktose trocken in den Mund nehmen und schlucken, aber auch in Wasser oder Tee einrühren.

Coenzym Q10

Energie, Herzgesundheit, Antioxidans

Das Coenzym Q10 spielt eine Schlüsselrolle in der Energiebildung und Energieversorgung unseres Körpers. Zur Nahrungsergänzung empfiehlt sich Coenzym Q10:

- als antioxidativen Schutz zur Energiebildung
- zur Unterstützung der Gesundheit von Herz und Hirn
- zur Vermeidung eines Coenzym Q10 Mangels bei einer Einnahme von cholesterinsenkenden Statinen
- als Anti-Aging-Maßnahme
- für Vegetarier (Coenzym Q10 kommt in der Nahrung hauptsächlich in Fleisch und Fisch vor)

Was ist Coenzym Q10?

Coenzym Q-10 ist ein vitaminähnlicher Nährstoff, der eine Schlüsselrolle bei der Energieerzeugung in jeder Zelle spielt. Bei diesem Prozess trägt das Coenzym zur Gesamtenergie des Organismus bei. Es fungiert als Antioxidans und schützt Zellen vor einer Schädigung durch freie Radikale. Außerdem fördert Q10 die Gesundheit von Herz und Gehirn.

Ubiquinon ist der chemische Name für die in den häufigsten Nahrungsergänzungen verwendete Form von Coenzym Q-10. Im Körper wird Ubiquinon in Ubiquinol, der reduzierten Form von Ubiquinon umgewandelt, das manchmal fälschlicherweise als die aktive Form bezeichnet wird. Jedoch sind beide Formen, Ubiquinon und Ubiquinol, aktiv: Sie werden beide für biochemische Reaktionen in der Zelle benötigt und sind unerlässlich für die Energiebildung und die Herz-Gesundheit.

Bei einigen Menschen erfolgt die Umwandlung in den Zellmembranen von Ubiquinon zu Ubiquinol nicht optimal. Hier kann eine Nahrungsergänzung mit Ubiquinol von Vorteil sein, da es leichter aufgenommen wird und keine Umwandlung erfolgen muss. Durch die Ubiquinol-Form ist volle antioxidative Schutzfunktion von Coenzym Q-10 gegeben.

Coenzym Q-10 und die Energie-Erzeugung

Coenzym Q10 kommt in allen Körpergeweben vor und hat bei der Bildung von Adenosin-Triphosphat (ATP), dem Hauptenergieträger in unserem Körper, eine Schlüsselfunktion. Dieser Prozess spielt sich in den Mitochondrien, den winzigen Kraftwerken ab, wo viele Male pro Sekunde Ubiquinon in Ubiquinol und wieder zurück umgewandelt wird. Die meisten Zellen mit hohem Energiebedarf wie beispielsweise das Herz, die Skelettmuskulatur, Gehirn und Leber, haben dann auch die größte Anzahl an Mitochondrien und den höchsten biologischen Bedarf an Coenzym Q10.

Studien haben gezeigt, dass eine Nahrungsergänzung mit Coenzym Q10 die Energiespiegel anhebt, die körperliche Ausdauer erhöht und die Erholungsphase nach einem Training verbessert. In einer Studie berichten die Forscher, dass die Probanden schneller Rad fahren konnten und sich die Erholungsphase verkürzte, nachdem sie für nur eine Woche 300 mg Coenzym Q10 täglich zu sich nahmen.

In einer anderen Studie wurde gezeigt, dass sowohl trainierte als auch untrainierte Frauen und Männer eine erhöhte Ausdauer hatten, nachdem sie für zwei Wochen täglich 200 mg Coenzym Q10 einnahmen. Des Weiteren ist bekannt, dass eine Nahrungsergänzung mit Coenzym Q10 zu verbesserten Energiespiegeln mit verbesserter Leistungsfähigkeit bei Achtzigjährigen führt.

Coenzym Q10 und die Gesundheit des Herzens

Der Energiebedarf des Herzens ist enorm: es schlägt 100 000 Mal pro Tag, 37 Millionen Mal pro Jahr und 2,5 Milliarden Mal während eines Lebens. Die hierfür benötigte Energie hängt zum Teil von der Anwesenheit von Coenzym Q10 in den Herzzellen ab. Ohne Coenzym Q10 wäre die Energieversorgung des Herzens erheblich gemindert. Wenn wir älter werden, nehmen vor allem die Coenzym Q10 Spiegel im Herzen ab.

Coenzym Q10 wird schon seit mehr als 30 Jahren erforscht und hat seine positive Wertigkeit für die Herzgesundheit mehrfach unter Beweis gestellt.

Cholesterinsenkende Arzneimittel der Statin-Klasse führen bei manchen Personen zu verminderten Coenzym Q10 Spiegeln und erhöhen so ihren Bedarf an Coenzym Q10. Statine hemmen das Enzym HMG CoA Reduktase, das die Bildung von sowohl Cholesterin als auch Coenzym Q-10 reguliert. Insofern verringern Statine sowohl die Bildung von Cholesterin als auch die Bildung von Coenzym Q10.

Wichtiger Hinweis: Coenzym Q10 ist KEIN Ersatz für eine Statin-Therapie, noch sollte die Einnahme von Medikamenten abgebrochen werden, wenn man Coenzym Q10 zu sich nimmt.

Coenzym Q10 als Antioxidans

Freie Radikale und Oxidantien schädigen Zellen und tragen zum Alterungsprozess bei. Antioxidantien schützen vor dieser Schädigung. Als fettlösliches Antioxidans schützt Coenzym Q10 gegen Schäden durch freie Radikale in fetthaltigen Geweben wie zum Beispiel in den Zellmembranen. Es steigert auch die Wirkung anderer Antioxidantien.

Coenzym Q10 und das Altern

Wenn wir älter werden sinken unsere Coenzym Q10 Spiegel. Es wurde nachgewiesen, dass eine verminderte Bildung von ATP (Adenosin-Triphosphat) in den Mitochondrien im Alterungsprozess eine Rolle spielt. Da Coenzym Q10 für die ATP Bildung unerlässlich ist, unterstützt Coenzym Q10 ein gesundes Altern.

Coenzym Q10 und ein gesundes Gehirn

Studien zeigen, dass Coenzym Q10 die Gesundheit von Gehirn und dem Nervensystem fördert.

Literatur

1.Ross D et al. NAD(P)H:quinone oxidoreductase 1 (NQOl): chemoprotection, bioactivation, gene regulation and genetic polymorphisms. Chem Biol Interact. 2000;129(l-2):77-7.

2. Nohl H et al. The biochemical, pathophysiological, and medical aspects of ubiquinone function. Ann N Y.Acad Sci. 1998; 854:394-409.

3. Langsjoen PH et al. The aging heart: reversal of diastolic dysfunction In the elderly with oral coenzyme Q10. In: Anti-Aging Medical Therapeutics. Editors: Klatz RM, Goldman R. Marina Del Rey, California: Health Quest Publications, 1997:113-20.

4. Tiano L et al. Effect of coenzyme Q10 administration on endothelial function and extracellular superoxide dismutase in patients with ischaemic heart disease: a double-blind, randomized controlled study. Eur Heart J. 2007;28(18):2249-55.

5. Langsjoen H et al. Usefulness of coenzyme Q10 in clinical cardiology: a long-term study. Mol Aspects Med. 1994; 15 Suppl:sl65-75.

6. Robb EL et al. Mitochondria, cellular stress resistance, somatic cell depletion and lifespan. Curr Aging Sci. 2009;2{l):12-27

7. Dietrich MO and TL Horvath. The role of mitochondrial uncoupling proteins in lifespan. Pfugers Arch. 2010;459(2):269-75.

8.. Wei YH et al. Respiratory function decline and DNA mutation in mitochondria, oxidative stress and altered gene expression during aging. Chang Gung Med J. 2009;32(2):113-32.

Hochdosierte Vitamin C - Therapie bei Krebs

Die hochdosierte Vitamin C Therapie ist etwas ganz anderes als die orale Einnahme von einem bis zwei Gramm täglich.

Bei einer hochdosierten Vitamin C Therapie wird das Vitamin intravenös in einer Dosierung von mehr als 0,5 Gramm Ascorbinsäure pro Kilogramm Körpergewicht appliziert. Im Zusammenhang mit Tumorerkrankungen werden der hochdosierten Gabe von Vitamin C verschiedene Wirkungen zugeschrieben:

- Zytotoxizität für maligne Zellen, nicht aber für gesundes Gewebe,
- Verbesserung der Lebensqualität von Tumorpatienten,
- Schutz gesunder Zellen vor Chemotherapie-induzierter Zytotoxizität (Zellvergiftung) und
- Wirkungsverstärkung der Strahlen- und in bestimmten Fällen der Chemotherapie.

Die Applikation von mehr als 0,5 Gramm Ascorbinsäure pro Kilogramm Körpergewicht ist nebenwirkungsarm möglich, wenn keine Funktionseinschränkung der Niere vorliegt und ein Enzymmangel der Glukose-6-Phosphat-Dehydrogenase ausgeschlossen ist. Studien zeigen, dass eine Verbesserung der Lebensqualität durch eine hochdosierte Vitamin C Therapie erreicht werden kann. Aus pharmakologischer Sicht kann hochdosiertes Vitamin C die Wirkung von Zytostatika auf Tumorzellen sowohl vermindern, als auch synergistisch wirken, das heißt verbessern. Der richtige Einsatz und der richtige Zeitpunkt der Hochdosis Vitamin C Therapie sind daher sehr wichtig.

Vitamin C gehört zu den wasserlöslichen Vitaminen. Der Tagesbedarf eines gesunden Erwachsenen wird von der Gesellschaft für Ernährung mit 100 mg angegeben. Das ist nach heutiger Sicht viel zu niedrig. Vitamin C wird auch als L-Ascorbinsäure oder Natrium-L-Ascorbat bezeichnet.

Wir empfehlen die Vitamin C Hochdosistherapie bei Tumorpatienten drei- bis viermal pro Woche 0,5 – 2 g Vitamin C i.v. pro Kilogramm Körpergewicht. Wir beginnen die Behandlung meist mit einer geringeren Dosis und, sofern keine unerwünschten Ereignisse zu beobachten sind, steigern wir die Dosis allmählich auf die endgültige Höhe. Die Ascorbinsäure-Plasmakonzentration sollte über 10 mmol/l erreichen. Vitamin C Infusionen werden bei uns sowohl zur Tumorbehandlung als auch in der Supportivtherapie angeboten.

Wirkmechanismen

In niedriger, physiologischer Konzentration (0,1 mmol/l) ist Vitamin C ein Antioxidans, das reaktive Sauerstoffverbindungen inaktiviert. In hohen, pharmakologischen Konzentrationen (bis zu 20mmol/l) kann es aber auch pro-oxidative Wirkungen entfalten, durch die beispielsweise Peroxide entstehen, die zytotoxisch wirken. Die in Zellkulturen erreichten positiven Ergebnisse wurden auch in Studien an Ratten und Mäusen bestätigt, wo nach der intravenösen Gabe von hochdosiertem Vitamin C in der extrazellulären Flüssigkeit, nicht aber im Blut, weitgehend die gleichen tumorzelltötenden Konzentrationen von Wasserstoffperoxid festgestellt wurden. Die orale Gabe führte nicht zur Bildung von Wasserstoffperoxid, der in die Tumorzellen diffundiert und dort seine toxische Wirkung über einen ATP-Mangel entfaltet.

Ein ATP Mangel führt zum Zelltod. Darüber hinaus schädigt hoch dosiertes Vitamin C die Zellmembranen sowie die DNS und beeinträchtigt den Glukosestoffwechsel der Krebszellen. In normalen Zellen wird Wasserstoffperoxid rasch durch antioxidative Enzyme wie Katalase, Glutathionperoxidase und Superoxiddismutase abgebaut beziehungsweise neutralisiert, während diese Enzyme bei den meisten menschlichen Krebsformen nur in geringen oder nicht ausreichender Konzentrationen vorliegen. Das bedeutet, dass sie nicht genügend Peroxid abbauen können, wodurch die schädigende Wirkung erhalten bleibt.

Die gute klinische Wirkung konnte auch experimentell immer wieder bestätigt werden. So führte die tägliche intravenöse Gabe von hochdosiertem Vitamin C bei tumortragenden Mäusen zu einer signifikanten Verringerung des Tumorvolumens um 41–53 %. In anderen Mausmodellen für humane Tumoren und in humanen Karzinomzelllinien wurde ebenfalls eine Hemmung des Tumorwachstums festgestellt. Wir haben mehrere eindrucksvolle Fallberichte fortgeschrittener Tumoren, die wir mit hochdosiertem intravenösem Vitamin C behandelt haben und die wir auf Fachkongressen vorgestellt haben. Auch wurden positive Fallberichte an anderer Stelle publiziert.

Die Vitamin-C-Infusionen wurden entweder als alleinige Therapie oder in Kombination mit einer konventionellen Therapie eingesetzt. In mehreren unserer Fälle konnten wir sowohl eine Rückbildung des Tumors und/oder sogar komplette Remission beobachten. Sehr wesentlich aber ist, dass es fast immer zu einer deutlichen Verbesserung der Lebensqualität führte.

Klinische Studien

In einer Phase-I-Studie zur Dosisfindung und Pharmakokinetik mit 24 Patienten mit fortgeschrittenen Karzinomen oder hämatologischen Malignomen, die auf die Standardtherapie nicht mehr ansprachen, erwies sich hochdosiertes intravenöses Vitamin C als sicher und frei von wesentlicher Toxizität. Die Patienten, die mindestens 0,6 g Vitamin C pro kg Körpergewicht erhielten, konnten ihre körperliche Lebensqualität während der gesamten Studie beibehalten.

In einer randomisierten, kontrollierten Phase I/IIa-Studie von Ma et al. wurden 27 Patientinnen mit neu diagnostiziertem Ovarialkarzinom im StadiumIII/IV zur konventionellen Paclitaxel/ Carboplatin-Therapie entweder alleine (Kontrollgruppe) oder in Kombination mit Vitamin C i.v. (Behandlungsgruppe) randomisiert. Es zeigte sich, dass die zusätzliche intravenöse Gabe von hochdosiertem Vitamin C die mit der Chemotherapie zusammenhängende Toxizität reduzierte.

Die Kombination von intravenösem Vitamin C mit einer Gemcitabin/Erlotinib-Standardtherapie wurde in einer offenen Phase-I-Studie mit Dosiseskalation bei 14 Patienten mit metastasierendem

Pankreaskarzinom untersucht. Neun Patienten schlossen die Studie ab, von welchen sieben Progressionsfreiheit erreichten.

In einer klinischen Phase-I-Studie mit neun Patienten mit bioptisch gesichertem Pankreaskarzinom im Stadium IV wurde die gleichzeitige Gabe von hochdosiertem intravenösem Vitamin C und Gemcitabin gut vertragen, wobei sich auch hier eine Wirkungsverbesserung durch den Zusatz von Vitamin C abzeichnete.

Die Analyse der Daten von 45 Patienten mit unterschiedlichen Tumorentitäten, die mit hochdosiertem intravenösen Vitamin C von Mikirova et al. behandelt wurden, zeigte Auswirkungen dieser Therapie auf die CRP- und pro-inflammatorischen Zytokinspiegel, was wiederum die Hypothese stützt, dass hochdosiertes intravenöses Vitamin C bei Tumorpatienten das Entzündungsgeschehen reduzieren kann.

Vollbracht et al. untersuchten im Rahmen einer epidemiologischen retrospektiven Kohortenstudie die intravenöse Gabe von Vitamin C im ersten postoperativen Jahr bei Frauen mit Mammakarzinom und stellten fest, dass Vitamin C zu einer signifikanten Reduzierung der Beschwerden infolge der Krankheit selbst sowie der Chemo- bzw. Strahlentherapie führte. Vitamin C wurde gut vertragen und hatte keine Auswirkungen auf den Tumorstatus nach 6 oder 12 Monaten.

In einer anderen Studie mit hochdosiertem intravenösem Vitamin C kam es bei 39 terminalen Tumorpatienten bei verschiedenen Aspekten der gesundheitsbezogenen Lebensqualität zu einer Verbesserung: So fanden sich signifikant höhere Scores für körperliche, emotionale, kognitive und Rollenfunktionen sowie signifikant niedrigere Scores für Fatigue, Übelkeit/Erbrechen, Schmerzen und Appetitverlust. Das deckt sich mit den Erfahrungen, die wir bei unseren Patienten immer wieder sammeln können, und die die hochdosierte Vitamin C Infusionsbehnadlung zu einer wertvollen Therapie in der komplementären Onkologie machen.

Literatur:
Hoffer LJ, LevineM, Assouline S et al.: Phase I clinical trial of i.v. ascorbic acid in advanced malignancy. Ann. Oncol 19:1969-1974, 2008. DOI:10.1093/annonc/mdn377
Stephenson CM, Levin RD, Spector T, Lis CG: Phase I clinical trial to evaluate the safety, tolerability, and

pharmacokinetics of high-dose intravenous ascorbic acid in patientswith advanced cancer. Cancer Chemother Pharmacol 72:139-146, 2013. DOI:10.1007/s00280-013-2179-9

Riordan HD, Hunninghake RB, Riordan NH et al.: Intravenous ascorbic acid: protocol for its application and use. P R Health Sci J 22:287-290, 2003. PMID:14619456

CarrA, Frei B:Does vitamin C act as a pro-oxidant under physiological conditions? FASEB J 13:1007-1024, 1999. PMID:10336883

ChenQ, EspeyMG, KrishnaMC et al.: Pharmacologic ascorbic acid concentrations selectively kill cancer cells: action as a pro-drug to deliver hydrogen peroxide to tissues. Proc Natl Acad Sci USA 102:13604-13609, 2005. PMID:16157892

Frei B, Lawson S: Vitamin C and cancer revisited. Proc Natl Acad Sci USA 105:11037-11038, 2008. DOI:10.1073/pnas.0806433105

Chen Q, EspeyMG, Sun AY et al.: Ascorbate in pharmacologic concentrations selectively generates ascorbate radical and hydrogen peroxide in extracellular fluid in vivo. Proc Natl Acad Sci USA 104:8749-8754, 2007. PMID:17502596

Chen Q, Espey MG, Sun AY et al.: Pharmacologic doses of ascorbate act as a prooxidant and decrease growth of aggressive tumor xenografts in mice. Proc Natl Acad Sci USA 105:11105-11109, 2008. DOI:10.1073/pnas.0804226105

Oberley TD, Oberley LW: Antioxidant enzyme levels in cancer. Histol. Histopathol 12:525-535, 1997. PMID:9151141

Du J, Cullen JJ, BuettnerGR:Ascorbic acid: chemistry, biology and the treatment of cancer. Biochim. Biophys. Acta 1826:443-457, 2012. DOI:10.1016/j.bbcan.2012.06.003

Verrax J, Calderon PB: Pharmacologic concentrations of ascorbate are achieved by parenteral administration and exhibit antitumoral effects. Free Radic BiolMed 47:32-40, 2009. DOI:10.1016/j.freeradbiomed. 2009.02.016

Pollard HB, Levine MA, Eidelman O, Pollard M: Pharmacological ascorbic acid suppresses syngeneic tumor growth and metastases in hormone-refractory prostate cancer. In Vivo 24:249-255, 2010. PMID:20554995

Cameron E, Campbell A: The orthomolecular treatment of cancer. II. Clinical trial of high-dose ascorbic acid supplements in advanced human cancer. Chem. Biol. Interact 9:285-315, 1974. PMID:4430016

Riordan H, Jackson J, SchultzM. Case Study: High Dose intravenous Vitamin C in the Treatment of a Patient with Adrenocarcinoma of the Kidney. J Orthomol Med 5:5-7, 1990. http://www.orthomolecular. org/library/jom/1990/pdf/1990-v05n01-p005.pdf

Jackson JA, Riordan HD, Hunninghake RE, Riordan N. High dose intravenous vitamin C and long time survival of a patient with cancer of head of the pancreas. J Orthomol Med 10:87-88, 1995. http://www.orthomolecular.org/library/jom/1995/pdf/1995-v10n02-p087.pdf

Riordan N, Jackson J, Riordan HD. Intravenous vitamin C in a terminal cancer patient. J OrthomolMed 11:80-82, 1996. http://www.orthomolecular.org/library/jom/1996/pdf/1996-v11n02-p080.pdf

Riordan HD, Jackson JA, Riordan NH, Schultz M. High-dose intravenous vitamin C in the treatment of a patient with renal cell carcinoma of the kidney. J Orthomol Med 13:72-73, 1998. http://www.orthomolecular. org/library/jom/1998/pdf/1998-v13n02-p072.pdf

Riordan NH, Riordan HD, Casciari, JJ. Clinical and experimental experiences with intravenous vitamin C. JOrthomolMed 15:201-213, 2000. http://www.orthomolecular.org/library/jom/2000/pdf/2000-v15n04-p201.pdf

Ma Y, Chapman J, Levine M et al.: High-dose parenteral ascorbate enhanced chemosensitivity of ovarian cancer and reduced toxicity of chemotherapy. Sci Transl Med 6:222ra18, 2014. DOI:10.1126/scitranslmed. 3007154

Monti DA,Mitchell E, Bazzan AJ et al.: Phase I evaluation of intravenous ascorbic acid in combination with gemcitabine and erlotinib in patientswithmetastatic pancreatic cancer. PLoSOne 7:e29794, 2012. DOI:10.1371/journal.pone.0029794

Welsh JL,Wagner BA, van't Erve TJ et al.: Pharmacological ascorbate with gemcitabine for the control of metastatic and node-positive pancreatic cancer (PACMAN): results from a phase I clinical trial. Cancer Chemother Pharmacol 71:765-775, 2013. DOI:10.1007/s00280-013-2070-8

Mikirova N, Casciari J, Rogers A, Taylor P: Effect of high-dose intravenous vitamin C on inflammation in cancer patients. J TranslMed 10:189, 2012. DOI:10.1186/1479-5876-10-189

Yeom CH, Jung GC, Song KJ: Changes of terminal cancer patients' health-related quality of life after high dose vitamin C administration. J KoreanMed Sci 22:7-11, 2007. PMID:17297243

Vollbracht C, Schneider B, Leendert V et al.: Intravenous vitamin C administration improves quality of life in breast cancer patients during chemo-/radiotherapy and aftercare: results of a retrospective,multicentre, epidemiological cohort study in Germany. In Vivo 25:983-990, 2011. PMID:22021693

Cabanillas F. Vitamin C and cancer: what can we conclude - 1,609 patients and 33 years later? P R Health Sci. J 29:215-217, 2010. PMID:20799507

Szent-Györgyi, A: Observations on the function of peroxidase systems and the chemistry or the adrenal cortex: description of a new carbohydrate derivative. Biochem. J 22:1387-1409, 1928. PMID:16744155

Cameron E, Pauling L, Leibovitz B: Ascorbic acid and cancer: a review. Cancer Research 39:663-681, 1979. PMID:371790

Cameron E, Pauling L: Supplemental ascorbate in the supportive treatment of cancer: prolongation of survival times in terminal human cancer. Proc Natl Acad Sci USA 73:3685-3689, 1976. PMID:1068480

Cameron E, Pauling L: Supplemental ascorbate in the supportive treatment of cancer: reevaluation of prolongation of survival times in terminal human cancer. Proc Natl Acad Sci USA. 75:4538-4542, 1978. PMID:27993

Wittes RE: Vitamin C and cancer. New Engl JMed 312:178-179, 1985. PMID:3965937

Golde DW: Vitamin C in cancer. Integr Cancer Ther 2:158-159, 2003. PMID:15035904

LevineM, EspeyMG, ChenQ: Losing and finding away at C: newpromise for pharmacologic ascorbate in cancer treatment. Free Rad BiolMed 47:27-29, 2009. DOI:10.1016/j.freeradbiomed.2009.04.001

Padayatty SJ, Sun H,Wang Y et al.: Vitamin C pharmacokinetics: implications for oral and intravenous use. Ann InternMed 140:533-537, 2004. PMID:15068981

Duconge J, Miranda-Massari JR, González MJ et al.: Vitamin C pharmacokinetics after continuous infusion in a patient with prostate cancer. Ann Pharmacother 41:1082-1083, 2007. PMID:17519294

Padayatty SJ, LevineM: Reevaluation of ascorbate in cancer treatment: emerging evidence, open minds and serendipity. J Am Coll Nutr 19:423-425, 2000. PMID:10963459

Chen P, Yu J, Chalmers B et al.: Pharmacological ascorbate induces cytotoxicity in prostate cancer cells through ATP depletion and induction of autophagy. Anticancer Drugs 23:437-444, 2012. DOI:10.1097/CAD.0b013e32834fd01f

Mamede AC, Pires AS, Abrantes AM et al.: Cytotoxicity of ascorbic acid in a human colorectal adenocarcinoma cell line (WiDr): in vitro and in vivo studies. Nutr Cancer 64:1049-1057, 2012. DOI:10.1080/01635581.2012.713539

Padayatty SJ, Sun AY, Chen Q et al.: Vitamin C: intravenous use by complementary and alternative medicine practitioners and adverse effects. PLoS One 5:e11414, 2010. DOI:10.1371/journal.pone.0011414

WilsonMK, Baguley BC,Wall C et al.: Reviewof high-dose intravenous vitamin C as an anticancer agent. Asia Pac J Clin Oncol 10:22-37, 2014. DOI:10.1111/ajco.12173

Riordan HD, Casciari JJ, González MJ et al.: A pilot clinical study of continuous intravenous ascorbate in terminal cancer patients. P R Health Sci J 24:269-276, 2005. PMID:16570523

Drisko JA, Chapman J, Hunter VJ: The use of antioxidants with first-line chemotherapy in two cases of ovarian cancer. J Am Coll Nutr 22:118-123, 2002. PMID:12672707

Padayatty SJ, Riordan HD, Hewitt SM et al.: Intravenously administered vitamin C as cancer therapy: three cases. CMAJ 174:937-942, 2006. PMID:16657755

Cameron E, Campbell A. Innovation vs. quality control: an 'unpublishable' clinical trial of supplemental ascorbate in incurable cancer.Med Hypotheses 36:185-189, 1991. PMID:1787807

EspeyMG, Chen P, Chalmers B et al.: Pharmacologic ascorbate synergizes with gemcitabine in preclinical models of pancreatic cancer. Free Radic Biol Med 50:1610-1619, 2011. DOI:10.1016/j.freeradbiomed.2011.03.007

Verrax J, Calderon PB: The controversial place of vitamin C in cancer treatment. Biochem Pharmacol 76:1644-1652, 2008. DOI:10.1016/j.bcp.2008.09.024

Lamson DW, Brignall MS: Antioxidants and cancer therapy II: quick reference guide. Altern Med Rev 5:152-163, 2000. PMID:10767670

Frömberg A, Gutsch D, Schulze D et al.: Ascorbate exerts anti-proliferative effects through cell cycle inhibition and sensitizes tumor cells towards cytostatic drugs. Cancer Chemother Pharmacol 67:1157-1166, 2011. DOI:10.1007/s00280-010-1418-6

Shinozaki K, Hosokawa Y, Hazawa M et al.: Ascorbic acid enhances radiation-induced apoptosis in an HL60 human leukemia cell line. J Radiat Res 52:229-237, 2011. PMID:21343676

Herst PM, Broadley KW, Harper JL,McConnellMJ: Pharmacological concentrations of ascorbate radiosensitize glioblastoma multiforme primary cells by increasing oxidative DNA damage and inhibiting G2/Marrest. Free Radic. Biol.Med 52:1486-1493, 2012. DOI:10.1016/ j.freeradbiomed.2012.01.021

Park JH, Davis KR, Lee G et al.: Ascorbic acid alleviates toxicity of paclitaxel without interfering with the anticancer efficacy in mice. Nutr Res 32:873-883, 2012. DOI:10.1016/j.nutres.2012.09.011

Vuyyuri SB, Rinkinen J,Worden E et al.: Ascorbic acid and a cytostatic inhibitor of glycolysis synergistically induce apoptosis in non-small cell lung cancer cells. PLoS One 8:e67081, 2013. DOI:10.1371/journal.pone.0067081

Wei Y, Song J, Chen Q, Xing D: Enhancement of photodynamic antitumour effectwith pro-oxidant ascorbate. Lasers SurgMed 44:69-75, 2012. DOI:10.1002/lsm.21157

Curcumin (Tumeric, Gelbwurz)

Gegen Krebs ist doch ein Kraut gewachsen!

Noch immer sind die Erfolge der Schulmedizin im Kampf gegen den Krebs bescheiden. Trotz aller Bemühungen und trotz der Unsummen, die die Krebsforschung und die Krebsbehandlungen verschlingen, stirbt in Deutschland jeder Vierte an Krebs. Fieberhaft wird daher nach wirksamen Mittel gegen diese Pest unserer Zeit gesucht. Der Pharmaindustrie und auch der universitären Forschung ist dies aber bislang nicht gelungen.

Dennoch – gibt es neue Hoffnung – auch für bereits von Krebs betroffene Menschen! Die Natur hält die Antwort zur Lösung des Krebsproblem bereit. Es ist schlüssig bewiesen, dass bestimmte pflanzliche Stoffe, die natürlich in der Nahrung vorkommen, die Fähigkeit haben, Krebs zu verhindern. Das kann man auch in meinem Buch „Nährstoffe – Bausteine für ein gesundes Leben" (erschienen im Ratgeberverlag, ISBN 978-3-931688-13-4) nachlesen. Dort finden Sie, dass 40 Prozent aller neuen Krebsfälle pro Jahr vermeidbar wären.

Das aber heißt für uns alle: Vorbeugung gegen Krebs und Heilung sind möglich, und zwar dann, wenn man sich richtig ernährt und die Naturstoffe mit einer Antikrebswirkung richtig einsetzt! Pflanzenextrakte greifen an wichtigen Stellen in den Zellzyklus ein und blockieren die Signalwege, die bei bösartigen Krebszellen außer Kontrolle geraten sind. Diese reelle Chance zur Krebs-Vorbeugung und zur Heilung sollte jeder von uns nutzen!

Wirkweisen

Einer der wichtigen Wirkstoffe unter diesen sogenannten „Phytochemikalien" oder „bioaktiven Pflanzenstoffen", der eine Wucherung von Krebszellen verhindern kann, ist Curcumin. Curcumin ist der in Curry enthaltene Farbstoff, der aus dem Gelbwurz (Kurkuma) gewonnen wird. Diese Heilpflanze wird vorwiegend in Afrika und Asien angebaut. Als Gewürz des Lebens ist Curcumin seit

Jahrtausenden in der ayurvedischen Medizin bekannt. Auch das Rätsel, wie Curcumin die Bildung von Metastasen unterbindet, ist inzwischen gelöst.

Bislang war noch unklar, wie genau Curcumin seine Wirkung entfaltet. Lange hatte man sich gewundert, weshalb Curcumin selbst solche Proteine beeinflusst, die gar keine spezifischen Rezeptoren für Curcumin besitzen. Mit Hilfe der Kernresonanzspektroskopie (NMR) konnte man hier jetzt einiges klären. Mit einem NMR-Spektrometer ist es möglich, einzelne Atome und deren Wechselwirkungen mit benachbarten Atomen zu beobachten. Dabei bestätigte sich die Vermutung, dass Curcumin die physikalischen Eigenschaften der Zellmembran beeinflusst, indem es sich in die Doppellipidschichten der Zellmembranen hineinschiebt. Im Gegensatz zu gesunden Zellen wirkt Curcumin auf Krebszellen jedoch nicht stabilisierend, sondern schädigt sie, indem es die Membranen durchlässiger macht.

Desweiteren bremsen Curcumin-Moleküle das NF-kappaB. Beim NF-kappaB handelt es sich um einen Stoff, der Signale von außerhalb der Zelle zum Zellkern übermittelt. Dieser Faktor ist besonders bei Entzündungsreaktionen aktiviert. Ich bezeichne diesen Faktor (NF-kappaB) daher auch gerne als „schwarzen Ritter", denn seine Aktivität, d.h. wenn erhöhte Werte im Serum gemessen werden, deuten auf „Feuer" im Körper hin.

Wenn es aber gelingt, diesen NF-kappaB zu bremsen – was man durch Curcumin erreichen kann –, beeinflusst man die Wachstumsgeschwindigkeit von Krebszellen erheblich und setzt deren zentrale Überlebensmechanismen außer Kraft.

Curcumin senkt auch den Histamin-Spiegel. Das ist ein weiterer Mechanismus, um Entzündungen einzudämmen und Krebswachstum zu stoppen. Ein erhöhter Histamin-Spiegel liegt meist auch bei allergischen Reaktionen vor.

Curcumin ist nur wirksam gegen kranke Zellen, das heißt es tötet die kranken Krebszellen ab, die gesunden Zellen werden aber nicht geschädigt. Nebenwirkungen wie Übelkeit und Erbrechen, Knochenmarksschädigung, Unterdrückung des Immunsystems oder

Haarausfall, wie wir es von der Chemotherapie kennen, gibt es bei einer Curcumin Therapie nicht.

Studien bestätigen die Antikrebswirkungen

Überall, besonders aber in den USA, steht Curcumin im Mittelpunkt der Forschung. Deutsche Onkologen dagegen haben wenig bis gar keine Kenntnisse von dieser wundervollen Substanz und warnen häufig sogar davor. Dabei sind Forschungsergebnisse mehr als eindrucksvoll. Urteilen Sie selbst!

An der University of Texas entdeckte B. Aggarwal, dass Brust- und Prostatakrebs in Indien viel seltener vorkommen als in den USA oder Deutschland. Einer der Gründe hierfür ist, dass in Indien Curry – und damit Curcumin – fast täglich in größeren Menge als Gewürz verzehrt wird. Trotz hoher Mengen von bis zu zehn Gramm am Tag gibt es keine schädliche Überdosierung. Das wiederum ist exakt das Problem vieler anderer Anti-Krebs-Präparate. Sie können zwar bösartiges Zellwachstum hemmen, jedoch nur in Dosierungen, die für unseren Organismus unverträglich, schädlich oder sogar tödlich sein können.

Curcumin kann Darmpolypen zurückdrängen und damit Darmkrebs vorbeugen. Bei Patienten mit familiärer adenomatöser Polyposis (hierbei handelt es sich um eine Erbkrankheit) bilden sich Hunderte von Polypen im Darm, die sich – sollten sie unbehandelt bleiben – zu Darmkrebs entwickeln können. Unter der regelmäßigen Einnahme von Curcumin ging die Zahl der Polypen um 60 % zurück. Die Größe der verbliebenen Polypen reduzierte sich im Schnitt um die Hälfte. Das wurde in der Zeitschrift „Clinical Gastroenterology and Hepatology" berichtet.

Im Cancer Research Institut von Pennsylvania/USA gelang der Nachweis, dass Curcumin die Aktivität genau der Eiweiße verhindert, die für das Wachstum von bösartigen Tumoren verantwortlich gemacht werden. Curcumin enthält außerdem verschiedene Bitterstoffe, die die Gallenproduktion anregen, die Fettverdauung erleichtern und so die Leber entlasten.

Giovanni Scapagnini vom Institut für Neurowissenschaften in Catania/Sizilien hat zeigen können, dass Curcumin die körpereigene antioxidative Kapazität deutlich steigert. Dies ist wichtig, um ein Gegengewicht aufbauen zu können gegen die sogenannten freien Radikale. Freie Radikale sind äußerst reaktionsfreudige, gefährliche Stoffwechselprodukte, die in unserem Körper den Alterungsprozess, aber auch Krebs verursachen. Sie attackieren schützende Zellmembrane und lebensnotwendige Proteine und schädigen fortlaufend unser Erbgut. Im Laufe unseres Lebens summieren sich die durch sie verursachten Defekte.

Das erklärt, warum ältere Menschen ein deutlich höheres Krebsrisiko haben – nach einem langen Leben haben die freien Radikale ihre schädigenden Spuren erkennbar hinterlassen. Es ist deshalb auch nicht verwunderlich, dass Laborversuche gezeigt haben, dass die durch Curcumin angekurbelte Produktion körpereigener Antioxidantien auch dazu beitragen kann, der Demenz-erkrankung Morbus Alzheimer vorzubeugen.

Zusammenfassend kann man folgendes von Curcumin sagen:

- In rund 40 % von Lungen-, Darm-, Haut- und Prostatakrebs kann durch Curcumin die weitere Ausbreitung der Tumore verhindert werden.
- In mehr als 50 % kann Curcumin eine Rückbildung des Tumors erreichen.
- Curcumin löst den programmierten Zelltod bösartiger Krebszellen aus und stoppt das Wachstum (Proliferation) von Krebszellen.
- Curcumin schützt die gesunden Zellen vor freien Radikalen durch Unterstützung körpereigener Schutzmechanismen.
- Curcumin stimuliert das Immunsystem.
- Curcumin hemmt den sogenannten Nuklear Faktor Kappa B, den eigentlichen Wachstumsmotor (schwarzer Ritter) bösartiger Krebszellen.

Wie kann man sich und seine Familie vor Krebs schützen?

Was kann man unabhängig von jeder anderen Krebsbehandlung zusätzlich tun, ohne damit kontraproduktiv zu wirken? Vorbeugen ist besser als heilen, das heißt, man sollte von sich aus aktiv werden, denn die von den Krankenkassen angebotenen Früherkennungsmethoden reichen nicht aus. Die Krankheit ist meist schon weit fortgeschritten, wenn sie mit unseren derzeitigen diagnostischen Mitteln erkennbar wird, deshalb kann auch nur der kleinere Teil der Krebspatienten von der Schulmedizin geheilt werden. Also selbst das Heft in die Hand nehmen!

Zur Vorbeugung reichen 3 Gramm Curcumin täglich, zur Therapie sind 5 – 6 Gramm nötig. Wir verwenden Curcumin (Curcuma longa) von Euro Nutrador. Die Kapseln enthalten je 500 mg Curcumin, schwarzen Pfeffer und Ingwer in pharmazeutischer Qualität und hoher Bioverfügbarkeit.

Die niedrig dosierte Naltrexontherapie

„Low dose Naltrexon" - ein bemerkenswerter medizinischer Fortschritt

2011 habe ich bei einem Vortrag über Medikamente mit unerwartet positiver Wirkung auf Krebs das das erste Mal über LDN berichtet. Naltrexon heißt der Wirkstoff und gehört zur Gruppe der Opioid-Antagonisten. Er wird derzeit zur Behandlung von Alkoholabhängigen und Drogensüchtigen eingesetzt. Die Dosierung beträgt normalerweise 50 bis 150 Milligramm täglich.

In einer viel niedrigeren Dosierung, nämlich 1 Milligramm bis 4,5 Milligramm, scheint dieser Wirkstoff aber eine ganz andere Wirkungen zu besitzen und einen positiven Einfluss auf das Immunsystem auszuüben. Diese Form der Therapie mit niedrig dosiertem Naltrexon wird international Diese Therapie wird international als LDN-Therapie (für Low Dose Naltrexon) bezeichnet.

Naltrexon wurde bereits 1963 entdeckt. Seither ist der Patentschutz abgelaufen. Dies hat den Vorteil, dass die Kosten für dieses Medikament sinken, aber gleichzeitig die Pharmaindustrie ihr Interesse an der weiteren Erforschung verliert, da keine Gewinne mehr zu erwarten sind. Doch diese Substanz hat das Interesse von Ärzten und Wissenschaftlern geweckt, nachdem Dr. Bernhard Bihari 1985 bei einer HIV-Epidemie unter Heroinabhängigen beobachtete, dass deren Endorphin- Spiegel um 80 % niedriger lag als bei nicht infizierten Abhängigen. Klinische Studien werden überwiegend bei Patienten mit Krebs, Autoimmunerkrankungen und neurodegenerativen Erkrankungen wie Multipler Sklerose durchgeführt.

Eine Placebo kontrollierte Studie zeigte, dass 3,0 mg Naltrexon täglich eine um 75 % niedrigere Todesrate und weniger Kaposi Sarkome und Lymphome bei den HIV-positiven Heroinabhängigen bewirkte im Vergleich zu Placebo.

Dr. Ian S. Zagon entdeckte in den 1980-iger Jahren, dass Kinder von opiatabhängigen Müttern kleiner waren, und untersuchte die hemmende Wirkung von Opiatantagonisten auf Tumorwachstum und Wundheilung. Er entdeckte, dass LDN die Dichte von Opiatrezeptoren und die endogene Produktion von Opioide erhöht.

Naltrexon ist ein Opioid-Antagonist

Das bedeutet, dass der Wirkstoff im Gehirn an Bindungsstellen (Rezeptoren) der Nervenzelle andockt und sie blockiert, aber im Gegensatz zum Morphin, dem klassischen Opioid, das ebenfalls an diesen Rezeptoren eine Verbindung eingeht, eine Reaktion an der Nervenzelle auslöst (Schlüssel-Schloss-Prinzip). Es gibt verschiedene Opioid-Rezeptoren, die unterschiedliche Reaktionen auslösen können.

Die wichtigsten sind $\mu1$ (sprich: mü 1) und $\mu2$ (mü 2), sowie κ (kappa) und δ (delta). Je nachdem an welchem Rezeptor das Opioid eine Verbindung eingeht, werden unterschiedliche Effekte ausgelöst:

$\mu1$:
Schmerzstillung, Euphorie, Miosis (Pupillenverengung), Hypothermie (Unterkühlung), Abhängigkeit

$\mu2$:
Schmerzstillung, Euphorie, Miosis (Pupillenverengung), Atemdepression (Herabsetzung der Atemtiefe), Obstipation (Verstopfung), Abhängigkeit

κ:
Schmerzstillung, Dysphorie (Miss-Stimmung), Miosis (Pupillenverengung), Atemdepression (Herabsetzung der Atemtiefe), Sedation (Ruhigstellung)

δ:
Schmerzstillung, Atemdepression (Herabsetzung der Atemtiefe), Obstipation (Verstopfung), Abhängigkeit, Blutdruckabfall.

Der Körper ist selbst in der Lage, Opioide zu bilden. Sie werden eingeteilt in:

- Endorphine („endogene Morphine")
- Dynorphine
- Enkephaline

Endorphine sind körpereigene Opioide, die im Hypothalamus und in der Hypophyse gebildet werden. Sie werden als Reaktion auf Schmerz freigesetzt, wobei die Freisetzung an ACTH gekoppelt ist, das auf Stress reagiert. Auch beim Ausdauer-Sport werden Endorphine ausgeschüttet und erzeugen ein Glücksgefühl.

Dynorphine bewirken eine Schmerzverminderung und Beruhigung. Dabei entstehen keine Glücksgefühle, eher eine depressive Stimmung (Dysphorie).

Enkephaline sind in zwei Formen vorhanden. Eine Form, das Met-Enkephalin wurde als Opioid-Wachstumsfaktor (OGF) identifiziert. Auch diese Substanz bindet an einen speziellen Rezeptor. Über diesen Mechanismus kommt es zu Reaktionen am Zellkern, wodurch die DNS (unsere Erbsubstanz) der Zelle beeinflusst wird. Das Zellwachstum oder die Wundheilung werden angeregt.

Naltrexon bindet stark an den μ1- und leicht an den δ-Rezeptor, in niedriger Dosierung aber nur am μ1-Rezeptor für etwa fünf Stunden. Diese Blockierung führt zu einem Anstieg von Met-Enkephalin, identisch mit dem Opioid-Wachstumsfaktor (OGF). Außerdem nimmt auch die Zahl der entsprechenden Rezeptoren (OGFr) zu. Wenn nach etwa fünf Stunden die Blockade des μ1-Rezeptors wieder nachlässt und schließlich dann ganz aufhört, stehen erhöhte Mengen an endogenen Opioiden zur Verfügung, die nun ihre Wirkung an den Zellen ausüben können. Der Effekt ist dann mit einer Entzündungshemmung gleichzusetzen. Die Freisetzung von Entzündungsstoffen, einschließlich NO (Stickstoffmonoxid) wird reduziert.

Naltrexon hat außerdem Einfluss auf den im Gehirn am häufigsten vorkommenden Botenstoff (Neurotransmitter) Glutamat. Aufgrund fehlgesteuerter Stoffwechselprozesse kommt es zu einem Anstieg der Glutamatkonzentration. Aus einer physiologischen Anregung des Gehirns entsteht dadurch eine Übererregung der Nervenzellen. Nervenzellen werden dadurch geschädigt oder zerstört. Nachweisbar ist dieser Zustand durch Messung von Glutamat im zweiten Morgenurin. Naltrexon reduziert das erhöhte Glutamat über eine Verbesserung der Funktion des Glutamat-Transporters.

Die niedrig dosierte Therapie mit Naltrexon ist verschreibungspflichtig. Die Verordnung von Naltrexon als „Low Dose Therapie" wird auf einem grünen Rezept vorgenommen.

Die Low Dose Therapie mit Naltrexon wird mit 1 bis 3 mg begonnen. Das Medikament sollte nach 21:00 Uhr eingenommen werden. Nach vier Wochen kann die Dosierung bis auf 4,5 mg gesteigert werden. Die Apotheke portioniert das Medikament auf eine Dosis von 1 bis 4,5 mg. Dazu werden vom Apotheker 50 mg Naltrexon in 50 ml destilliertes Wasser gelöst und nach einem kurzen Schütteln löst sich die Tablette vollständig auf. Nun hat man eine Lösung mit einer Konzentration von 1 mg Naltrexon pro ml. Mit einer Spritze entnimmt man nun 1, 2 oder 3 ml und spritzt den Inhalt der Spritze in den Mund oder auf einen Löffel. Das Fläschchen bewahrt man im Kühlschrank auf.

Low Dose Naltrexon (LDN) bei Krebs

Unter Krebs versteht man allgemein das bösartige, unkontrollierte Wachstum von Zellen. Weltweit erkranken jährlich mehr als 12 Millionen Menschen an Krebs und fast acht Millionen sterben jedes Jahr daran. Krebs ist nach wie vor eine der größten Geißeln der Menschheit. Man kennt einhundert verschiedene Krebsarten und jedes Organ und jedes Gewebe kann betroffen sein.

So vielfältig und gefährlich diese Krankheit auch ist, so unterschiedlich sind ihre Ursachen und Auswirkungen sowie deren Heilungschancen. Risikofaktoren für Krebs sind das Alter, Rauchen, Ernährungsgewohnheiten, Alkohol, Umweltgifte, genetische Ursachen, Stress, Infektionen, Strahlung, Immunsuppression und

Stoffwechselprobleme.

Normalerweise sterben defekte Zellen ab, was man als Apoptose oder programmierten Zelltod bezeichnet. Sind aber die genetisch angelegten Kontrollsysteme (Wächter-Gene) defekt, dann wird die Zellteilung nicht mehr konkret überwacht und es kommt zur ungehemmten Teilung von Krebszellen und zur Metastasenbildung. Zeitgleich ist auch das Immunsystem mit der Bekämpfung von Krebszellen überfordert.

Die konventionellen Therapiemöglichkeiten sind Operation, Bestrahlung und Chemotherapie. Für die medikamentöse Krebstherapie stehen Zytostatika zur Hemmung der Zellvermehrung zur Verfügung, seit neuerer Zeit auch Immuntherapeutika und Target Substanzen. Hierbei handelt es sich um eine reine Symptombehandlung, die auf den Krebs gerichtet ist und nicht die Ursachen bekämpft. Das ist der Grund, warum der Durchbruch noch nicht erreicht ist.

Daher haben sich auch die Heilungsraten sowie die 5- oder 10-Jahresüberlebenszeiten auch nur marginal verbessert. Wir in der Klinik St. Georg bieten seit Jahren ein integratives Krebstherapie Konzept an, in dem neben schulmedizinischen Therapiemethoden auch komplementär medizinische Verfahren zum Einsatz kommen, die es dem Patienten ermöglichen, seine Gesundheit wieder herzustellen.

Krebs ist eine Multi-System-Erkrankung, bei der die Krebsgeschwulst nur ein Symptom darstellt. Gestört sind viele Systeme, die damit den Boden bereiten, auf dem ein Krebs wachsen kann. Je mehr also für die Korrektur der gestörten Systeme getan wird, umso wahrscheinlicher ist ein langfristiges Ansprechen auf die Therapie, eine Verbesserung der Lebensqualität und damit auch eine mögliche Heilung.

Aus diesem Grund stellt auch die LDN Therapie einen wichtigen Baustein in unserem integrativen Krebstherapie-Konzept dar. Wir wissen, dass bei vielen Krebskranken die Endorphin-Spiegel niedrig sind. Endorphine haben aber eine kontrollierende Wirkung auf das Krebswachstum und eine modulierende Wirkung auf das Immunsystem.

Die Wirkung von LDN

- Vermehrte Bildung der Opioid Wachstumsfaktoren Metenkephalin und ß-Endorphin
- Vermehrte Bildung von Opioid Rezeptoren auf den Tumorzellen, wodurch Endorphine vermehrt den Zelltod einleiten können.
- Erhöhung von Natürlichen Killerzellen (NK-Zellen) und deren Aktivität sowie die Zahl der von Lymphozyten aktivierten CD8-Zellen, die auf einen erhöhten Endorphin Spiegel reagieren.

Wir haben in den fünf Jahren, in denen wir Naltrexon low dose (LDN) einsetzen, gute Erfahrungen sammeln können. Unsere Klinikapotheke stellt 2,0 und 4,0 mg Kapseln oder eine 0,2%-ige Lösung her (1,0 ml = 2,0 mg).

Welche Tumoren haben wir behandelt?

Blasenkrebs, Brustkrebs, Karzinoide (neuroendokrine Tumoren), Dickdarmkrebs, Glioblastome (Gehirntumoren), Leberkrebs, Lungenkrebs (nicht kleinzellig und kleinzellig), chronische lymphatische Leukämie (CLL), Lymphome (Hodgkin und Non-Hodgkin), malignes Melanom, Multiples Melanom, Neuroblastom, Eierstockkrebs, Pankreaskrebs, Prostatakrebs und Gebärmutterkrebs.

Die Verläufe der behandelten Patienten sind zum Teil erstaunlich. LDN stellt also eine interessante, gut verträgliche Ergänzung zur konventionellen Standardtherapie dar und ist ein bedeutendes Mosaiksteinchen in unserem integrativen Krebstherapie-Konzept, da es deren Effektivität langfristig positiv beeinflusst.

Nebenwirkungen von LDN

Bei der LDN Therapie handelt es sich um einen sogenannten „Off-Label-Use", das bedeutet, dass das Medikament über seine Zulassung hinaus angewandt wird. Daher ist es besonders wichtig, die Patienten genauestens aufzuklären. Der Patient sollte auch durch seine Unterschrift bestätigen, dass er über den Sachverhalt informiert wurde und ihn verstanden hat. Da das Medikament verschreibungspflichtig ist, muss die Verordnung von Naltrexon als „Low Dose Therapie" auf einem Privatrezept oder auf einem grünen Rezept vorgenommen werden.

Naltrexon darf nicht mit Medikamenten kombiniert werden, die das Immunsystem unterdrücken (Immunsuppressiva oder Chemotherapie). Sonst kann es mit allen Medikamenten kombiniert werden. Nur bei einer Schmerztherapie mit Opiaten ist ebenfalls Vorsicht geboten, da die Wirkung durch Low Dose Naltrexon geschwächt werden kann.

Es ist strikt auf die vom Arzt verordnete Dosierung zu achten. 4,0 mg vor dem Schlafengehen sollten nicht überschritten werden.

Cannabinoide und das Endocannabinoid-System

Bei chronischer Borreliose, bei Krebs und anderen chronischen Erkrankungen

Die Verwendung von Cannabis für medizinische Zwecke, wie z.B. bei Schmerzsyndrom und Kachexie stammt allerdings aus alten Zeiten. Wir verfügen über ein körpereigenes Endocannabinoid-System, das neben seiner Funktion im zentralen Nervensystem auch an der Steuerung des Immunsystems beteiligt ist.

Das Endocannabinoid-System umfasst unter anderem die Cannabinoid-Rezeptoren CB1 und CB2. Diese Rezeptoren werden durch Cannabinoide aktiviert. Beide Rezeptoren modulieren verschiedene Ionenkanäle. CB1 Rezeptoren finden sich vorwiegend in Nervenzellen (Kleinhirn, Hippokampus) aber auch im Darm. CB2 Rezeptoren fi nden sich vorwiegend auf Zellen des Immunsystems (beispielsweise den Mastzellen) und in der Peripherie.

CB2 Cannabinoid Rezeptoren

Der CB2 Rezeptor spielt eine wichtige Rolle in der Regulation des Immunsystems. Die positiven medizinischen Wirkungen von Cannabis haben einen Schneeballeffekt ausgelöst, so dass nun weltweit die medizinische Verwendung von Cannabis intensiver untersucht wird. Medizinisches Cannabis ist bereits in 20 Staaten der USA und einer Reihe von Ländern in Europa legalisiert worden.

Wir haben seit ca. 5 Jahren positive Erfahrung mit Cannabis bei unseren Patienten machen können. Hier nur eine kleine Auswahl von Forschungsergebnissen, die den medizinischen Nutzen von Cannabis belegen z.B. bei:

- Alzheimer Krankheit
- Krebs
- chronischen Schmerzen
- Diabetes

- Epilepsie
- Fibromyalgie
- Magen-Darm Erkrankungen
- HIV
- Multiple Sklerose
- Chronische Borreliose oder Lyme Disease
- Posttraumatische Belastungsstörung (PTBS)
- Harninkontinenz

Wie wirkt Cannabis?

Dazu muss man etwas über Endocannabinoide wissen. Es sind Wirkstoffe, die sich an die Cannabinoid-Rezeptoren binden und im menschlichen Körper selbst produziert werden (wie beispielsweise PEA – Palmitoylethanolamid). Mit ihrer entzündungshemmenden Wirkung beeinflussen Endocannabinoide die Aktivität der Mastzelle und der Nervenfasern. Damit Entzündungen nicht überreagieren und zu chronischen Nervenfehlfunktionen führen, können die Auslöser der Entzündungsreaktion mit Endocannabinoiden ins natürliche Gleichgewicht gebracht werden. Diese Wirkung ist beispielsweise für Patienten mit einer chronischen Borreliose vorteilhaft.

Das bekannteste Cannabinoid ist das THC

THC (Delta-9-Tetrahydrocannabinol) werden die meisten medizinischen Wirkungen zugeschrieben. Weitere wichtige Cannabinoide sind Cannabidiol, Cannabichromen und Cannabigerol.

Die Wirkungsweise der Cannabinoide im Körper war lange Zeit nicht klar, bis man Ende der achtziger Jahre so genannte Rezeptoren an der Zelloberfläche fand, an denen die Cannabinoide „andocken". Diese Rezeptoren sitzen vor allem im Gehirn und Rückenmark. Wenn sich hier die Cannabinoide anbinden, können sie die Schmerzweiterleitung unterbrechen und das Schmerzempfinden dämpfen.

Eine hohe Konzentration von Rezeptoren findet sich auch in den Hirnbereichen, die für die Koordination von Bewegungen zuständig sind (Kleinhirn und Basalganglien). Dies erklärt den Einfluss von

Cannabis auf die Muskeltätigkeit. Weiterhin befinden sich Cannabis-Rezeptoren in einem Teil des Gefühlszentrums (Limbisches System), sowie in dem Teil des Gehirns, der für Bewusstsein und Gedächtnis zuständig ist (vordere Großhirnrinde). Damit wird verständlich, warum Cannabis antidepressiv wirkt und sogar eine Hochstimmung hervorrufen kann.

Weitere Rezeptoren sind in einigen inneren Organen und Drüsen zu finden. Welche Wirkung die Cannabinoide hier hervorrufen, wird derzeit erforscht. Eine positive Wirkung bei Darmerkrankungen ist aber belegt.

Die Frage nach der natürlichen Aufgabe des körpereigenen Cannabinoid-Systems wurde 1992 sensationell beantwortet: Der Körper bildet selbst Botenstoffe, die den Cannabinoiden ähneln und die an die gleichen Rezeptoren andocken: die Endocannabinoide. Dies bedeutet so viel wie „im Körperinnern gebildete Cannabinoide". Sie scheinen sich beispielsweise auf bestimmte Schmerzreize hin zu bilden. Zudem scheint in einigen Hirnbereichen eine kontinuierliche Bildung ohne Reize stattzufinden.

Die Endocannabinoide, also die in unserem Körper gebildeten Cannabinoide, haben das gesamte Wirkungsspektrum, das auch von THC bekannt ist. Allerdings sind sie in ihrer Wirkung wesentlich schwächer und werden auch schneller abgebaut. Die therapeutische Gabe von Cannabis unterstützt und verstärkt also das System, das der Körper selbst zur Schmerzkontrolle und Bewegungskoordination aufgebaut hat.

Wirkungen und Heilanzeigen

Die sieben Hauptwirkungen der Cannabinoide sind im Einzelnen:

> ➤ beruhigend und angstlösend
> ➤ stimmungsaufhellend
> ➤ schmerzlindernd
> ➤ appetitanregend
> ➤ wirksam gegen Übelkeit und Erbrechen

- ➢ krampflösend und muskelentspannend
- ➢ antientzündlich

Das Besondere an den Cannabinoiden besteht also darin, dass sie unterschiedliche Wirkungen hervorrufen können. Da es so genannte multisymptomatische Krankheiten gibt, also Krankheiten mit vielen unterschiedlichen Beschwerden, müssen unterschiedliche Medikamente gefunden werden, die miteinander harmonieren und keine Wechselwirkungen hervorrufen. Hier bietet Cannabis einen entscheidenden Vorteil: Man kann mit einem Stoff viele Beschwerden auf einmal therapieren, ohne dass sich unwillkommene Wechselwirkungen entwickeln. So erweist sich der gleichzeitig stimmungsaufhellende, angstlösende und appetitsteigernde Effekt bei Krebs oder neurologischen Krankheiten als vorteilhaft.

Bei folgenden Heilanzeigen kann die Gabe von Cannabispräparaten sinnvoll sein:

Krebs und Aids
Hier wirkt es gegen Übelkeit und Erbrechen im Zusammenhang mit der Chemotherapie, sowie gegen Schmerzen, bei depressiver Verstimmung und zur Appetitsteigerung.

Multiple Sklerose
Hier hilft es bei der Behandlung von Muskelkrämpfen, sowie bei depressiven Verstimmungen.

Chronische und neuropathische Schmerzen
Hier unterstützt es das körpereigene Schmerzabwehrsystem und wirkt stimmungsaufhellend.

Grüner Star
Hier kann es helfen, den erhöhten Augeninnendruck zu senken.

Cannabis und seine Antitumor-Aktivität
In den 1950-er Jahren zeigten Cannabinoide in ersten Studien eine direkte Antitumoraktivität. Weitere Untersuchungen identifizierten die

chemischen Strukturen von Cannabis, die für diese Antitumor-Aktivität verantwortlich sind. Mit den Erkenntnissen wurden weitere synthetische Cannabinoide entwickelt. Diese zeigten wie auch die natürlichen Cannabinoide signifikante Antitumor-Aktivität in Zellen und Tieren. Die starke Antitumor-Aktivität wird auf bestimmte Proteine, einschließlich NFκB, TNF, COX-2 HAT, FAT und Cyclin-abhängige Kinasen zurückgeführt.

Erste klinische Phase-I Studien an Hirntumoren wurden bereits mit vielversprechenden Ergebnissen durchgeführt. Auch das US-Gesundheitsministerium bestätigte, dass Studien gezeigt haben: „Cannabis tötet Krebszellen".

Nebenwirkungen

Wie jedes Arzneimittel hat auch Cannabis bestimmte Nebenwirkungen. Das heißt, für einen Patienten kann die muskelentspannende Wirkung sehr angenehm, die appetitsteigernde Wirkung jedoch eher unangenehm sein.

Physische Nebenwirkungen können Mundtrockenheit, Schwindel und Herzfrequenzbeschleunigung sein. Psychische Wirkungen sind Euphorie, aber auch das Gefühl des Kontrollverlustes, eine veränderte Zeitwahrnehmung und Halluzinationen. Beide Arten von Nebenwirkungen sind dosisabhängig und verschwinden innerhalb von Stunden.

Kontraindikationen

Schwangere und Stillende, ebenso Patienten mit einer Herzerkrankung sollten Cannabis nicht nehmen.

Rechtliches

Cannabis und seine Produkte unterliegen in Deutschland dem Betäubungsmittelgesetz (BtMG). Cannabis steht in der Anlage I, das heißt es ist weder verkehrsfähig noch verschreibungsfähig. 1994 wurde das Cannabinoid THC, das ursprünglich auch in der Anlage I stand, in die Anlage II umgestuft. Somit ist es jetzt verkehrsfähig, aber nicht verschreibungsfähig. Ärzten ist unter bestimmten Umständen der Umgang mit THC erlaubt. In der Anlage III steht das synthetisch hergestellte Nabilon mit THC-ähnlicher Struktur und Wirkung. Es ist auf Betäubungsmittelrezept erhältlich, muss allerdings aus Großbritannien importiert werden, da es in Deutschland nicht hergestellt wird. In Amerika ist seit 1987 das Arzneimittel Marinol® erhältlich, das den THC-Extrakt enthält. Auch Marinol® muss importiert werden. Außerdem ist es sehr teuer.

In Deutschland darf THC seit 1998 unter dem Namen Dronabinol als Rezepturarzneimittel und neuerdings auch Sativec (THC & CBO) vom Arzt auf einem BtM-Rezept verschrieben werden. Der Apotheker rührt dann Dronabinol ölig an, Sativec steht als Fertigarzneimittel in Sprayform zur Verfügung. Heutzutage wird Cannabis offiziell in einigen US-Bundesstaaten zur Schmerzreduktion, zur Steigerung des Appetits und zur Verminderung der Schlaflosigkeit bei Krebspatienten eingesetzt.

Literatur:
• HC / Dronabinol / Marinol Efficacy Trial of Oral Tetrahydrocannabinol in Patients With Fibromyalgia (Wirksamkeitsstudie von oralem Tetrahydrocannabinol bei Patienten mit Fibromyalgie) bei der Hadassah Medical Organization, Jerusalem, Israel.
• Nabilone / Cesamet Efficacy and Safety Evaluation of Nabilone as Adjunctive Therapy to Gabapentin for the Management of Neuropathic Pain in Multiple Sclerosis (Beurteilung der Wirksamkeit und Sicherheit von Nabilon als Zusatztherapie zu Gabapentin bei der Behandlung neuropathischer Schmerzen bei multipler Sklerose) an der Universität von Manitoba, Winnipeg, Kanada.
• Nabiximols / Sativex A Study of Sativex® for Relieving Persistent Pain in Patients With Advanced-Cancer (Eine Studie mit Sativex zur Linderung anhaltender Schmerzen bei Patienten mit fortgeschrittenem Krebs) in den USA, Großbritannien und Deutschland
• Cannabidiol (CBD) Cannabidiol for Inflammatory Bowel Disease (Cannabidiol bei chronisch-entzündlicher Darmerkrankung) am Meir Medical Center, Kefar Saba, Israel.
• Gerauchter / inhalierter Cannabis Comparing the Effects of Smoked and Oral Marijuana in Individuals With HIV/AIDS (Vergleich der Wirkungen von gerauchtem und oralem Marihuana bei Personen mit HIV/Aids) am Staatlichen Psychatrischen Institut von New York, USA.
• Effects of Vaporized Marijuana on Neuropathic Pain (Wirkungen von verdampftem Marihuana auf neuropathische Schmerzen) am CTSC Clinical Research Center, Sacramen

4-Methylumbelliferon (4-MU)

Für Galle und Leber, aber auch gegen Krebs

4-Methylumbelliferon (4-MU) wird in Deutschland seit vielen Jahren als Spasmolysemittel vor allem für Gallenprobleme verwendet. Der Markenname war „Cholespasmin". Die Nachfrage nach diesem Medikament war so niedrig, dass es im vergangenen Jahr vom Markt genommen wurde. In der Zwischenzeit konnten wir durch intensive Forschung die Wirksamkeit von 4-MU in der Krebsbehandlung unterstreichen.

Was genau macht 4-ME?

Es stärkt die Tumor-Mikroumgebung, bildet die Tumorgefäße um und hat eine Anti-Tumor-Wirkung, vor allem in Kombination mit einer Immunotherapie. Wichtiger ist jedoch, dass es die Hyaluronsäure hemmt.

Sehr wichtig ist die Wirksamkeit von 4-ME bei Prostatakrebs. Die Prävention und Behandlung von fortgeschrittenem Prostatakrebs (PCa) durch ein nicht-toxisches Mittel kann die Langzeitergebnisse bei gleichzeitiger Erhaltung der Lebensqualität verbessern.

4-Methylumbelliferon (4-MU)

- ist ein Nahrungsergänzungsmittel, welches die Hyaluronsäure (HA)-Synthese hemmt
- ist ein wirksames nicht-toxisches, oral chemopräventiv therapeutisches Mittel
- verringert Gefäßdichte und Proliferationsrate ($P < 0,0001$)
- verhindert vollständig / inhibiert Skelettmetastasen im PC3-ML / Luc + Modell und das DU145-Tumorwachstum (85-90% Hemmung, $P = 0,002$)
- reguliert ebenfalls HA-Rezeptoren, PI-3K / CD44-Komplex und Aktivität, Akt Signalisierung und β-Catenin Werte
- aktiviert, aber reguliert GSK-3-Funktion, E-Cadherin und

Apoptose Effektoren statistisch signifikant nach oben (P < 0,001);

- HA-Addition oder mAkt Überexpression gleichen diese Effekte aus

Hyaluronan (HA) ist ein bedeutender Bestandteil der extrazellulären Matrix bei vielen chronischen Entzündung, einschließlich Typ-1-Diabetes (T1D), Multipler Sklerose und zahlreichen malignen Erkrankungen. Jüngste Veröffentlichungen zeigen in Tierversuchen eine vorteilhafte Wirkung bei diesen Erkrankungen, wenn die HA-Synthese unter Verwendung von 4-Methylumbelliferon (4-MU) gehemmt wird. Bemerkenswerterweise ist 4-MU ein bereits zugelassenes Medikament in Europa und Asien genannt „hymecromone" zur Behandlung von biliären Krämpfen.

4-ME bei Prostatakrebs

Prostatakrebs wird weitgehend aufgrund des Vorkommens eines Proteins im Blut, das Prostata-spezifische Antigen (PSA) diagnostiziert. Etwa 70 Prozent der Prostatakrebs Patienten überleben mehr als 10 Jahre nach Heilbehandlungen.

Patienten mit einem niedrigem Risiko beziehungsweise einer Low-Volume-Krankheit können sich für eine aktive Überwachung entscheiden, bei der eine Operation oder Bestrahlung hinausgezögert wird, bis die Krankheit fortschreitet. Jedoch rezidivieren etwa 30 Prozent der Patienten innerhalb von zwei bis acht Jahren. Im Rezidivfall ist die Krankheit sehr aggressiv und metastasiert in den späteren Stadien in die Knochen, was zu Morbidität und Mortalität führt. Derzeit gibt es nur palliative Behandlungen bei metastasierendem Prostatakrebs.

Da der Prostatakrebs jedoch eine langsam fortschreitende Erkrankung ist, war unsere Hypothese, dass er auf Präventionsstrategien mit einer Kombination von Nahrungsergänzungsmitteln und lokaler transurethraler Hyperthermie ansprechen sollte. Bei frühzeitiger Anwendung sollten diese Maßnahmen die Krankheit bezwingen, die Überlebensrate steigern und gleichzeitig die Lebensqualität verbessern.

Eines der Medikamente, die wir unseren Patienten nach der transurethralen Hyperthermie verschreiben, ist 4-MU. Es hat eine Anti-Krebs-Wirkung bei Prostatakrebszellen. Da es nicht toxisch ist und häufig für die Lebergesundheit und die Gallenblasenfunktion genommen wird, ist 4-MU das beste Mittel zur Prävention.

4-MU hemmt wie oben ausgeführt die Synthese von Hyaluronsäure (HA), einem Zuckerpolymer. Die Moleküle der HA-Familie fördern das Wachstum von Krebszellen in Prostata und Blase, fördert deren invasive Aktivitäten und induziert die Angiogenese (das Wachstum neuer Blutgefäße, die den Tumor ernähren). 4-MU stoppt diese Prozesse, indem es die HA-Synthese hemmt und ist daher ein ausgezeichnetes Medikament zur Nachsorge nach der transurethralen Hyperthermie und der Sekundärprävention.

4-MU ist mit einem spezifischen Rezept in unserer Hersteller-Apotheke erhältlich.

Studien:

Mariana Malvicini, Esteban Fiore, Valentina Ghiaccio, Flavia Piccioni, Miguel Rizzo, Lucila Olmedo Bonadeo, Mariana García, Marcelo Rodríguez, Juan Bayo, Estanislao Peixoto, Catalina Atorrasagasti, Laura Alaniz, Jorge Aquino, Pablo Matar und Guillermo Mazzolini: Tumor Microenvironment Remodeling by 4-Methylumbelliferone Boosts the Antitumor Effect of Combined Immunotherapy in Murine Colorectal Carcinoma Mol Ther. 2015 Sep; 23(9): 1444–1455. Published online 2015 Jul 14. Prepublished online 2015 Jun 24. doi: 10.1038/mt.2015.112

Meeresalgen

Ihre Wirkung auf den Körper und unser Immunsystem

Für den Menschen stellen einige Meeresalgen einen wahren Jungbrunnen dar, da sie viele wertvolle Vitamine, Mineralien, Spurenelemente und andere Stoffgruppen enthalten, die ausgeprägte gesundheitsfördernde Eigenschaften haben.

Wie wir von Dr. Bettina Hees, einer ausgewiesenen Algenkennerin, erfahren haben, wurde 2007 erstmals eine „Alge des Jahres" ausgerufen. Den Titel erhielt damals der braune Seetang der Gattung „Laminaria". Der braune Seetang gehört zu den Großalgen. Diese Algen werden mehrere Meter lang und bilden mit anderen Großalgen den „Regenwald des Meeres".

Geerntet wird der braune Seetang hauptsächlich in den kalten Gewässern des nordwestlichen Pazifiks. In Japan und Korea bereichert er seit 3000 Jahren die täglichen Mahlzeiten und wird wegen seiner zahlreichen positiven Effekte geschätzt.

Neuere Studien belegen eben diese vielfältige positive Wirkung. Besonders interessant sind zwei Inhaltsstoffe: die Alginsäure und das Fucoidan. Diese beiden Inhaltsstoffe wirken sowohl auf die Entgiftungsfunktionen unseres Körpers als auch auf unser Immunsystem. Für die Entgiftungseffekte sorgen die Alginate, das sind die Salze der Alginsäuren. Die Alginate bilden mit Schwermetallen (wie beispielsweise Quecksilber, Cadmium und Blei) Komplexe, die dann vom Organismus ausgeschieden werden.

Auch Pflanzenschutzmittel und Schadstoffe im Tabakrauch werden von den Alginaten gebunden. Es liegen Beschreibungen vor, nach denen auch Strahlenschäden durch Mobiltelefone und Computeranlagen von den Alginaten reduziert werden. Die Alginate binden außerdem Fette im Magen-Darm-Trakt und tragen so, bei regelmäßiger Einnahme, zu einer Senkung der Cholesterin- und Triglyzeridwerte im Blut bei.

Fucoidan ist der zweite interessante Inhaltsstoff, der hauptsächlich aus dem braunen Seetang (Laminaria japonica) gewonnen wird. Es handelt sich dabei um einen Polysaccharidkomplex, bestehend aus Glycoproteinen und anderen Zuckerverbindungen mit niedrigem Molekulargewicht. Fucoidan löst in Krebszellen Apoptose aus, das heißt, es veranlasst sie, sich selbst zu zerstören.

Fucoidan hat außerdem interessante Wirkungen auf das Immunsystem. Es steigert die Aktivität der T-Lymphozyten und der Natürlichen Killerzellen (NK-Zellen), es erhöht die Anzahl an Makrophagen und hemmt das Wachstum von Tumorzellen.

Neuere Studien belegen, dass Fucoidan die Produktion des Zytokins HGF (Hepatozyten Wachstums Faktor) erhöht. Dieses Zytokin spielt eine wichtige Rolle bei der Regeneration von Zellgewebe. Fucoidan aktiviert zudem Plasminogen, ein proteolytisches Enzym, das Fibrin (ein Gerinnungseiweiß im Blut) auflöst.

Fucoidan wird aufgrund dieser Eigenschaften in präklinischen Studien bei der Behandlung von Leberzirrhose, Hepatitis und anderen Erkrankungen eingesetzt, die mit einem bindegewebigen Umbau der Organe einhergehen.

Positive Wirkung auf die Gesundheit

- ✓ Bei regelmäßigem Verzehr trägt der braune Seetang zu einer Verbesserung der Blutzirkulation bei.
- ✓ Er erweitert die kleinen Blutgefäße und sorgt so für eine erhöhte Sauerstoffversorgung der Gewebe.
- ✓ Der Blutdruck wird gesenkt.
- ✓ Cholesterin- und Triglyceride werden reduziert.
- ✓ Das Immunsystem wird gestärkt.
- ✓ Toxine werden gebunden.
- ✓ Die Nährstoffversorgung der Knochen und Gelenke wird verbessert.
- ✓ Der Darm wird gereinigt und die Darmtätigkeit wird angeregt.
- ✓ Die Eisenaufnahme wird verbessert.

✓ Die Blutbildung wird gesteigert.
✓ Das Allgemeinbefinden bessert sich.

Zusammenfassend handelt es sich bei den Meeresalgen um eine Bereicherung unserer Behandlungsmöglichkeiten, vor allem, was die Entgiftung angeht und die Beeinflussung des Immunsystems.

Glutamin

Die unterschätzte Aminosäure

L-Glutamin ist die am häufigsten vorkommende freie Aminosäure des Körpers und ist bei mehr Stoffwechselprozessen beteiligt als jede andere Aminosäure. Die zellulären Konzentrationen sind ungefähr viermal höher als die im Plasma. Die meisten Gewebearten sind in der Lage, selber Glutamin zu produzieren.

Die Skelettmuskulatur, Lungen, Gehirn und das Fettgewebe können besonders viel Glutamin produzieren, das dann anschließend ans Blut abgeben werden kann. Die Skelettmuskulatur nimmt aufgrund ihrer großen Masse bei weitem den größten Teil der Glutamin-Versorgung ein.

Ungefähr die Hälfte des zirkulierenden Glutamins wird als Energiesubstrat verwendet und oxidiert, 10 bis 20 Prozent werden für die Glukoneogenese verwendet und der Rest für die Eiweißsynthese (wieder-)verwendet.

Da fast alle Zellen des Körpers Glutamin produzieren können (insbesondere die Muskelzellen), wurde Glutamin im Rahmen einer Supplementierung lange Zeit als nicht-relevant betrachtet. Deshalb widmeten sich wohl nur wenige Studien diesem Thema. Es scheint jedoch, dass L-Glutamin semiessentiell ist, da die Eigenproduktion unter bestimmten Umständen mangelhaft sein kann. In belastenden Situationen, während des Fastens, intensiven sportlichen Betätigungen, Leberzirrhose und ernsthaften Erkrankungen wie zum Beispiel schweren Infektionen, kann leicht ein Mangel entstehen.

Auf der Intensivstation hat die mit Glutamin angereicherte parenterale Nahrung inzwischen ihren Nutzen bewiesen. Studien zeigen, dass die Supplementierung mit L-Glutamin bei vielen ernsthaften Krankeitsprozessen als eine lebensrettende Intervention betrachtet werden kann.

L-Glutamin ist beteiligt an einer Vielzahl von Stoffwechselprozessen, unter anderem der Säure-Basen-Balance, des Stoffwechsels von Eiweiß, Fett und Kohlehydraten, der Regulierung des Zellvolumens, der Produktion von Gluthation und der Regulierung einer Balance zwischen Katabolismus und Anabolismus. Es ist ein wichtiges Substrat für sich schnell teilende Zellen, wie zum Beispiel die Darmschleimhaut und das Immunsystem. Aus diesem Grund kann es auch als ein wichtiger Nährstoff bei der Wundheilung und dem Aufbau von Muskulatur betrachtet werden.

Fast alle Aminosäuren besitzen eine Aminogruppe. Glutamin dagegen enthält zwei. Teilweise nimmt Glutamin aus diesem Grund im Aminosäure-Stoffwechsel eine zentrale Stellung ein. Über Glutaminsäure können alle anderen Aminosäuren gebildet werden. Glutaminsäure (Glutamat) und Glutamin können dabei leicht ineinander umgewandelt werden. L-Glutamin wird aus der L-Glutaminsäure durch die so genannte Glutamin-Synthetase hergestellt. Dabei wird Adenosintriphosphat (ATP) verbraucht. Ferner können auch Purine, Pyrimidine (Nukleinsäuren, DNS-Baustoffe), Aminoglukoseverbindungen, Hormone und Co-Enzyme aus Glutamin synthetisiert werden.

Die wichtigsten Funktionen von Glutamin

✓ Energieversorgung: In der Leber ist das Kohlenstoffgerüst von Glutamin ein wichtiger Baustein von Glukose-Molekülen. Durch den Umbau in alpha-Ketoglutarsäure kann Glutamin im Zitronensäurezyklus verbrannt werden. Glutamin ist die wichtigste Energiequelle für den Dünndarm. Gutamin ist außerdem eine wichtige Energiequelle für Immunzellen.
✓ Immunzellen (vorwiegend Lymphozyten und Macrophagen) verwenden große Mengen Glutamin, selbst in Zeiten, in denen das Immunsystem keine größeren Arbeiten zu verrichten hat. Zum Zeitpunkt einer Immunantwort, wenn Immunzellen sich stark vermehren müssen und allerlei Antikörper gebildet werden müssen, nimmt der Bedarf an Glutamin dramatisch zu. Bei kurzzeitigem Immunstress ist die eigene Produktion, teils aus verzweigtkettigen Aminosäuren (BCAA's) im

Muskelgewebe meistens noch ausreichend, um den Bedarf zu decken. Wenn aber die Stresssituation andauert, entsteht ein Produktionsmangel mit der Folge, dass Muskulatur abgebaut und das Immunsystem geschwächt wird.

✓ L-Glutamin ist besonders wichtig für das „CommonMucosal Immune System" (CMIS), der Immunfunktion der Schleimschicht des Körpers sowie der Luftwege, der Geschlechtsorgane und des Magen-Darm-Kanals. In der Schleimschicht dieses Gewebes wird mit Hilfe von Glutamin das sekretorische IgA (s-IgA) produziert. Diese Art Antikörper ist spezifisch für die Immunabwehr in den mukosalen Schichten des Körpers. Ein Mangel an Glutamin kann so zu einer verminderten Abwehr gegen Pathogene in Darm und Luftwegen führen. Forscher haben niedrige s-IgA-Spiegel im Speichel in Zusammenhang gebracht mit der erhöhten Inzidenz von Candida und anderen Infektionen.

✓ Die Glutaminsupplementierung fördert stärker als Glukose oder andere Aminosäuren die Abgabe des Darmhormons Gucagonlike- Peptid-1 (GLP-1). Es hemmt Glucagon und erhöht die Glukoseempfindlichkeit der Betazellen im Pankreas, wodurch die Abgabe von Insulin stimuliert und der Blutzuckerspiegel gesenkt wird. Dabei hemmt GLP-1 die Apoptose der Betazellen und fördert die Proliferation und Differenzierung dieser insulinproduzierenden Zellen. Außerdem hemmt GLP-1 den Appetit. Glutamin ist für die Behandlung von Diabetes und Übergewicht eine interessante Substanz und wird inzwischen in klinischen Studien eingesetzt.

✓ Säure-Basen-Gleichgewicht: Im Fall einer Azidose nimmt der Verbrauch von Glutamin durch die Nieren stark zu. Die überschüssigen Wasserstoffatome werden dann an die NH_3-Gruppe (Ammoniak) von Glutamin gekoppelt und werden als Ammoniumionen ($NH4^+$) ausgeschieden. Auch liefert die Verbrennung von Glutamin Bicarbonat Ionen ($HCO3^-$), die helfen, einen zu niedrigen pH-Wert zu neutralisieren.

✓ Baustoff für Proteine: Als Aminosäure kann Glutamin natürlich auch in diverse Proteine eingebaut werden.

✓ Neurotransmittersynthese: Glutamin ist die am häufigsten vorkommende Aminosäure in der Cerebrospinalflüssigkeit, was darauf hinweist, dass es eine wichtige Rolle im

Hirnstoffwechsel hat. Die dem Glutamin verwandte Glutaminsäure (Glutamat) ist selbst ein wichtiger exzitatorischer (stimulierender) Neurotransmitter. Diese Glutaminsäure kann auch (mit Hilfe von Vitamin B6, Vitamin B12 und Mangan) in GABA (gamma-Amino-Buttersäure) umgewandelt werden, was wiederum ein hemmender (sedierender) Neurotransmitter ist.

Um dies zu veranschaulichen, sei gesagt, dass Beruhigungsmittel wie Valium® ihre beruhigende Wirkung über die GABA-Rezeptoren im Gehirn entwickeln. Die Beziehung zwischen GABA und Glutamat (GABA / Glutamat-Index) ist ein Maß für Balance zwischen der Stimulierung und Hemmung des Nervensystems.

✓ Herstellung von Gluthation: Glutamin kann auch für die Herstellung von Gluthation (einem wichtigen Entgifter und Antioxidans) verwendet werden. Gluthation ist ein Tripeptid, das aus Glycin, Glutamin und Cystein besteht. Normalerweise ist die Aminosäure Cystein der begrenzende Faktor bei der Gluthationsynthese. Im Fall eines Glutaminmangels (zum Beispiel durch Stress, Fasten, Intensivsport und ernsthafte Krankheit) kann Glutamin der begrenzende Faktor werden. Supplementierung von sowohl Cystein (beste Quelle:N-Acetyl-Cystein) als auch L-Glutamin kann die Gluthationsynthese stark stimulieren.

✓ Produktion von Purinen und Pyrimidinen; das sind die Bausteine der DNS und RNA. Für sich schnell teilende Zellen wie die des Immunsystems und des Darmepithels ist diese Rolle von Glutamin sehr wichtig.

✓ Stickstofftransport und Eliminierung von Ammoniak: Ungefähr ein Drittel des Stickstoffs (N), der aus dem Eiweißabbau resultiert, wird zwischen den Organen in Form von Glutamin transportiert.Wenn der Körper Glutamin verwendet, kommt Stickstoff in Form von Ammoniak frei. Dieser wird an das Blut abgegeben. In der Leber wird dann der restliche Ammoniak (NH3) über den Harnstoffzyklus aus dem Körper entfernt um den Stickstoffüberschuß abzuführen.

✓ Dieser Ammoniak kann verwendet werden, um Glutaminsäure wieder in Glutamin umzubauen. Wenn die Leber nicht gut funktioniert, hilft das Muskelgewebe bei der Entgiftung von

Ammoniak. Wenn auf dieser Ebene ein Mangel vorherrscht, können im Körper toxische Ammoniak-Konzentrationen entstehen.

Sport

Aufgrund seiner großen Masse ist das Muskelgewebe der größte Glutamin-Produzent des Körpers. L-Glutamin ist auch die treibende Kraft hinter dem Prozeß des Muskelaufbaus. Glutamin ist die am häufigsten vorkommende und am meisten benötigte Aminosäure im Muskelgewebe. Wenn nicht ausreichend Glutamin anwesend ist, stagniert die Eiweißsynthese. Wenn dann anstrengende körperliche Arbeit verrichtet wird, kann die paradoxe Situation auftreten, dass der Glutamin-Spiegel stark abfällt, also gerade in dem Moment, wenn der Körper den größten Bedarf an Glutamin hat.

Nach einer intensiven (sportlichen) Belastung ist ein Zeitraum von einigen Stunden notwendig, um den Glutamin-Spiegel wieder aufzubessern. Ein entspannter Trainings-Tag verbessert unter gesunden Trainings-Konditionen die Wiederherstellung nach einem intensiven Tag, denn ein wenig Muskeleinsatz stimuliert im Gegensatz zu totaler körperlicher Inaktivität die Glutamin-Synthese. Eine reduzierte Verfügbarkeit an Glutamin nach dem Training kann schon ein Zeichen für ein Übertraining sein. Wenn die Wiederherstellung unvollständig vonstattengeht, wie zu Zeiten intensiven Trainings oder bei Wettkämpfen, kann eine kumulative Wirkung auftreten. Übertrainierte Sportler können monatelang, manchmal jahrelang über niedrige Glutamin-Spiegel im Plasma verfügen. Ein Glutamin-Mangel verringert die Qualität und Funktion des Darmepithels, erhöht das Risiko für Infektionen und Allergien und verlangsamt die Wundheilung. Vor allen Dingen Ausdauersportler wie Marathonläufer sind davon betroffen.

Eine Supplementierung mit Glutamin unterstützt bei Ausdauersportlern das Darmepithel und stimuliert das Immunsystem, was wiederum die Chance für Infektionen verringert und die Energie des Körpers der Leistung zugutekommen lässt.

Medizinische Relevanz

Obwohl gesunde Menschen selbst genug Glutamin produzieren können, scheint Glutamin in vielen Fällen doch ein essentieller Nährstoff zu sein. Während einer Belastung, zum Beispiel einer Infektion oder Verwundung ist der Glutamin-Bedarf ziemlich hoch - er steigt auf das drei bis Vierfache des normalen Bedarfs. Die Muskulatur reagiert darauf, indem sie das gespeicherte L-Glutamin freisetzt, um es woanders im Körper einsetzen zu können. Wenn die Belastung nicht zu lange anhält, werden die Glutamin-Spiegel in der Muskulatur schnell wieder hergestellt. Bei langfristigem metabolen Stress (zum Beispiel bei einer chronischen Infektion) ist der Bedarf an L-Glutamin sehr hoch. Die Verfügbarkeit von L-Glutamin kann somit unzureichend sein, woraus unter anderem eine Beschädigung der Muskulatur oder eine Immunschwäche auftreten kann.

Dazu kommt noch, dass bei Stress und Unterernährung die Glutaminaufnahme im Dünndarm drastisch abnimmt. Wenn dann die Darmflora dysbiotisch oder beschädigt ist, kann der Glutaminmangel drastische Formen annehmen. Bei einem Krankenhausaufenthalt oder bei Operationen zum Beispiel kann dies zu ernsthaften Komplikationen führen.

Glutamin kann unter anderem bei folgenden Indikationen eingesetzt werden:

> ➢ Für eine gute Wundgenesung ist Glutamin sehr wichtig. Patienten mit schweren Verletzungen (beispielsweise bei Brandwunden oder nach Operationen) haben einen stark erhöhten Bedarf an Glutamin, da bei der Wundgenesung auch eine erhöhte Zellteilung, DNS- und Eiweißsynthese stattfindet. Fibroblasten, Makrophagen und Lymphozyten haben einen hohen Bedarf an Glutamin.
> ➢ Bei Patienten mit Immundefekten ist Glutamin notwendig für ein optimales Funktionieren der Immunzellen (Monozyten, Lymphozyten und Neutrophiele). Obendrein verbessert Glutamin die Barrierefunktion des Darms, wodurch das Risiko auf sekundäre Infektionen verringert wird. Das Hinzufügen von

Glutamin zur parenteralen Ernährung scheint bei Patienten auf der Intensivstation fast immer auf diverse klinische Parameter einen günstigen Effekt zu haben. Glutamin Supplementierung scheint auch eine nützliche Intervention zu sein, um eine Sepsis und ein Multiorganversagen zu verhindern oder zu behandeln. Glutamin verringert die Dauer des Krankenhausaufenthaltes und verringert das Sterberisiko als Folge von postoperativen infektiösen Komplikationen.

➢ Glutamin scheint von großer Bedeutung zu sein, um Nebenwirkungen bei der Chemo- und Strahlentherapie bei Krebspatienten zu reduzieren. Diese Patienten haben häufig Symptome von Schleimhaut-Destruktion. So sind Entzündungen im Mund, eine erhöhte Permeabilität im Darm und Pilzinfektionen mehr die Regel als die Ausnahme. Die Einnahme von Glutamin in signifikanten Mengen (5 bis 10 Gramm) scheint diese Symptome größtenteils verhindern zu können.

➢ Glutamin wird in der nicht-toxischen Tumortherapie verwendet. Tumorzellen können als sogenannte "Tumor-Fallen" betrachtet werden. Diese Zellen sorgen immer für eine Sättigung ihres Glutamin-Bedarfs. Krebspatienten leiden deshalb meistens an einem Glutamin-Mangel. Das kann das Immunsystem schwächen, wodurch der Tumor sich dem Immunsystem entziehen kann und das Risiko auf Metastasen zunimmt. Eine Glutamin Supplementierung scheint die zelluläre Immunfunktion zu stimulieren, ohne dass der Tumorwachstum durch das zusätzliche Glutamin stimuliert wird.

➢ Erhöhte Permeabilität des Darms und entzündlicher Darmkrankheiten: Der Darm muss Nährstoffe aufnehmen, aber ebenso viele belastende Substanzen und Mikroben abwehren können. Glutamin spielt hierbei eine wichtige Rolle, da es die Darmbarriere verstärkt. Glutamin ist wichtig für die kontinuierliche Rekonstruktion sich schnell teilender Zellen des Darmepithels, insbesondere des Dünndarms. Diese Zellen werden alle drei bis vier Tage vollständig regeneriert. Die Bedeutung von Glutamin für das Darmepithel wird treffend illustriert durch die Tatsache, dass der Darm 40 Prozent des gesamten Glutamins verbraucht.

Bei einem Glutamin Mangel können Darmepithelien atrophieren, was nicht nur zu einer verringerten Absorption von Nährstoffen führt, sondern auch zu einer möglichen erhöhten Permeabilität des Darmepithels. Die Darmepithelien nutzen Glutamin aus einem ganz bestimmten Grund als Energiequelle. Bei der Aufspaltung von Glutamin als Energiequelle wird nämlich Stickstoff und Kohlenstoff freigesetzt.

Stickstoff und Kohlenstoff werden bei der Zellteilung verwendet, um exakte Kopien der DNS zu bilden. Gerade schnellteilende Zellen sind empfindlicher für inkorrekte Kopien der DNS, womit Mutationen und damit Krankheitsbilder wie Krebs entstehen können. Die Einnahme von zusätzlichem Glutamin scheint dann auch eine wichtige präventive Funktion zu haben für die Entwicklung von Darmkrebs und Krankheitsbildern wie Morbus Crohn oder Colitis Ulcerosa.

In einer Studie bei Versuchstieren mit Colitis zeigt sich, dass eine Supplementierung mit Glutamin die Bildung von Narbengewebe verhindert. Narbengewebe ist eine unumkehrbare Folge von Darmentzündungen und kann zu Verengungen und Funktionsverlust des Darms führen.

Bei Patienten, die enterale oder parenterale Nahrung erhalten, beschleunigt Glutamin die Genesung, was mit ziemlicher Sicherheit auf der positiven Wirkung auf die Darmmukosa, der Verringerung der Permeabilität des Darmepithels und/oder auf der Prävention von S-IgA-Schwund beruht.

Sicherheit

Allgemein gilt, dass der Gebrauch von L-Glutamin sicher ist. Dosierung von 20 bis 30 Gramm werden von gesunden Erwachsenen ohne Nebenwirkungen vertragen. Untersuchungen zeigen, dass bei Athleten, die für den Zeitraum von 14 Tagen täglich 28 Gramm Glutamin einnahmen, keine einzige negative Wirkung auftrat. Tagesdosierungen von 0,65 Gramm/ Kilo Körpergewicht werden von Patienten gut vertragen und zeigen keinen abweichenden

Ammoniakspiegel.

Angesichts der Wirkung der Glutamin-Supplementierung auf die Insulinsekrektion ist Vorsicht geboten bei Menschen, die Diabetes-Medikamente einnehmen.

Die Erfahrung zeigt, dass manche Menschen offenbar überempfindlich sind für Glutamat (MSG, D261), das Natriumsalz der Glutaminsäure, die als Geschmacksverstärker in vielen Instant-Suppen, -Saucen und -Mahlzeiten verwendet wird. Wissenschaftliche Untersuchen konnten diese vermeintliche Empfindlichkeit noch nicht klären. Unter dem Namen Vetsin wird MSG in einigen Restaurants verschwenderisch eingesetzt. Menschen, die überempfindlich sind auf diesen Geschmacksverstärker, bekommen das sogenannte "China-Restaurant-Syndrom": Kopfschmerzen, Übelkeit, Schwindel, Herzklopfen, kalter Schweiß, Bauchschmerzen, Rötung und andere Symptome können vorkommen. Möglicherweise können diese Menschen auch auf die Supplementierung mit L-Glutamin in der geschilderten Art reagieren.

Indikationen

- Chronische Infektionen
- Intensive Sportausübung
- Glutathionsynthese
- Immunschwäche (u.a. AIDS)
- Entzugserscheinungen bei Alkoholismus und Süchten im Allgemeinen
- Gastritis
- Geschwüre in Magen und Duodenum (auch Collitis ulcerosa)
- Motorische und sensorische Überreizung
- Komplementäre Therapie bei Chemo- und Radiotherapie
- Leaky-Gut-Syndrom
- Metabolische Reprogrammierung

Kontraindikationen, Nebenwirkungen, Wechselwirkungen

In der angegebenen Dosierung sind in Bezug auf L-Glutamin keine Kontraindikationen bekannt.

Soweit bekannt, verursacht L-Glutamin in der angegebenen Dosierung keine Nebenwirkungen.

Interaktionen mit schulmedizinischen oder heilkundigen Arzneien sind möglich. Konsultieren Sie diesbezüglich einen Fachmann.

Anwendung

Die übliche Tagesdosierung L-Glutamin liegt zwischen 5 bis 10 Gramm pro Tag. Es wird bevorzugt, die Menge in mehreren kleinen Portionen zu unterteilen und verteilt über den Tag einzunehmen.

Um die Konkurrenz mit anderen Aminosäuren zu vermeiden, ist es anzuraten, Glutamin mindestens eine halbe Stunde vor der Mahlzeit einzunehmen. Die Dosierung kann nach Bedarf oder in Bezug auf das jeweilige Krankheitsbild angepasst werden.

Glutamin ist hitzeempfindlich. Es ist darum nicht zu empfehlen, Glutamin in heiße Getränke zu rühren.

Referenzen:
1. van der Hulst RR, vonMeyenfeldtMF, Soeters PB. Glutamine: an essential amino acid for the gut. Nutrition. 1996;12(11-12 Suppl):S78-81.
2. Ziegler TR, Szeszycki EE, Estivariz CF, et al. Glutamine: from basic science to clinical applications. Nutrition. 1996;12(11-12 Suppl):S68-70.
3. Kelly D, Wischmeyer PE. Role of L-glutamine in critical illness: new insights. Curr Opin Clin Nutr Metab Care. 2003,6(2):217-22.
4. Miller AL. Therapeutic considerations of L-glutamine: a review of the literature. AlternMed Rev. 1999;4(4):239-48.
5. L-glutamine. AlternMed Rev. 2001;6(4):406-10.
6. Turton MD, O'Shea D, Gunn I, et al. A role for glucagon-like peptide-1 in the central regulation of feeding. Nature 379, 1996:69-72
7. DoyleME, EganMJ. Glucagon-Like Peptide-1. Recent Progress in Hormone Research 2001;56:377-400
8. Reimann F,Williams L, da Silva XavierG,etal.Glutamine potently stimulates glucagon-like peptide-1 secretion from GLUTag cells. 9.Diabetologia. 2004 Sep;47(9):1592-601
9. Holst JJ. The Physiology of Glucagon-like Peptide 1. Physiol Rev 2007;87(4):1409-39
10. Greenfield JR, Farooqi IS, et al. Oral glutamine increases circulating glucagon-like peptide 1, glucagon, and insulin concentrations in lean, obese, and type 2 diabetic subjects. Am J Clin Nutr, 2009; 89(1): 106-13.
11. Alpers DH. Glutamine: do the data support the cause for glutamine supplementation in humans?

Gastroenterology. 2006;130(2 Suppl 1):S106-16.

12. Ziegler TR, Evans ME, Fernandez-Estivariz C, et al. Trophic and cytoprotective nutrition for intestinal adaptation, mucosal repair, and barrier function. Annu Rev Nutr. 2003;23:229-61.

13. Santora R, Kozar RA. Molecular mechanisms of pharmaconutrients. JSurg Res. 2010 Jun 15;161(2):288-94. PMID: 20080249

14. Nose K, Yang H, Sun X, et al. Glutamine prevents total parenteral nutrition-associated changes to intraepithelial lymphocyte phenotype and function: a potential mechanism for the preservation of epithelial barrier function. J Interferon Cytokine Res. 2010 Feb;30(2) :67-80. PMID: 20028208

15. Ban K, Kozar RA.Glutamine protects against apoptosis via downregulation of Sp3 in intestinal epithelial cells. Am J Physiol Gastrointest Liver Physiol. 2010 Dec;299(6):G1344-53.

16. San-Miguel B, Crespo I, Kretzmann NA, et al. Glutamine prevents fibrosis development in rats with colitis induced by 2,4,6- trinitrobenzene sulfonic acid. J Nutr. 2010 Jun;140(6):1065-71.

17. Newsholme P, Lima MM, Procopio J, et al. Glutamine and glutamate as vital metabolites. Braz J Med Biol Res. 2003;36(2):153-63.

18. Andrews FJ, Griffiths RD. Glutamine: essential for immune nutrition in the critically ill. Br J Nutr. 2002;87 Suppl 1 :S3-8.

19. Calder PC, Newsholme P. Glutamine and the immune system. In: Calder PC, Field CJ, Gill HS, editors. Nutrition and immune function CAB International; 2002. p. 109-32.

20.Wilmore DW, Shabert JK. Role of glutamine in immunologic responses. Nutrition. 1998;14(7-8):618-26.

21. RogeroMM, Borelli P, Fock RA, et al. Effects of glutamine on the nuclear factor-kappaB signaling pathway of murine peritonealmacrophages.AminoAcids. 2010 Jul;39(2):435-41. PMID: 20094742

22. Castell LM. Can glutamine modify the apparent immuno depression observed after prolonged, exhaustive exercise? Nutrition. 2002;18(5):371-5.

23. GleesonM. Dosing and efficacy of glutamine supplementation in human exercise and sport training. J Nutr. 2008 Oct;138(10) :2045S-2049S. PMID: 18806122

24. Agostini F, Biolo G. Effect of physical activity on glutamine metabolism. CurrOpin Clin NutrMetab Care. 2010 Jan;13(1):58-64.

25. PMID: 19841583

26. Shabert JK,Wilmore DW. Glutamine deficiency as a cause of human immuno deficiency virus wasting. Med Hypotheses. 1996;46(3) :252-6.

27.Weitzel LR,Wischmeyer PE. Glutamine in critical illness: the time has come, the time is now. Crit Care Clin. 2010 Jul;26(3) :515-28. PMID: 20643304

28.Wang Y, Jiang ZM, NolanMT, et al. The impact of glutamine dipeptide-supplemented parenteral nutrition on outcomes of surgical patients: ameta-analysis of randomized clinical trials. JPEN J Parenter Enteral Nutr. 2010 Sep-Oct;34(5):521-9.

29. van den Berg A, van Elburg RM, Westerbeek EA, et al. Glutamine-enriched enteral nutrition in very-low-birth-weight infants and effects on feeding tolerance and infectious morbidity: a randomized controlled trial. Am J Clin Nutr. 2005Jun;81 (6):1397-404. PMID: 15941893

30. van Zwol A,Moll HA, FetterWP, van Elburg RM. Glutamine-enriched enteral nutrition in very low birthweight infants and allergic and infectious diseases at 6 years of age. Paediatr Perinat Epidemiol. 2011 Jan;25(1):60-6. PMID: 21133970

31. He Y, Hakvoort TB, Köhler SE, et al. Glutamine synthetase inmuscle is required for glutamine production during fasting and extrahepatic ammonia detoxification. J Biol Chem. 2010 Mar 26;285(13):9516-24.

32. De-Souza DA, Greene LJ. Intestinal permeability and systemic infections in critically ill patients: effect of glutamine. Crit CareMed. 2005, 33(5) :1125-35.

33. Ziegler TR. Glutamine supplementation in cancer patients receiving bone marrow transplantation and high dose chemotherapy. J Nutr. 2001;131(9 Suppl):2578S-84S; discussion 2590S.

34. MedinaMA. Glutamine and cancer. J Nutr. 2001;131 (9 Suppl):2539S-42S; discussion 2550S-1S.

35. Ockenga J, Borchert K, Stüber E, et al. Glutamine-enriched total parenteral nutrition in patients with inflammatory bowel disease. Eur J Clin Nutr. 2005;59(11):1302-9.

36. Garlick PJ. Assessment of the safety of glutamine and other amino acids. J Nutr. 2001;131 (9 Suppl):2556S-61S.

7-Desoxycholsäure (DCS)

Der Makrophagenstimulator

7-Desoxycholsäure (DCS) ist eine seit über 100 Jahren bekannte, körpereigene sekundäre Gallensäure, deren Funktion bislang von der Medizin-Forschung nur zum Teil abgeklärt wurde. Neben ihrer akzeptierten Funktion als Gallensäure gilt sie als ein harmloses, aber auch evolutionstechnisch überholtes Produkt.

Sie ist jedoch ein natürlicher Immunstimulator, unser körpereigenes „Immunvitamin". DCS wird von bestimmten Bakterien der Darmflora produziert und kann durch Darmflorasanierungen gute Heilerfolge vorweisen.

Wie wirkt Desoxycholsäure im Körper?

Es durchtränkt als körpereigenes Produkt alle Körpergewebe und befindet sich als „Gesundheitspolizist" ständig überall. Tritt im Körper eine lokale Entzündung oder eine Tumorbildung mit bestimmten und besonderen Merkmalen auf (beispielsweise der sogenannten Herdansäuerung), so aktiviert die Desoxycholsäure vor Ort unmittelbar einen starken Abwehrschub. Das Immunvitamin wirkt dabei direkt auf die Makrophagen (die großen Fresszellen) ein und bewirkt dadurch eine Art „Turboboost" der ersten Immunabwehr. Gleichzeitig wirkt DCS auch über das hormonelle System auf unsere Gesundheit, indem es einige, die Genesung begleitende, Mechanismen in Gang setzt. DCS wirkt schnell, effektiv und in vollem Einklang mit dem Körper.

Welche Krankheiten kann man mit DCS behandeln?

Bei frischen Entzündungen (dazu gehören auch Herpes, Mumps und Angina) erfolgt innerhalb von 2 bis 3 Tagen nach Einnahme von DCS eine weitgehende bis völlige Ausheilung des Infektes. Desoxycholsäure (DCS) beschleunigt auf natürliche Weise den körpereigenen Heilungsprozess. DCS ist aber kein Wundermittel. Interessanterweise sind weitere Krankheiten, die auf DCS ansprechen,

Krankheiten im Bereich der weit verbreiteten Zivilisationskrankheiten. Zu diesen Krankheiten gehören infolge des Wirkprinzips von DCS vorrangig Virosen wie Herpes, Windpocken und Zeckenenzephalitis, virale, bakterielle oder „mechanische" Entzündungen, wie Mittelohrentzündung, Nierenbeckenentzündung, Harnblasenentzündung und Sehnenscheidenentzündung. Viele Neuralgien können mit DCS sehr effektiv abheilen. Ebenso wurden bestimmte Formen von Krebs mit DCS positiv beeinflusst.

Die Rolle der DCS in der Krankheitsabwehr

DCS ist eine Substanz, die beim gesunden Menschen alle Körpergewebe durchtränkt und dort in einer inaktiven Form vorliegt. Stößt DCS auf einen Entzündungsherd oder einen Tumor – dessen Blut in seiner Umgebung sauerer ist als das Normalgewebe – verwandelt sich DCS in eine aktive Form um und bewirkt einen Abwehrschub.

Die von DCS induzierte Immunabwehr erfolgt somit lokal, spezifisch und stark. Der Teil der Immunabwehr, auf den DCS einwirkt, ist das unspezifische Immunsystem, dessen Träger vor allem die großen Fresszellen – die Makrophagen – sind. Diese bilden einen primären Wall gegen Infektionen, aber auch um Tumorgewebe.

Die Forschung der letzten Jahrzehnte bezog sich praktisch ausschließlich auf die Erforschung des spezifischen Immunsystems (Bestandteile sind u. a. die Lymphozyten, die Antikörper, etc.), womit an der natürlichen initialen Immunabwehr unseres Körpers vorbeigeforscht wurde.

DCS-Molekül hat steroidale Bauweise

Das DCS-Molekül hat eine steroidale Bauweise und wirkt somit wie ein aktives Hormon unseres Körpers. Es geht an Rezeptoren des vegetativen Nervensystems und verhält sich kompetitiv zum kortikoidalen System sowie zu manch anderen Hormonen. So werden zusätzlich zur immunstimulierenden Wirkung oft auch harmonisierende Effekte auf das vegetative Nervensystem beobachtet, wie beispielsweise Unterstützung der Regulierung des Stuhlgangs,

Normalisierung des Blutdrucks, Lösung physiologischer Stresssymptome und so weiter.

DCS hilft dem Körper dadurch, vorübergehend in einen Zustand der Homöostase zu gelangen, der die optimale Ausheilung einer Erkrankung unterstützt. Aufgrund zahlreicher Befunde lässt sich sagen, dass nur bei einem ausreichend hohen DCS-Gehalt im Gewebe eine hinreichend stabile erste Immunabwehr und Harmonisierung der Körperphysiologie erreicht wird – und somit eine stabile Gesundheit. Manche Krankheiten wie Krebs haben dann keine Chance, sich zu entwickeln

Sinkt unser DCS-Spiegel jedoch unter ein Minimum (was leider bei vielen Menschen der Fall ist), werden sie anfällig für Infekte und chronisch degenerative Krankheiten, welche vom unspezifischen Immunsystem kontrolliert werden könnten.

Indikationen und Kontraindikationen für DCS

Die Wirkung der Desoxycholsäure lässt sich gut in Indikationsgruppen einteilen, die jeweils auch Krankheitsgruppen umfassen, welche alle nach demselben Prinzip auf DCS ansprechen – oder eben nicht ansprechen.

Gruppe 1: Virale Entzündungen mit lokalem Herd
Eine optimale Wirkung hat DCS bei frischen viralen Entzündungen mit lokalem (saurem) Herd. Dies ist zum Beispiel bei Herpes, Nervenentzündungen, Gürtelrose, Windpocken, oder frischen Warzen der Fall. Auch Mumps oder Sehnenscheidenentzündung gehören hier dazu. Schmerzfreiheit und Abschwellung ist hier nach 12 bis 24 Stunden zu erwarten, eine Ausheilung in 2 bis 3 Tagen.

Gruppe 2: Anaerobe bakterielle Entzündungen mit lokalem Herd
Eine gute Wirkung erzielt Desoxycholsäure (DCS) bei frischen bakteriellen Entzündungen mit lokalem Herd wie Harnblasen- oder Nierenbeckenentzündung, „Wundentzündungen" und bei

„grippalen Begleitentzündungen" wie Mittelohrentzündung, Mandelentzündung, etc. Sehr frische bakterielle Entzündungen reagieren so gut wie virale. Das setzt aber voraus, dass sich noch kaum Eiter gebildet hat, denn dieser setzt zum einen den pH-Wert des Herdes herab und zieht zum anderen andere Abwehrzellen auf den Plan.

Gruppe 3: Wirkung in bestimmten Fällen wie Krebs
Erfolge können bei Krebs erzielt werden, da eigentlich alle Krebsformen Milchsäure produzieren und sich daher mit einem Säuremantel umgeben. Der Prozess der Metastasierung kann zudem durch den Einsatz von DCS ausgebremst werden (Dosierung 15 – 20 mg/kg).

Gruppe 4: Vegetative „Dystonien"
Da das DCS-Molekül einem natürlichen Hormon entspricht, kann es sich auch an Rezeptoren des vegetativen Nervensystems binden und kompetitiv zum kortikoidalen System verhalten. Hierdurch kann es immunstimulierende Wirkungen und harmonisierende Effekte auf das Zentralnervensystem entfalten.

Gruppe 5: Wirkung nur unter bestimmten Voraussetzungen
Bei vielen Krankheiten nützt DCS nichts, da es sich nicht um lokale angesäuerte Entzündungsprozesse handelt, also immer dann, wenn das unspezifische Immunsystem mit seinen Makrophagen nicht die entscheidende Abwehraufgabe hat.

Gruppe 6: Rheuma und Autoimmunerkrankungen
Problematisch ist DCS bei allen Krankheiten, bei denen überschießende Immunantworten das Problem selbst darstellen. Rheuma oder autoimmune chronische Erkrankungsprozesse können durch DCS für 1 bis 2 Tage vorübergehend verschlechtern, kehren dann aber in den Zustand davor zurück. Bestimmte chronifizierte Krankheiten (meist verschleppte unausgeheilte Entzündungen) können jedoch über eine Erstverschlimmerung stufenweise ausgeheilt werden, z.B. Osteomyelitis. Dazu gehören aber auch manche Rheumaarten

und Autoimmunerkrankungen in Folge von unausgeheilten Infekten und Entzündungen wie z.B die chronische Borelliose oder Lymekrankheit. Hier geht es allerdings um die Behandlung chronischer Erkrankungen, was per se schon ein diffiziles Feld ist und natürlich viel mehr therapeutischen Einsatz erfordert.

Gruppe 7: Kontraindikation
Kontraindiziert ist DCS im Allgemeinem bei Allergien, Asthma, Lupus Erythematodes, Gicht oder Neurodermitis. All diese Erkrankungen basieren auf inadäquaten Immunreaktionen des Körpers. DCS wirkt hier nur verstärkend auf das Krankheitsbild (vorübergehende Verschlimmerung der Symptomatik für 1 bis 2 Tage) und kann diese Krankheiten (im Gegensatz zur Gruppe 6) nicht abheilen. Hier sind die Kortikoide und andere antientzündlich und immunsupprimierende Medikamente gefragt.

Packungsgrößen und Dosierung

Desoxycholsäure DCS ist in Dosen von 100 Kapseln á 200 mg erhältlich (Rezept vom Arzt an die St. Georgs Apotheke Bad Aibling schicken).

Erwachsene nehmen 3 bis 6 mal täglich 1 Kapsel á 200 mg im Abstand von 2 Stunden.
DCS wird mindestens 3, maximal 6 Tage eingenommen. Immer 2 Tage länger als das Abklingen der Symptome. Kinder bis 12 Jahre nehmen 3 – 4 mal täglich ½ Kapsel á 200 mg.

Mit Methadon gegen Krebszellen

Das Opioid kann die Wirkung einer Chemotherapie verstärken

Bislang ist Methadon nur als Schmerzmittel zugelassen. Aufgrund von Studien konnte aber gezeigt werden, dass Methadon auch eine Wirkung gegen Krebs hat. Es liegen bereits viele beeindruckende Kasuistiken vor, die die positive Wirkung von Methadon bestätigen.

So konnte eine 49-Jährige Patientin (N.F), bei der im Juni 2010 ein Brustkrebs auftrat, und die trotz zahlreicher Operationen und Chemotherapie immer wieder Rückfälle hatte und 2014 als nicht mehr therapierbar galt, nach der Einnahme von Methadon eine so überraschende Besserung erfahren, dass es schon fast an ein Wunder grenzt.

Klinische Studien sind in Planung

Das Opioid ist vor allem als Ersatzdroge für Heroinabhängige bekannt, es wird in der Palliativ-Medizin aber auch als Schmerzmittel eingesetzt. Nun könnte Methadon als Krebsmedikament Karriere machen: Die Forscherin Prof. Dr. Claudia Friesen vom Universitätsklinikum Ulm hat herausgefunden, dass Methadon Tumorzellen zerstören kann – sogar solche, die sich bereits als resistent gegen Chemotherapie und Bestrahlung erwiesen haben.

Methadon bindet sich an spezielle Opioid-Rezeptoren auf der Oberfläche der Tumorzelle und aktiviert Signalwege, die den programmierten Zelltod (Apoptose) auslösen. Gesunde Zellen nehmen Friesen zufolge durch das Mittel keinen Schaden, weil sie nur sehr wenige Opioid-Rezeptoren auf der Oberfläche haben. Methadon verstärkt zudem die Wirkung einer Chemotherapie, wie Friesen im Laborversuch nachweisen konnte.

Wenn das Methadon sich an die Zelle bindet, nimmt diese mehr von dem Chemotherapeutikum auf und gibt weniger davon wieder ab. Normalerweise versucht die Tumorzelle, das Krebsmedikament schnellstmöglich wieder nach draußen zu pumpen. Das Methadon verhindert dies jedoch, so dass eine größere Menge des Medikaments länger in der Zelle bleibt und dort wirken kann. Gleichzeitig erhöht das Chemotherapeutikum die Zahl der Opioid-Rezeptoren auf der Zelloberfläche, so dass sich mehr Methadon an die Krebszelle binden kann. Chemotherapeutikum und Methadon schaukeln sich in ihrer Wirkung also gegenseitig hoch.

Unsere Apotheke stellt das entsprechende Methadon als BTM-Magistralrezeptur her und kann dann eingesetzt werden, wenn in unserem medizinischen Versorgungszentrum die Indikation dafür gestellt wurde.

MSM (Methyl-Sulfonyl-Methan)

Klingt nach Chemie, ist aber Natur pur!

Wenn man MSM oder Methyl-Sulfonyl-Methan hört oder liest, dann denkt man sofort an übelste Chemie, mit der uns die Schulmedizin immer häufiger konfrontiert. Aber weit gefehlt! Was nach Chemie klingt, ist in Wirklichkeit „Natur pur". Methyl-Sulfonyl-Methan (MSM) wurde bereits vor 130 Jahren von russischen Wissenschaftlern entdeckt. Es ist eine natürlich vorkommende Form von organisch gebundenem Schwefel und wird in unterschiedlichsten Konzentrationen im menschlichen Organismus gefunden.

Diese besondere Form des Schwefels ist ein lebenswichtiger Nährstoff und gleichzeitig biologisch sehr gut verfügbar. MSM ist eine geschmacks- und geruchlose organische Form des Schwefels, der als wichtiger Bestandteil von Enzymen und Immunglobulinen fungiert. Hinzu kommt, dass MSM von grundlegender Bedeutung für die Synthese von Bindegewebe, sowie die Bildung und Nahrung von Haaren und Nägeln ist.

Die Schwefelverbindung ist in Zwiebeln, roher Milch, Sauerkraut, Tomatenmark, Tee, Fleisch und Fisch in seiner ursprünglichen Form enthalten. Erhitzen, trocknen und andere Verarbeitungs-methoden der modernen Nahrungsmittelzubereitung vernichten diesen wichtigen Nährstoff jedoch. Für Menschen, die keine Rohmilch oder unverarbeitete Nahrungsmittel konsumieren, ist eine zusätzliche Einnahme von MSM sinnvoll und notwendig.

MSM - unentbehrlich für viele Körperfunktionen

Schwefel wird für die Ausführung sämtlicher wichtiger Körperfunktionen benötigt und ist somit essentiell für jegliches organische Leben. Der patente Stoff schafft Abhilfe bei Schwellungen, Entzündungen und Schmerzen. MSM erhöht die Durchlässigkeit der Zellmembran und fördert somit den Abtransport von Abfallstoff e wie Schlacken und überschüssiges Wasser.

Auch das Zuführen lebenswichtiger Stoffe wie Coenzym Q10, Vitamine, Mineralstoffe, Spurenelemente und Aminosäuren in die Zellen erfolgt wieder problemlos. Darüber hinaus benötigt unser Körper organischen Schwefel um Bindungen zwischen Eiweißmolekülen aufzubauen.

MSM - Merkmale und Funktionen

MSM …

- ✓ ist der Stoff, der uns beim Zwiebelschneiden Tränen in die Augen treibt,
- ✓ fördert wichtige Prozesse wie beispielsweise den Stoffwechsel von Fetten, Funktionen des Immunsystems und die Freigabe von Energien.
- ✓ MSM ist unverzichtbar für Nieren, Hirn, Herz, Netzhaut des Auges und alle anderen Organe,
- ✓ steuert die Funktion und Biosynthese von Vitamin B1 und Insulin für den Stoffwechsel von Kohlenhydraten,
- ✓ unterstützt die Leber bei der Ausscheidung von Giftstoffen,
- ✓ bildet die Basis für die Glucosaminbildung (notwendig für die Gesunderhaltung von Ligamenten, Sehnen, Herzklappen, Haut und das Bindegewebe),
- ✓ wirkt entzündungshemmend und ermöglicht den Wiederaufbau von zerstörten Zellen. Die entzündungshemmenden Eigenschaften von MSM helfen Schmerzen zu lindern, bei entzündeten Gelenken, Sehnen, Gelenkpfannen, Bandscheiben- und anderen Rückenproblemen sowie allgemeinen Schmerzen im Bewegungsapparat.
- ✓ MSM hilft im Sport gegen Steifheit, Zerrungen und anderen Muskel- oder Gelenkschmerzen,
- ✓ wehrt durch Besetzung der Rezeptoren in der Schleimhaut allergische Reaktionen ab (Anti-Allergen),
- ✓ hilft auch bei zahlreichen Problemen im Magen-Darm-Bereich, wie Durchfall, Verstopfung, Hyperaktivität
- ✓ und schafft auch Abhilfe bei verschiedenen Parasiten.
- ✓ MSM unterstützt die Entstehung von Kollagen, erhält die Form

des Bindegewebes,

✓ fördert das Wachstum von vollen, glänzenden Haaren, klarer Haut und starken Nägeln,
✓ wirkt aufbauend und aktiviert Thiamin, Vitamin C, Biotin und Pantothensäure,
✓ ist unabdingbar für die Herstellung von Galle,
✓ hält das Säure/Basen-Gleichgewicht aufrecht,
✓ stärkt und erhält das Immunsystem. Denn der Körper erneuert ständig alle Zellen und benötigt dazu die richtigen Bausteine, um eine gesunde Struktur aufzubauen.

Mögliche Anwendungsbereiche von MSM

MSM besitzt die gleichen Fähigkeiten wie das weniger gut riechende DMSO (Dimethylsulfoxid), das seit einiger Zeit in Amerika, aber auch bei uns als „Schmerzroller" (St. Georg Apotheke, Bad Aibling) in der Behandlung von Sportverletzungen, Arthritis, Blasenentzündungen, Traumata des Zentralnervensystems und Schlaganfällen eingesetzt wird.

Allergien und MSM

MSM gilt als eines der wichtigsten Mittel gegen Allergien. Es schafft Abhilfe bei allergisch bedingten Augenbeschwerden (Brennen), laufender Nase und Heiserkeit, verursacht durch Pilzsporen, Blütenstaub und Staub. Studien haben belegt, dass MSM funktioniert, weil es die Zellen beim Eliminieren von Eindringlingen unterstützt, die Rezeptoren der Schleimhaut für Allergene blockiert und Allergene bindet, damit sie ausgeschwemmt werden können.

Parasiten und MSM

Neuesten Studien zufolge hilft MSM gegen Parasiten wie beispielsweise Giardia lamblia, Trichomonaden und Würmer.

Verdauungsstörungen und MSM

Die organische Schwefelverbindung ist außerdem wirksam bei Durchfall, Verstopfung, Übelkeit, Übersäuerung des Magen, Schmerzen und Entzündungen.

Arthritis, Entzündungen und MSM

MSM lindert Schmerzen, Entzündungen und Steifigkeit, die durch Knochen- und Muskelerkrankungen wie Arthritis, Überanstrengungen, Stress oder Verletzungen verursacht werden. In einer Osteoarthritis-Studie wies MSM eine ähnlich schmerzlindernde Wirkung auf wie Cyclooxigenasehemmer (z.B. Diclofenac oder Ibuprofen).

Eine weitere Studie mit einer täglichen Dosis von 2250 mg MSM zeigte eine deutliche Linderung der Arthritis-Schmerzen. Patienten die MSM einnahmen, erlebten eine durchschnittliche Verbesserung von über 80 Prozent, während Patienten, die ein Placebo einnahmen, lediglich eine Verbesserung von 20 Prozent feststellten.

Viele Ärzte und Patienten bestätigten die schmerzlindernde Wirkung von MSM bei regelmäßiger Einnahme. Diese Schmerzlinderung basiert auf einer völlig anderen Funktionsweise als die der synthetischen Schmerzmittel.

Droht Gefahr, meldet normalerweise das körpereigene Warnsystem die Informationen über die Nervenfasern zum Gehirn. Die sensiblen Enden der Nervenfasern befinden sich unter anderem in der Haut, der Muskulatur, in den Blutgefäßen und in den Gelenken. Dort werden die Schmerzreize aufgenommen und über zwei spezielle Nervenfasern – die markhaltigen A-Deltafasern und die marklosen C-Fasern – wie über zwei definierte Nervenbahnen im Rückenmark weitergeleitet. Hier ist die Endstation für diese beiden Nervenstränge, denn von hier aus werden die Schmerzreize über Nervenzellen zum Gehirn geleitet, wo die Empfindung des Schmerzes erzeugt wird. Das Gehirn meldet dann die Gefahr an die entsprechenden Körperstellen und veranlasst Gegenmaßnahmen, wie beispielsweise eine verstärkte Durchblutung verletzter oder entzündeter Körperregionen.

MSM und Krebs

Die Einnahme von MSM kann den Ausbruch von Brustkrebs stark verlangsamen. Dies bedeutet dass die Entstehung von

Krebs deutlich verzögert werden kann, insbesondere nach der Anwendung in Kombination mit anderen Präventiv-Maßnahmen. Auch bei Dickdarmkrebs hat es eine wachstumshemmende Wirkung.

MSM ist eine wichtige Substanz, die an vielen Stellen in unserem Körper und bei vielen Befindlichkeitsstörungen sowie Krankheiten eine geradezu erstaunliche Wirkung erzielen kann. Es ist kein Medikament, sondern ein Nahrungsergänzungsmittel.

Wir empfehlen es bei Arthritis, Allergien, Asthma, Dickdarm- und Brustkrebs, Erhalt der geistigen Funktionen, zur Förderung schöner Haut, Haare und Nägel, brüchige und weiche Nägel werden gestärkt, Narbengewebe wird weicher. Sehr gut eignet sich MSM auch bei Magenübersäuerung und Sodbrennen und ist eine echte Alternative zu Protonenpumpenhemmern wie Antra oder Omeprazol. Die Mundschleimhaut wird geschützt, Muskelschmerzen verschwinden. Auch gegen Parasiten ist erweist es sich als wirksam.

MSM Dosierung

Eine Kapsel MSM von der Firma Euro Nutrador enthält 500 mg MSM. Wir empfehlen

- ➤ vorbeugend: 1 bis 2 Kapseln täglich
- ➤ bei Stress: 2 bis 4 Kapseln täglich
- ➤ therapiebegleitend: 2 bis 8 Kapseln täglich

Nebenwirkung von MSM

Die Einnahme von MSM weist keinerlei Nebenwirkungen auf, da es sich um eine körpereigene Substanz handelt. Die Gefahr einer Gewöhnung oder Abhängigkeit ist nicht gegeben. Eine klinische Studie bestätigte zudem, dass bei 75 Prozent der Patienten während der Einnahme von MSM die Einnahmemenge von Mitteln gegen eine übermäßige Magensäurebildung signifikant reduziert werden konnte.

MSM ist weniger toxisch als Kochsalz und hat keine bekannten

Nebenwirkungen. MSM ist nicht giftig und kann nicht überdosiert werden.

Taurin

Taurin - eine Aminosäure mit großer Wirkung auf die Gesundheit: Es schützt das Herz, die Augen und verbessert die Glukosetoleranz. Zudem weckt Taurin die Hoffnung auf Besserung bei neurologischen Erkrankungen.

Aminosäuren sind die Bausteine der Eiweiße. Sie sind kettenartig verbunden, um die Proteine zu formen, die gewährleisten, dass unser Körper einwandfrei funktioniert. Es gibt einige wenige Ausnahmen, in denen Aminosäuren eine ihnen eigene Funktion ausüben und nicht als Komponente eines Proteins agieren. Taurin ist eine solche Aminosäure. Tatsächlich ist Taurin die wichtigste freie Aminosäure im Körper.

Was macht Taurin?

Taurin ist eine ist eine nicht essentielle Aminosäure. Sie wird im Körper aus den beiden Aminosäuren Methionin und Cystein synthetisiert. Taurin ist eine wichtige Komponente der Gallensäuren, die ja bekanntermaßen notwendig sind, um Fette und die fettlöslichen Vitamine zu resorbieren.

Taurin reguliert den Herzschlag, erhält die Stabilität der Zellmembranen, transportiert Calcium in und aus der Zelle, reguliert die Aktivität von Hirnzellen und dient außerdem als potentes Antioxidans.

Es wird angenommen, dass Taurin eine wichtige Rolle bei der Behandlung verschiedener Krankheiten spielen könnte wie:

- ✓ kongestive Herzinsuffizienz
- ✓ hoher Blutdruck
- ✓ Diabetes und
- ✓ Retinaerkrankungen

Normalerweise produziert unser Körper genügend Taurin oder nimmt es aus der Nahrung auf. Es wird, wie bereits erwähnt, aus Methionin, Cystein gebildet und zwar mit Hilfe von Vitamin C. Wenn aber diese Stoffe nicht in ausreichender Menge zur Verfügung stehen, kommt es zum Taurin-Mangel.

Welche Nahrungsmittel liefern uns Taurin?

Taurin ist in Eiern, Milchprodukten, Fisch und rotem Fleisch enthalten. Vegetarier leiden sehr häufig an einem Taurin-Mangel, Fleischesser hingegen selten oder nie. Doch mit zunehmendem Alter produzieren wir immer weniger Taurin. Jüngste Untersuchungen haben gezeigt, dass eine Supplementierung im Alter von hohem Nutzen sein kann. Dabei spielt es kaum eine Rolle welche Ernährungsform bevorzugt wird. Häufig ist der Bedarf in dieser Lebensphase so hoch, dass er weder durch die körpereigene Produktion noch durch eine Aufnahme durch die Nahrung gedeckt werden könnte.

Taurin: ein kraftvolles Antioxidans

Taurin ist ein wichtiges Antioxidans unseres Körpers. Besonders hohe Konzentrationen werden im Auge, in der Retina gefunden. Ein Taurinmangel verursacht Retinaläsionen und Verschlechterungen des Sehvermögens, die eventuell sogar durch eine ausreichende Taurin Supplementierung reversibel sein könnten.

Taurin schützt vor Makula Degeneration

Die Retina ist eine ca. 200 μm dicke Gewebsschicht, die das Innere des Auges wie eine Tapete auskleidet. Sie ist der sensorische Bereich des Auges und dient der Wahrnehmung von Lichtreizen. Man nimmt an, dass Taurin sowohl die Stäbchen als die Zäpfchen und die pigmentierten Epithelzellen schützt. Die pigmentierte Epithelschicht (Retinales Pigmentepithel RPE) dient als Lichtfilter und Stoffaustausch. Die Zellen des RPE enthalten durch Melanin schwarz gefärbte Melanosomen, welche funktionell Lichtfilter für die Sehrezeptoren darstellen.

Die größte Sehschärfe besteht in der Makula. Mit zunehmendem Alter kommt es immer häufiger zur Makuladegeneration, weil die Stäbchen und Zapfen absterben. Blindheit ist dann die Folge. Die Ursachen der Degeneration sind unklar, sie tritt gehäuft bei Diabetikern auf, kann aber auch Folge von Lichtschäden durch UV-Licht sein.

Herzgesundheit durch Taurin

Unser Herz schlägt im Laufe unseres Lebens mehr als zwei Milliarden Mal und transportiert ständig Blut und Sauerstoff zu den einzelnen Organen. Eine häufige Folge des Alterns ist die Herzinsuffizienz, verbunden mit einer eingeschränkten Pumpfunktion.

Neueste Untersuchungen haben gezeigt, dass Taurin beim Menschen die Kontraktilität des Herzmuskels (Herzkraft) stärkt und somit helfen kann, einer Herzinsuffizienz vorzubeugen. In einer schon etwas älteren Tierstudie aus dem Jahr 1984 konnte Taurin vor einer Herzinsuffizienz schützen und Mortalität um 80 Prozent senken. In einer weiteren Studie aus dem Jahr 1988 konnte gezeigt werden, dass Taurin den Blutdruck senkt und Arteriosklerose bei Tieren mit erhöhten Cholesterinspiegeln vorbeugt.

Taurin hilft die Hirnfunktion zu erhalten

Im Gehirn werden größere Mengen an Taurin benötigt. Jüngste in vitro Untersuchungen haben gezeigt, dass die Aminosäure neben ihren hirnspezifischen Funktionen, auch neuroprotektive Fähigkeiten besitzt, indem sie Neurotransmitter vor oxidativer Schädigung schützt. Dies ist besonders wichtig zur Verhinderung von Parkinson und dem Repair bei neurodegenerativen Erkrankung wie MS und ALS.

Taurin verbessert die Glukosetoleranz

Eine der negativen Folgen unserer mit viel Zucker beladenen Ernährung ist der exzessive und krankmachende Effekt von Fruktose. Fruktosehaltige Nahrung kann ein Diabetes ähnliches Syndrom hervorrufen, mit herabgesetzter Glukosetoleranz und einem dramatisch Abfall des Antioxidantienspiegels.

Eine Supplementierung mit Taurin kann diese negative Wirkung verhindern. Taurin bewirkt eine Verbesserung der Insulinwirkung, indem es die Insulintoleranz erhöht und den Spiegel der Antioxidantien anhebt. Dies ist eine sehr wichtige Funktion, um die negativen Effekte unserer kohlenhydrathaltigen Ernährungsform auszubilanzieren.

Taurin verringert das Risiko eines Muskelschadens

Auch im Muskel werden große Mengen an Taurin gefunden. Es wird angenommen, dass es dort eine wichtige Rolle spielt. Es konnte gezeigt werden, dass Taurin die Muskelschäden verringert, die bei intensivem Muskeltraining auftreten können. Taurin kann den Trainingszuwachs verbessern. Intensives Training erschöpft die Taurinreserven im Muskel, darum ist wichtig für diejenigen, die sich ein optimales Trainingsprogramm mit einem optimalen Trainingsgewinn wünschen, Taurin zu supplementieren.

Taurin - Hoffnung bei neurologischen Erkrankungen

Bisher glaubten wir, auch weil es uns so im Medizinstudium so gelehrt wurde, dass es mit zunehmendem Alter unvermeidlich und unumkehrbar sei, dass unser Gehirn schrumpft. Jüngste Forschungen haben aber gezeigt, dass auch Hirnzellen regenerieren können.

Die Aminosäure Taurin spielt dabei eine wichtige Rolle, neue Gehirnzellen zu schaffen. Taurin stimuliert das Wachstum von Gehirnzellen durch die Aktivierung schlafender Stammzellen und erhöht dadurch auch das Überleben dieser neuen Neuronen, was zu einem zahlenmäßigen Anstieg adulter Gehirnzellen führt.

Taurin hat einzigartige biochemische Eigenschaften, die für die Bildung neuer Gehirnzellen besonders wichtig sind. Tierstudien zeigen, dass Taurin die Bildung neuer Gehirnzellen fördert, besonders in den Bereichen, die wichtig für das Gedächtnis sind. Durch eben diese positive Beeinflussung besonders des Hippocampus, kann es zu einer dramatischen Verbesserung von Kognition und Gedächtnis sowie Erinnerungsvermögen führen. Zusätzlich zu diesen beeindruckenden

Vorteilen für unser Gehirn, steigert Taurin auch die Herzfunktion und reduziert Arteriosklerose sowie die negativen Auswirkungen des metabolischen Syndromes.

Es ist daher nicht verwunderlich, dass diese positiven Wirkungen positiv von Metformin unterstützt werden. Taurin und Metformin sind daher ein wirkungsvolles Duo. Da die Taurinwerte mit zunehmendem Alter deutlich absinken, werden Gehirn, Herz, Nieren und Nerven immer weniger regenerationsfähig und das gibt Anlass zu den bekannten Alterskrankheiten.

Wir erkennen daher immer deutlicher, dass der im Alter auftretende Taurinmangel eine echte Bedrohung für unsere Gesundheit darstellt. Die gute Nachricht aber ist auch, dass Taurin ein preiswertes Nahrungsergänzungsmittel ist und somit eigentlich jeder von seinem Potenzial profitieren kann, um seine persönlichen degenerativen Prozesse zu verlangsamen und/oder umzukehren.

Taurin fördert Wachstum neuer Gehirnzellen

Wenn Taurin-defiziente Gehirnzellen in Kultur gezüchtet werden, kommt es nach Zusetzen von Taurin zu einem starken Wachstum von neuen Zellen. Dies ist auf mehrere Wirkmechanismen zurückzuführen:

> ➢ auf die Verbesserung der Mitochondrien-Funktion,
> ➢ auf die Aktivierung von Genen, die für die normale Proliferation, das Überleben und die Energiebildung zuständig sind und
> ➢ auf die Blockierung chemischer Signale, die die Nervenzellregeneration hemmen.

Neben dem Wachstum neuer Gehirnzellen fördert Taurin auch die Bildung von Neuriten. Das sind die Zellen, die den Gehirnzellen helfen, miteinander zu kommunizieren. Neuriten maximieren die Verbindungen zwischen den Zellen, entlang denen elektrische Impulse fließen, um unser Gedächtnis, unsere Wahrnehmung, unser Fühlen und Denken zu unterstützen.

Im Laufe der Zeit können durch chemischen Belastungen und Giftstoffe diese Neuriten beschädigt werden und bei älteren Menschen zu den bekannten Alterskrankheiten beitragen. Eine Laborstudie ergab, dass Taurin Nerven gegen chemische Belastungen schützen kann. Diese Erkenntnisse, dass Taurin auch geschädigte Gehirnzellen regenerieren kann, ist wirklich revolutionär und gibt Anlass, über altersbedingte neurodegenerative Erkrankungen und Traumen anders zu denken als bisher.

Taurin bei neurodegenerativen Erkrankungen

Bei zwei spezifischen Erkrankungen wurde der Nutzen von Taurin gezeigt: bei der Parkinson-Krankheit und bei der Depression. Untersuchungen am Menschen zeigten, dass die Taurin-Plasmaspiegel bei Patienten mit Parkinson-Krankheit stark erniedrigt sind, was darauf hindeutet, dass Taurin sowohl einen potenziellen Beitrag leisten kann zur Krankheitsentstehung aber auch zu einer mögliche Behandlung. Dieses Problem wird auch durch die Tatsache verstärkt, dass für die Standard-Behandlung der Parkinson-Symptome häufig das Medikament Levodopa eingesetzt wird, welches zu einer weiteren Taurin Verarmung führt. Für Parkinson-Patienten ist es daher wichtig, ihre Ernährung mit dieser vielseitigen Aminosäure zu ergänzen.

Eine Supplementation mit Taurin ist auch wichtig für Menschen, die unter Depressionen leiden. Depressionen kommen besonders häufig bei Diabetikern vor. Es wird angenommen, dass starke Blutzuckerschwankungen an Depressionen und neurodegenerativen Erkrankungen wie der Alzheimer-Krankheit beteiligt sind. In Rattenversuchen konnte eine Taurin-Supplementierung bei diabetischen Tieren eine depressiv-ähnliche Verhaltensweise verbessern. Bei Diabetikern verbessert Taurin die Neurotransmitter-Funktion, was zu einem verbesserten Kurzzeitgedächtnis führt.

Zusammenfassung

Taurin ist eine freie Aminosäure, die bei der Verlangsamung altersbedingter Degenerations-Prozesse, vor allem im zentralen Nerven- und im Herz-Kreislauf-System von entscheidender Bedeutung ist.

Laboruntersuchungen zeigen, dass Taurin erreichen kann, was wir für unmöglich hielten, nämlich neues Wachstum und neue Verbindungen von Gehirnzellen zu fördern. Dies ermöglicht die Wiederherstellung verloren gegangener Funktionen des Gehirns bei älteren Menschen.

Taurin-Spiegel sinken mit zunehmendem Alter und bei metabolisch und neurologischen Erkrankungen ab. Supplementierung mit Taurin, sowohl in Tier- und Humanstudien, zeigen die Verlangsamung der altersbedingte Effekte.

Laboruntersuchungen zeigen außerdem dramatische Verbesserungen in der Wahrnehmungs- und Gedächtnisleistung. Eine Supplementierung mit Taurin kann sich auch bei der Entwicklung und Behandlung von Parkinson positiv auswirken. Taurin-Supplementierung erhöht die Herzfunktion und reduziert Arteriosklerose - beide sind für den frühen Tod bei Herzerkrankungen und Schlaganfällen verantwortlich.

Auch Patienten mit metabolischem Syndrom können von einer Taurin Ergänzungen profitieren, in dem die durch das Syndrom bedingten negativen Auswirkungen auf das kardiovaskuläre Risiko reduziert werden.

Obwohl die genaue tägliche Dosis von Taurin nicht bekannt ist, ist eine tägliche Einnahme von 250 bis 500 mg sinnvoll. Es gibt zahlreiche Hinweise aus Evidenz basierter Forschung, dass wir alle von einer täglichen Einnahme von 500 - 2000 mg profitieren könnten.

Verfassungsrichter stärken alternative Heilmethoden

Gesetzliche Kasse muss Behandlung eines Patienten mit alternativen Methoden bezahlen, selbst wenn es nur „Hinweise auf Linderung" gibt.

Bei der Behandlung schwerkranker Patienten können Ärzte unter bestimmten Voraussetzungen auch zu nicht anerkannten alternativen Methoden greifen – und die Kassen müssen dafür trotzdem zahlen.

Nach einem jüngeren Beschluss des Bundesverfassungsgerichts muss die gesetzliche Kasse die Behandlung bezahlen, wenn sie begründete Hoffnung auf Linderung bietet, die Schulmedizin aber keine Therapiemöglichkeit eröffnet.

Damit gaben die Karlsruher Richter einer Verfassungsbeschwerde eines 18-Jährigen statt. Er leidet an der Duchennschen Muskeldystrophie, einem seltenen und nur bei Männern auftretenden Abbau des Muskelgewebes. Die Patienten sterben meist vor ihrem 20. Geburtstag.

In der Schulmedizin gibt es keine Therapie, die den Krankheitsverlauf langfristig bremsen oder den Patienten gar heilen könnte. Daher wurde der Junge schon als Achtjähriger mit einer Kombination alternativer Heilmethoden behandelt, darunter homöopathische Arzneimittel, Thymuspeptide, Zytoplasma sowie die Bioresonanztherapie mit hochfrequenten Schwingungen.

Für die Behandlung bezahlten die Eltern in zwei Jahren umgerechnet € 5.100,--. Die Kasse lehnte eine Erstattung ab, weil der Erfolg der Methode wissenschaftlich nicht belegt sei. Das Bundessozialgericht (BSG) schloss im Jahr 1997 die Kostenübernahme für alternative Heilmethoden durch die gesetzlichen Kassen zwar nicht aus, lehnte dies im konkreten Fall aber ab, weil die Methode nicht ausreichend verbreitet sei. Ein Erfolg im Einzelfall reiche nicht aus.

Nun musste sich das Bundesverfassungsgericht erneut mit dem Fall befassen. Das Urteil des Bundessozialgerichts sei „mit der grundgesetzlich garantierten allgemeinen Handlungsfreiheit, dem Sozialstaatsprinzip und dem Grundrecht auf Leben nicht vereinbar", urteilen die Verfassungsrichter. Zur Begründung betonten sie, dass die Gesetzliche Krankenversicherung eine Pflichtversicherung ist. In der Nicht-Erstattung und der Ablehnung der Behandlung sahen die Richter einen Verstoß gegen das Grundrecht auf Leben.

Denn der Staat sichert seinen Bürgern die notwendige Krankheitsbehandlung gesetzlich zu. Gerade bei einer schweren und lebensbedrohlichen Krankheit dürften die Versicherten daher nicht im Stich gelassen werden. Habe die Schulmedizin den Betroffenen keine Therapieoption zu bieten, müsse die Kasse ihnen auch alternative Methoden bezahlen, wenn es „ernsthafte Hinweise auf eine nicht ganz entfernt liegende Aussicht auf Heilung oder auch nur eine spürbare positive Einwirkung auf den Krankheitsverlauf im konkreten Einzelfall gibt."

Beschluss des Bundesverfassungsgerichts Az.: 1 BvR 347/98.

Selbstbestimmungsrecht des Patienten

Ihr Recht bei der Therapieauswahl

Bei der onkolgischen Therapie am Lebensende ist zu betonen, dass die besondere Aufgaben- und Pflichtenstellung der behandelnden Onkologen darin besteht, das Leben der Patienten zu erhalten, ihre Gesundheit wiederherzustellen sowie das Leiden zu lindern.

Die moderne Onkologie verfügt allerdings über ein Interventionspotenzial, das maximal einzusetzen nicht mehr in jedem Einzelfall angemessen, sondern im Einzelfall „schlimmer als der Tod" erscheinen mag.

Dieses Interventionspotential einzusetzen kann an der medizinischen Indikation scheitern oder aber am Patientenwillen, den dieser aufgrund seines Selbstbestimmungsrechts innehat. Es gilt auch dann, wenn das Unterlassen einer medizinischen Intervention lebensbedrohliche Auswirkungen hat.

Dazu hat der Bundesgerichtshof BGH in Strafsachen bereits am 28. November 1957 folgendes obiter dictum gesprochen: „Niemand darf sich zum Richter in der Frage aufwerfen, unter welchen Umständen ein anderer vernünftigerweise bereit sein sollte, seine körperliche Unversehrtheit zu opfern, um dadurch wieder gesund zu werden, denn auch ein lebensgefährlich Erkrankter kann triftige, sowohl menschlich wie sittlich achtenswerte Gründe haben, eine Therapie abzulehnen."

Diese Haltung wurde seitens des Bundesverfassungsgerichts unterstrichen. In der maßgeblichen Entscheidung vom 25. Februar 1979 urteilen die Richter: „Verstirbt der Patient resultierend aus seinem Behandlungsveto, so ist nur er selbst verantwortlich." Entsprechend seinen „ureigensten Maßstäben" ist der Patient „...allenfalls sich selbst, nicht aber dritten Personen und ihren Maßstäben Rechenschaft schuldig."

Urteil des BGH: 11, 111, 114, Az.: 4 StR 525/57), Urteil des

Bundesverfassungsgerichtes: 52, 131, 171–178, Az.: 2 BvR878/74)

Über den Autor

Dr. med. Friedrich Douwes
geb. 27.05.1942 in Rhauderfehn als Sohn des Chirurgen Dr. Theodor
Douwes und seiner Ehefrau Elisabeth Douwes, geb. Rudel

1962 – 1967	Medizin-Studium an den Universitäten Marburg, Zürich, Schweiz und Heidelberg, Promotion zum Dr. med.
1968	Philadelphia General Hospital, Assistenzarzt
1969 – 1970	Hahnemann Universität, U.S.A., Hämatologie und Onkologie, Assistenzarzt
1970 – 1975	Medizinische Universität Göttingen, wissenschaftlicher Assistent
1975	Facharzt „Innere Medizin"
1975 – 1979	Medizinische Universität Göttingen, Leiter des hämatologischen Zentrallabors und der onkologischen Ambulanz
1980 – 1987	Ärztlicher Direktor der onkologischen Fachklinik für Innere Medizin und Rehabilitation, Zentrum für Onkologie, Immunologie, Sonnenberg-Klinik,
1987 – 1991	Ärztlicher Direktor der Veramed Klinik, Brannenburg, Onkologische Fachklinik
1991 – dato	Ärztlicher Direktor, Klinik St. Georg, Bad Aibling, Fachklinik für Innere Medizin, Onkologie/Immunologie

Berufungen und Wirkungskreis

- Erster Vorsitzender Freundeskreis ganzheitlicher Krebstherapie, Gesellschaft für gemeinnützige Krebshilfe e.V.

- Mitglied der Deutschen Krebsgesellschaft

- Mitglied im Internisten e.V.

- Mitglied der IAH (Interdisziplinäre Arbeitsgemeinschaft Hyperthermie)

- Chefredakteur, Deutsches Journal für Onkologie, 1987 bis 1991
- Auszeichnungen für Forschungen und Arbeiten in Hyperthermie, Elektrotherapie bei Krebspatienten (1996 Köhnlechner Preis)

- Vorstand Deutsche Gesellschaft für Hyperthermie e.V. (DGHT)

- Präsident der Deutschen Gesellschaft für Onkologie e.V.

Forschung gegenwärtig

- Hyperthermie, Immunologie, Elektrotherapie bei Krebspatienten, Infrarot-Laser.
- Nährstoffe in der Onkologie.
- Klinische Forschung zur Therapieverbesserung bei Hirntumoren, Prostatacarcinomen, gastrointestinalen Tumoren. Einsatz verschiedenster Hyperthermieformen in Klinik und Praxis, auch bei nicht malignen Erkrankungen, z.B. Fibromyalgie. Infrarot-Wärmekabinen zur Detoxifikation und Immun-modulation, Elektrochemische Therapie (ECT) bei Krebs, Pankreaskarzinom und Photodynamische Lasertherapie.

Zahlreiche Filme wurden über die Arbeit von Dr. Douwes gedreht und im Fernsehen ausgestrahlt. Der Film „Leben mit Krebs" von Frau M. Linke wurde preisgekrönt. Auch das norwegische Fernsehen berichtete in einem 45-Minuten-Film im Abendprogramm über seine Arbeit am Krebspatienten. Weitere nationale und internationale Bericht-Erstattungen schließen sich an (@-Fernsehen, B. TV, Focus-TV, ABC/USA, Ungar. TV u. a.).

Unter der Leitung von Herrn Dr. med. Friedrich R. Douwes erlangte die Klinik St. Georg einen internationalen Stellenwert, so dass sich Krebspatienten aus aller Welt (USA, Israel, Australien, Neuseeland, Russland/Weißrussland, Europäische Union) zur Therapie in der Klinik St. Georg anmelden.

Impressum

Dr. Douwes informiert: Was Sie schon immer als Patient (etwas genauer) wissen wollten
© Dr. Friedrich Douwes 2000 – 2016
Klinik St. Georg, D-Bad Aibling

Redaktionelle Überarbeitung, Lektorat: Brigitte van Hattem 2017
Umschlagfoto: Dr. Friedrich Douwes 2016